老年健康促进与康复指导手册

主　编　郭媛媛　王　曼　黄明学

副主编　张静瑜　杨丽姝　陈　静　孙婷婷

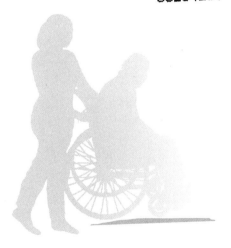

人民卫生出版社

·北　京·

图书在版编目（CIP）数据

老年健康促进与康复指导手册 / 郭媛媛，王曼，黄明学主编 . —北京：人民卫生出版社，2023.4

　ISBN 978-7-117-34721-1

　Ⅰ.①老⋯　Ⅱ.①郭⋯②王⋯③黄⋯　Ⅲ.①老年人－保健－手册②老年病－康复－手册　Ⅳ.①R161.7–62②R592.09–62

　中国国家版本馆 CIP 数据核字（2023）第 059536 号

人卫智网	**www.ipmph.com**	医学教育、学术、考试、健康，购书智慧智能综合服务平台
人卫官网	**www.pmph.com**	人卫官方资讯发布平台

老年健康促进与康复指导手册
Laonian Jiankang Cujin yu Kangfu Zhidao Shouce

主　　编：郭媛媛　王　曼　黄明学
出版发行：人民卫生出版社（中继线 010-59780011）
地　　址：北京市朝阳区潘家园南里 19 号
邮　　编：100021
E - mail：pmph @ pmph.com
购书热线：010-59787592　010-59787584　010-65264830
印　　刷：三河市潮河印业有限公司
经　　销：新华书店
开　　本：710×1000　1/16　印张：15
字　　数：261 千字
版　　次：2023 年 4 月第 1 版
印　　次：2023 年 5 月第 1 次印刷
标准书号：ISBN 978-7-117-34721-1
定　　价：70.00 元
打击盗版举报电话：010-59787491　E-mail：WQ @ pmph.com
质量问题联系电话：010-59787234　E-mail：zhiliang @ pmph.com
数字融合服务电话：4001118166　E-mail：zengzhi @ pmph.com

编 者 （按姓氏笔画排序）

丁春苗（哈尔滨医科大学附属第一医院急诊内科）

马　静（哈尔滨医科大学附属第一医院急诊外科）

马英杰（哈尔滨医科大学附属第一医院感染科）

王　曼（哈尔滨医科大学附属第一医院呼吸内科）

王　博（哈尔滨医科大学附属第一医院急诊内科）

王腾玉（哈尔滨医科大学附属第一医院心血管内科）

司振兴（哈尔滨医科大学附属第一医院急诊外科）

巩佳男（哈尔滨医科大学附属第一医院泌尿外科）

刘　宁（哈尔滨医科大学附属第一医院急诊内科）

孙婷婷（哈尔滨医科大学附属肿瘤医院麻醉科）

李春岩（哈尔滨医科大学附属第四医院急诊内科）

李茜楠（哈尔滨医科大学附属第二医院全科医疗科）

李昭旭（哈尔滨医科大学附属第一医院人事科）

杨永莉（哈尔滨医科大学附属第一医院心血管内科）

杨丽姝（哈尔滨医科大学附属第一医院肿瘤科）

杨贤智（哈尔滨医科大学附属第一医院急诊科）

张莺凡（哈尔滨医科大学附属第一医院康复科）

张静瑜（哈尔滨医科大学附属第一医院老年病科）

陈　杉（哈尔滨医科大学附属第一医院心血管内科）

陈　静（哈尔滨医科大学附属肿瘤医院麻醉科）

孟玲玲（哈尔滨医科大学附属第一医院神经内科）

胡晓晨（哈尔滨医科大学附属第一医院呼吸内科）

徐莹莹（哈尔滨医科大学附属第一医院老年病科）

郭媛媛（哈尔滨医科大学附属第一医院老年病科）

黄明学（哈尔滨医科大学附属第一医院心血管内科）

矫翠婷（哈尔滨医科大学附属第一医院呼吸内科）

谭　雪（哈尔滨医科大学附属第一医院感染科）

序

21 世纪是人口老龄化的时代。在这一新的形势下,我国老年人口数不断增加、高龄人口基数庞大、家庭规模持续缩小、老年人空巢家庭比例大幅增高的问题更进一步凸显,并且未来还会进一步加剧。老年人生理和心理特点随年龄而发生变化,老年人的器官功能逐渐减退,出现多系统退行性病变,健康特点具有特殊性、复杂性、长期性,我国老年人口面临着一系列更为严峻的公共卫生挑战。

近年来,我国逐步以老年人健康特点和需求为导向,开展老年健康防护与干预工作。从被动医疗迈向主动健康,把老年人健康管理的关口前移,推进健康教育和健康促进,有效提高老年人健康素养。针对老年人的重点健康问题,制定一系列针对老年人行动能力受损、营养不足、视力障碍、听力损失、认知功能受损和抑郁症状等内在能力下降、尿失禁和跌倒等老年综合征的干预措施和康复措施,如危险因素管理、膳食营养支持、有氧运动和抗阻训练等。强化人群健康风险分层和分类管理,对于健康低龄老年人,突出预防和自我照护;对于高龄、"失能失智"、严重营养不足、存在心理健康问题的老年人,突出卫生保健服务和长期照护服务,在此基础上老年人的健康管理水平有了长足的进步。老年的健康管理需要调动老年个体、群体及整个社会的共同参与,加强宣教、提高各级医疗机构人员的专业水平。

本书内容涵盖了老年常见的卫生健康问题及常见疾病健康促进和健康管理内容,涉及老年人自我管理、家庭照护、养老 - 社区 - 医疗联动、神经系统、心血管系统、呼吸消化泌尿系统、内分泌与代谢系统、肿瘤以及一些常见的老年综合征,旨在为各级医疗卫生机构、专业技术人员、老年人群提供包括健康宣教、疾病健康管理、规范化诊疗、长期康复的系统知识。本书涵盖内容丰富、知识专业实用,希望能够为常见老年的健康管理提供重要帮助及有价值的参考。

浙大城市学院法学院公共管理系

2022 年 12 月

前　言

　　人口老龄化,是中国当前及未来所要面临的国情。第七次全国人口普查(2021)表明,我国的总人口目前是 141 178 万人,其中 65 岁及以上人口为 19 064 万人,占 13.50%,相关数据提示,中国已经进入快速老龄化阶段,老年人口规模体量上已经远超日本、美国、西欧、北欧等诸多发达国家。随着老年人口的快速增长,人口结构的改变给我国社会经济发展及医疗保障体系带来了严峻的问题和挑战。促进老年人健康老龄化,提高生命质量,提高健康期望寿命,不仅对医疗系统,而且对社会、经济、文化、心理及精神等各方面都有重要的意义。

　　老年人生理和心理受年龄、环境和遗传等各类危险因素的持续影响,导致器官功能逐渐退化,出现多系统功能障碍。老年人呈现传染病易感、慢性病多病共存、营养不足、虚弱、跌倒流行、"失能失智"、心理健康和精神卫生问题显著等有别于一般人群的健康特点。世界卫生组织(World Health Organization,WHO)提出,健康老龄化主要旨在推动老年人发展和保持内在能力,促进功能发挥。内在能力指的是老年人全部体力和脑力的组合;功能发挥为内在能力与个体所处环境的结合和相互作用。健康促进与康复是一种以老年人健康特点和需求为导向,开展老年健康防护与干预的卫生服务模式,结合老年人个人、家庭、社区、医疗机构等资源,从而满足老年人基础健康需求,有效降低医疗成本,减轻家庭及社会负担。

　　当前我国老年人口健康促进事业发展缓慢,科学系统、学界认可的老年健康干预研究匮乏,而且尚未有效转化为临床实践和公共卫生决策,难以为我国老年人照护需求评估和个性化照护计划制定提供精准的科学指导。本书众多编者均来自大型三甲医院,我们希望能够从专业的角度探讨老年人健康特点、主要影响因素和易患疾病的特点,并提供专科的健康促进与康复的干预方法,从而为我国进入人口老龄化与健康相关政策的制定和实施,推动开展生活照护、医疗、护理、康复、安宁和精神支持等服务提供绵薄之力。

　　编者水平有限,书中不足之处,敬请广大读者谅解与指正。

郭媛媛　王　曼　黄明学
2022 年 12 月

目 录

第一章
我国老年健康促进及康复现状

按联合国标准："当一个地区 60 岁以上老年人达到总人口的 10%，或 65 岁老年人占总人口的 7%，该地区视为进入老龄化社会"。2000 年我国 60 岁以上人口达到 12 998 万人，占总人口的 10.46%，标志着我国进入老龄化社会。开展老年健康促进行动对于提高老年人健康水平，改善老年人生活质量，实现健康老龄化有重要意义。

第一节　老龄化社会的现状及挑战

随着我国经济的发展，医疗水平提高，人口寿命延长；生育率逐年下降，导致少儿人口比例下降，老年人口绝对数量增加和相对比例提高是我国人口老龄化的主要原因。

一、我国老龄化社会的主要表现

1. **老年人口规模巨大**　截至 2021 年，我国老年人口数量达到 2.64 亿，占总人口的 18.9%，中国成为全世界老年人口的第一大国。失能 / 半失能老年人 3 750 万，慢性病患病老年人 1 亿，空巢老年人数量 1 亿。

2. **老龄化发展迅速**　65 岁老年人占总人口比例由 7% 升高至 14%。发达国家大多用 45 年以上的时间，其中法国 130 年，瑞典 85 年，澳大利亚和美国 79 年，中国只用 27 年就完成了这个历程，并在今后很长一段时间内保持较高增速。

3. **地区发展不平衡**　中国老龄化具有明显的由东向西的区域梯次特征，东部沿海经济发达地区明显快于西部经济欠发达地区，最早进入人口老年型行列的上海和最迟进入人口老年型行列的宁夏，时间跨度长达 33 年。

4. **城乡倒置显著**　发达国家城市人口老龄化水平高于农村，中国农村老龄化水平高于城镇 1.24 个百分点，且预计将持续到 2040 年。

5. **女性老年人口数量多于男性**　目前，女性老年人口较男性多出 464 万人。21 世纪下半叶，多的女性老年人口基本稳定在 1 700 万～1 900 万人。

6. **老龄化超前于现代化**　发达国家是在基本实现现代化的条件下进入老龄社会的,属于先富后老或富老同步。中国是在尚未实现现代化,经济尚不发达的情况下提前进入老龄社会的,属于未富先老或边富边老。

二、老龄化社会面临的挑战

1. 人口老龄化加重劳动年龄人口的负担。目前为 9.1 个劳动人口负担一个老年人,到 2050 年,约为 2.4 个劳动人口负担一个老年人。

2. 人口老龄化和高龄化加大了国家在老年福利方面的支出。由于中国 20 世纪六七十年代生育高峰时出生人口约 3 亿,将在 2020—2040 年间进入老年人行列,届时会使老年人口膨胀,致使退休金和养老保障、医疗保险、社会福利等政府财政支出增大,中国的社会保障、社会服务体系将面临严重挑战。

3. 人口老龄化影响代际关系,引发诸多社会矛盾。

4. 人口老龄化使老年人问题更加突出。老年人经济收入和消费水平低于社会总体经济收入和消费水平,老年人有病得不到治疗,家庭养老功能弱化,社会化养老发展滞后,"空巢老年人"的问题值得关注。迫切要求发展以社区为中心的各项社会福利和社会服务事业以补充家庭养老功能的不足。

5. 中国老年服务事业处于起步阶段,管理不规范,老年服务产业发展不平衡等问题,难以满足老年人的需求。老年精神文化生活少,社会问题多。老年活动场所缺乏,老年人精神文化生活缺乏科学的引导和教育。老年人面临社会问题多,再婚困难、赡养纠纷、侵犯老年人合法权益的事件时有发生。如果得不到及时妥善的解决,也容易导致老年人生活压力增大,严重影响老年人的生活质量。另外,老年住宅设施不配套。老年人的住房质量比较差,住宅设计与年老的要求不相适应。

(郭媛媛　李茜楠)

第二节　老年健康促进现状及行动

一、我国老年健康促进现状

我国老年人整体健康状况不容乐观,近 1.8 亿老年人患有慢性病,患有一种及以上慢性病的比例高达 75%。失能、部分失能老年人约 4 000 万。

老年医学工作者是国家应对社会老龄化的一支主力军,老年医学是关于老年人疾病预防、康复、照护、临床诊断和治疗、心理和社会等方面的一门综合性的学科。与其他学科相比,老年医学的首要目标在于维持最大的功能独立性。除常规的医学评估以外,还包括对老年适应生活能力、老年人心理认知功能、老年躯体功能、老年社会参与能力、道德和饮食健康的评估。20 世纪 90 年代,美国纽约 John Hartford Foundation 首先发起多学科团队,由医师、护士、药师、康复师、心理师、营养师、职业治疗师、社会工作者等共同进行老年健康的综合评估与促进。然而,老年医学目前仍存在缺乏老年人的健康生理值、缺乏老年常见疾病的流行病学资料、缺乏针对老年疾病诊断及治疗标准和个体化药物治疗方案,老年医养结合和康复体系建设不完善,从事老年科的医生、护士短缺等问题。

二、老年人生理心理特有变化

生理方面,老年人代谢平衡失调,易患糖尿病、高脂血症、动脉粥样硬化等疾病。脏器功能衰退,在各脏器表现为:心肌细胞萎缩,心肌收缩能力减弱;肺泡总数逐年减少,70 岁时,肺活量可减少 25%,肺的通气和换气功能减弱,呼吸功能退化;胃肠道消化吸收功能减弱,常出现胃胀、便秘等情况;骨关节系统可发生骨质疏松,易出现骨折,关节面上软骨退化易出现骨质增生、关节炎等疾病;肾上腺、甲状腺、性腺、胰岛等激素分泌减少,可引起不同程度的内分泌系统的紊乱;脑细胞数减少 20%~50%;神经传导功能下降,神经中枢功能衰退,感觉迟钝、易疲劳、睡眠时间减少、易引发老年痴呆症;皮肤触觉和温度觉减退,容易造成烫伤或冻伤;痛觉相对迟钝,难以及时躲避伤害性刺激的危害;老年人平衡功能减退,容易跌倒。

心理方面,老年人常有恐老、怕病、惧死的心理,存在健康需求;退休老年人大多尚有工作能力,希望再次从事工作,体现自身价值,存在工作需求;人到老年精力、体力、脑力有所下降,希望得到关心照顾,有依存需求;互敬互爱,互相帮助,老年人就会感到温暖和幸福,存在和睦需求;老年人社会经济地位的变化,易产生悲观情绪,甚至不愿出门,长期会引起抑郁,存在尊敬需求;老年人缺少社交活动,丧偶或离婚,容易产生"被遗弃感",存在求偶需求。

20 世纪,Lasscs 把常见于老年人的活动障碍、尿失禁和医源性等问题称为老年综合征,是指多种疾病或多种原因造成的同一种临床表现或问题的症候群。包括跌倒、痴呆、尿失禁、晕厥、睡眠障碍、老年期抑郁、慢性疼痛、营养不良、多重用药等。与慢性病相比较,老年综合征对身心健康和生活质量的影响更严重,值得高度关注。

三、老年健康促进行动

1. 行动目标 到 2022 年和 2030 年,65~74 岁老年人失能发生率有所下降;65 岁及以上人群老年期痴呆患病率增速下降;二级以上综合性医院设老年医学科比例分别达到 50% 及以上和 90% 及以上;三级中医医院设置康复科比例分别达到 75% 和 90%;养老机构以不同形式为入住老年人提供医疗卫生服务比例、医疗机构为老年人提供挂号就医等便利服务绿色通道比例分别达到 100%;加强社区日间照料中心等社区养老机构建设,为居家养老提供依托;逐步建立支持家庭养老的政策体系,支持成年子女和老年父母共同生活,推动夯实居家社区养老服务基础。

2. 在个人和家庭方面

(1)鼓励老年人主动学习健康促进相关知识,提倡老年人知晓健康核心信息;改善营养状况,适量运动,有意识地预防营养缺乏,延缓肌肉衰减和骨质疏松等疾病。

(2)参加定期体检。经常监测呼吸、脉搏、血压、大小便情况,发现异常情况及时做好记录,必要时就诊,注意安全用药,接受家庭医生团队的健康指导。

(3)促进精神健康。了解老年是生命的一个过程,坦然面对老年生活身体和环境的变化。多运动、多用脑、多参与社会交往,通过健康的生活方式延缓衰老,预防精神障碍和心理行为问题。

(4)注重家庭支持。提倡家庭成员学习了解老年人健康维护的相关知识和技能,照顾好其饮食起居,关心关爱老年人心理、身体和行为变化情况。

3. 在社会管理方面

(1)加大政府投入,健全老年人社会保障制度。

(2)加强健康宣教,开展老年健身、老年保健、老年疾病防治与康复等内容的教育活动。积极宣传适宜老年人的中医养生保健方法。加强老年人自救互救卫生应急技能训练。

(3)逐步完善社区老年文化教育、生活照料、医疗设施建设,鼓励和支持老年大学、老年活动中心、基层老年协会、有资质的社会组织等为老年人组织开展健康活动;鼓励和支持社会力量参与、兴办居家养老服务机构。

(4)建立和完善老年健康服务体系。推动二级以上综合医院开设老年医学科;三级中医医院设置康复科;强化基层医疗卫生服务网络功能,为老年人提供综合、连续、协同、规范的家庭医生签约服务。

(5)完善医养结合政策,宣传养老新模式,将以居家养老为主、社区养老为辅、机构养老作为补充,确保养老事业的可持续发展。

(6)鼓励专业技术领域人才延长工作年限,鼓励引导老年人为社会做更多贡献。

(李茜楠　郭媛媛)

第三节　我国老年医疗康复现状

一、老年康复的现状

老年康复(geriatric rehabilitation)是在医疗保险制度框架下,利用现代康复的理论和技术,对有功能障碍的老年人进行康复治疗,提供康复服务,改善和提高其生理功能,促进其回归社会和家庭,提高生活质量。康复不仅针对疾病而且着眼于整个人,从生理上、心理上、社会上进行全面康复。

老年人残疾从表现形式上可分为三类:

1. 因伤病而致的有明确发病时间的残疾,如脑出血后偏瘫和失语、脊柱外伤引起的截瘫以及截肢、骨折等。

2. 长期慢性疾病引起的功能障碍和／或衰竭,见于肺气肿、冠心病等慢性心肺疾病、慢性肾脏疾病、慢性骨关节疾病、慢性神经精神疾病以及周围血管疾病等。

3. 年迈体衰引起的耳目失聪,如老视、低视力、听力障碍、咀嚼困难、活动受限等。

老年人残疾一般随年龄增长而增多,随年龄的增长内脏残疾、复合残疾(如截瘫患者患偏瘫,偏瘫患者患急性心肌梗死等)、重症残疾也越来越多见。如60~75岁的人群中,主要是视力(老视、低视力)、咀嚼(脱齿)等五官残疾,而内脏残疾、活动受限者较少;但在75岁以上老年人中,大小便失禁、精神失常者可达到半数,程度不同的活动受限达2/3;在80岁以上的高龄老年人中,长期卧病超过半年以上者在10%以上。

2000年,全国养老床位120万张;2014年,全国养老床位达到554.1万张;2017年,全国各类养老服务机构和设施15.5万个,各类养老床位合计744.8万张;我国老年养老康复建设逐步进展,但养老康复人才仍供不应求。

二、老年康复的内容

老年康复主要包括以下三方面内容:

1. **预防性康复** 主要是预防老年致残疾病的出现,如高血压、糖尿病、高脂血症、动脉粥样硬化、骨关节病等慢性疾病。通过健康宣教、建立适当的运动方式、生活模式等实现。

2. **一般性医疗措施** 即常规解决基础疾病、系统疾病、慢性病等的一般手段和方法,包括药物治疗。

3. **有目的地恢复丧失功能** 即为狭义的康复治疗,包括物理治疗(physical therapy,PT)、作业治疗(occupational therapy,OT)、言语治疗(speech therapy,ST)、心理治疗(psychotherapy)、康复工程(rehabilitation engineering,RE)、康复护理(rehabilitation nursing,RN)、中国传统康复疗法(traditional Chinese medicine,TCM)等。

由于老年人对于康复往往缺乏积极求治的意志和合作的耐心,加之心理衰退、耳目失聪、患多种疾病并活动不便,具有更大的挑战性,因此对老年人康复,必须根据个体病情,提供不同的康复项目,要对应进行康复的老年人动之以情(热情积极地动员),晓之以理(介绍生命在于运动,不进行康复就要永久致残,就要长期卧床,甚至要发展到痴呆),并示之以法(制定切合实际的康复步骤和方法,即康复程序),坚持长期康复治疗,避免半途而废。

三、老年康复的进展

《"健康中国 2030"规划纲要》中提出:推进老年医疗卫生服务体系建设,健全医疗卫生机构与养老机构合作机制,支持养老机构开展医疗服务。医养结合是适合于中国现状的发展之道。康复与养老结合,变被动护理为主动照护,变等待衰老为延缓衰老,实现预防为主的方针。

目前,符合老年人需求的老年康复特色——医、养、康、护一体化正在形成。居家式机构养老可提供包括养老-康复-护理一体化的社区、连续性的服务以及优化的社会环境、文化环境和可靠方便的医疗保障。如泰康医养结合实践提供了较好的老年康复的实践案例:设立两级家庭医生制度,经不同专场的家庭(全科)医生诊治后由康复医生进行康复治疗;在护理公寓开展 1+N 多学科团队照护模式,包括住院化管理、营养师干预、社交文娱活动干预、护理干预以及由康复治疗团队进行筛查、评估后进行的康复治疗干预。

其次,中医的养生观、饮食观、运动观吻合老年人的特点和需求而成为中国老年康复的特色和优势。中国也积极学习国际先进经验,如法国的精神运动康复因在应对老年失智等方面极具特色而受到专业人士等推荐和关注。

另外,仍需从教育做起,重建养老方向专科人才培养的课程体系,培养符合老年社会需求的应用型人才。

　　《"健康中国 2030"规划纲要》推进健康中国建设、是全面建成小康社会、基本实现社会主义现代化的重要基础,是全面提升中华民族健康素质、实现人民健康与经济社会持调发展的国家战略、是积极参与全球健康治理、履行 2030 年可持续发展议程国际承诺的重大举措。未来 15 年,是推进健康中国建设的重要战略机遇期。

(李茜楠　郭媛媛)

第二章
衰老及老年综合征的特点及健康促进

第一节 概　述

一、老年综合征的定义

老年综合征（geriatric syndrome，GS）是由多种原因或多种疾病造成的非特异性的同一临床表现或问题。老年综合征严重损害老年人的生活能力，降低老年人的生活质量，缩短老年人的预期寿命，是影响老年人日常生活质量和健康老龄化的主要医学问题。与传统医学综合征（traditional medical syndrome，TMS）相比，老年综合征显著不同。传统医学综合征依托某种特定的病理过程而产生，即在某种特定的病理过程中，当出现一个症候时，同时会伴有另外几个特定的临床症候和表现，属于"一因多果"；而老年综合征则属于"多因一果"，即多种致病因素导致某种相同的临床表现症候群。

二、老年综合征的特点

传统的综合征以器官及临床学科为界限，而老年综合征则跨越这种界限，以老年人本身为核心，在衰老过程中出现的一系列功能减退或功能障碍综合征。这些综合征与衰老如影随形，极难消除，因此，又被称为老年顽症。

本篇后面章节将分别介绍几个常见的老年综合征，包括：衰弱、肌少症、痴呆、便秘。通过对老年综合征的健康评估，康复，预防和管理，促进老年人的整体健康。

三、老年综合评估

老年综合评估（comprehensive geriatric assessment，CGA）是老年医学的核心技术，是一个建立在传统医学对急慢性疾病进行诊断评估基础上的，多个维度全面关注老年人整体健康状况的评估。CGA 的内容包括以下方面：

1. 一般情况评估　评估内容包含姓名、性别、年龄、婚姻状况、身高、体重、吸烟、饮酒、文化程度、职业状况。

2. 躯体功能状态评估　躯体功能评估包含日常生活活动能力、平衡和步态、跌倒风险等评估。

(1)日常生活能力:最常见的评估量表包括基本日常生活活动(basic activity of daily living,BADL)、工具性日常生活活动(instrumental activities of daily living, IADL)、高级日常生活活动(advanced activities of daily living,AADL)、改良巴氏量表(modified barthel index,MBI)。

BADL 是临床应用最广、研究最多、信度最高的量表,获取的巴氏(Barthel)指数用于老年日常能力和躯体功能的评估。而改良巴氏量表是根据我国国情进行改良后形成的、在康复医学领域得到广泛使用的量表。

其评估时注意:

1)在适当的时间和安全环境中进行,评估从简单容易的项目开始,逐渐过渡到较复杂困难的项目。

2)尽量以直接观察法为主,在评估一些不便完成或较难控制的动作时,可询问患者或家属。

3)评估患者的真实能力,应记录"患者能做什么",只要患者无须他人帮助,虽用辅助器也可归类为自理。

4)评估结果反映患者 24 小时内完成情况。

评估社区老年人 IADL 多采用 Lawton IADL 指数量表。

其评估时注意:

1)评估前应与评估对象充分交谈,强调评估目的。

2)评估时按表格逐项询问,或可根据家属、护理人员等知情人的观察确定。

3)如果无从了解,或从未做过的项目,另外记录。

4)评估应以最近 1 个月的表现为准。

(2)移动 / 平衡能力:常用的移动 / 平衡能力评估量表包括:起立—行走测试法(TUGT)、5 次起坐试验(FTSST)、改良 Romberg 试验、Tinetti 步态平衡量表。

门诊最常用的初筛量表是起立 - 行走测试法(TUGT)。而 Tinetti 步态平衡量表则是国际上广泛使用、信效度更高、可更好评定受试者平衡功能的量表,该量表包括平衡与步态两部分。

评估前准备:

1)评估环境干净、明亮;行走的路面防滑平整。

2）一把结实无扶手的椅子。

3）测评表、笔、秒表、步态带等工具。

4）提前告知患者穿舒适的鞋子和轻便的衣服；测评前要先将整个流程告知患者，测试时尽可能紧跟患者，以便提供必需的支持。

评估时注意事项：

1）始终站在患者的身边；准备好随时帮助患者稳定身体，防止跌倒；如果一旦患者跌倒应及时扶住他并帮助他坐在椅子上。

2）根据患者的情况适当使用步态带。

3）每个项目测评过程当中尽量不使用步行辅助器。

（3）跌倒风险：用 Morse 跌倒评估量表。

评估时注意事项：

1）患者不愿叙述、合并认知功能障碍下降、精神障碍者，应询问与患者长期一起生活的家属或照顾者。

2）询问现病史和既往史时，可按照老年常见系统疾病询问，或通过查阅患者病案，了解疾病和服药史。

3）行走辅具的使用，可通过观察和询问结合的方式。

3. 营养状态　营养状态评估提倡应用系统评估法，结合多项营养指标评价患者营养状况。系统评估法包括营养风险筛查（nutrition risk screen 2002，NRS 2002）、简易营养评价法（mini nutritional assessment，MNA）等。

简易营养评价（MNA）是在国外得到广泛应用的专门评价老年人营养状况的方法。MNA 的项目多，调查较烦琐。微型营养评定法（MNA-SF）与MNA 有良好相关性，灵敏度和特异度均高，量表指标容易测量，可作为老年人营养不良的初筛工具。2013 年，中国老年患者肠外肠内营养支持专家共识推荐老年患者使用 MNA-SF 营养筛查工具。采用 MNA-SF 时注意：优先选测体重指数，无法测得体重指数值，用小腿围代替；营养不良风险患者如需深入评估，需要完成完整版 MNA。

4. 精神、心理状态评估　包括认知功能、谵妄、抑郁和焦虑等评估。认知障碍需要对轻度认知功能障碍（mild cognitive impairment，MCI）和痴呆进行分别评估，可通过简易精神状态检查（mini-mental state examination，MMSE）和简易智力状态评估量表（Mini Cog）初筛痴呆，然后进行相关的认知评估。心理状况的评估主要在临床识别谵妄，美国精神病协会指南建议采用意识障碍评估法（confusion assessment method，CAM），该方法简洁、有效、诊断的敏感度和特异度均较高。老年门诊和社区的居民进行抑郁初筛，多应用老年抑郁

4 分量表(geriatric depression scale-4,GDS-4);如果得分大于 2,则应进行下一步临床评估。老年社区和养老中心的抑郁,还可以应用老年抑郁自评量表(geriatric depression scale-15,GDS)进行自评和筛查。同时,应对有焦虑症状的老年人,进行焦虑自评量表(self-rating anxiety,SAS)的评估。这些心理状况评估量表,既可用口述,也可以书面回,但是严重痴呆或失语患者无法进行这些评估。

针对精神和心理状况评估时的注意点:

(1)检测环境应安静、通风、舒适、光线良好。

(2)室内通常只有主试和被试两人,即使在床边也要注意避免旁人和家属的干扰。

(3)面对受试者,主试人员应态度和蔼、语气温和,以消除患者的不合作情绪。

(4)严格按照各套量表的手册执行检测,使用统一的指导语,有时间限制的要严格执行,按照规定提供一定范围的帮助;同时,主试者使用的语言应能让被试者充分理解;要避免超过指导语和规定内容的暗示,也不要敷衍了事,减少应该告知受试者的信息。

(5)整个评估过程不限时,可计时。

(6)言语障碍、情绪激动欠合作、视觉听力严重受损、手不灵活者不适宜进行该评估。

5. **衰弱评估**　详见本书相关章节。

6. **肌少症评估**　详见本书相关章节。

7. **疼痛评估**　详见本书相关章节。

8. **共病评估**　共病是指老年人同时存在 2 种或 2 种以上慢性疾病。因老年累积疾病评估量表(cumulative illness rating scale-geriatric,CIRS-G)可对各系统疾病的类型和级别进行评估,对共病评估显得更加完善,应用较多,推荐使用。

9. **多重用药评估**　目前临床应用最为广泛的标准通常是将应用 5 种及以上药品视为多重用药。推荐使用 2015 年美国老年医学会颁布的老年人不恰当用药 Beers 标准和我国老年人不恰当用药目录,评估老年人潜在不恰当用药。

10. **睡眠障碍评估**　老年人睡眠障碍的评估方法主要包括临床评估、量表评估等。临床评估包括具体的失眠表现形式、作息规律、与睡眠相关的症状和失眠对日间功能的影响、用药史及可能存在的物质依赖情况,进行体格检查和精神心理状态评估等。量表评估推荐匹兹堡睡眠质量指数量表(pittsburgh sleep quality,PSQI),但门诊或社区服务可用阿森斯失眠量表(athens insomnia scale,AIS)。

11. **视力障碍评估**　可使用 Snellen 视力表。也可用简便筛检方法检查,只要受试者阅读床边的报纸标题和文字进行简单的初评。

12. **听力障碍评估**　检查前排除耳垢阻塞或中耳炎。用简易方法,站在受检者后方约 15cm,气音说出几个字,若受检者不能重复说出一半以上的字时,则表示可能有听力方面的问题。

13. **口腔问题评估**　检查患者牙齿脱落、假牙的情况,检查缺牙情况,评估假牙配戴的舒适性,评估有无影响进食。口腔评估重点在于口腔问题是否影响进食、情绪、营养摄入等。若需要明确口腔疾病状况,专家建议口腔科进一步诊治。

14. **尿失禁评估**　采用国际尿失禁咨询委员会尿失禁问卷简表(incontinence questionnaire short form,ICI-Q-SF)评估尿失禁的发生率和尿失禁对患者的影响程度。

15. **压疮评估**　压疮危险评估的内容主要分为量表评估和皮肤状况评估两个方面。国内外压疮预防指南推荐使用 Braden 量表作为压疮危险的量表评估和识别工具,它是全球应用最广泛的压疮评估量表,可用于老年科。压疮危险的皮肤状况评估内容包括:指压变白反应,局部热感、水肿和硬结,关注局部情况。

16. **社会支持评估**　目前国内应用最广泛的、更适应我国人群的测量社会支持的量表为社会支持评定量表(social support rating scale,SSRS),其适合神志清楚且认知良好的老年人。该量表有 3 个维度共 10 个条目:包括客观支持(即患者所接受到的实际支持)、主观支持(即患者所能体验到的或情感上的支持)和对支持的利用度(支持利用度是反映个体对各种社会支持的主动利用,包括倾诉方式、求助方式和参加活动的情况)3 个分量表,总得分和各分量表得分越高,表明社会支持程度越好。

17. **居家环境评估**　居家环境评估只针对接受居家护理的低危老年患者,其重点在于预防而不是康复。目前国内以自制评估问卷为主,可采用中国台湾地区的居家环境评估表,也可针对中长期照护机构或居家养老老年患者的具体情况,节段选用。

四、老年综合征的管理模式建议

针对所有符合综合评估实施条件的老年人,专家建议常规开展信息化、便于随访的老年综合评估工作,根据所在环境不同、评估人员资质不同、评估目的不同、评估时间不同选用对应的评估工具,如适合综合医院或老年病专科医院住院患者的不同版本的老年综合评估全版软件,适合综合医院门诊或社区卫生服务中心的速评软件,适合居家或中长期照护机构的自评软件。根据老年综合评估结果,采用相应的老年综合征管理策略。

对于评估结果提示躯体活动能力良好、无焦虑和抑郁、营养状况良好、认知功能正常、非衰弱、无肌少症的老年人,专家建议可进入传统的老年慢性疾病管理模式,或单科会诊模式。

对于老年综合评估结果提示合并跌倒高风险、躯体活动能力明显下降、焦虑抑郁谵妄、营养不良、认知功能减退、尿便失禁、衰弱或肌少症的老年综合征高危人群,专家建议启动多学科团队管理模式。老年多学科团队管理模式(Geriatric multidisciplinary management of geriatric syndrome,MMGS)(图 2-1-1)是在传统医学诊治基础上,以老年科医生、营养师、精神卫生科医生、护师、康复师或某些专科医生等组成的多学科团队为支撑,以老年综合评估工具为手段,不定期地对老年患者疾病、功能状态做全面评定,制定出贯穿住院和出院后,全面又个体化的老年病治疗新模式。合并老年综合征的老年人经多学科团队处理后,症状加剧、功能恶化,考虑由系统疾病状态加剧引起的,专家也建议转专科进一步处理急性事件。

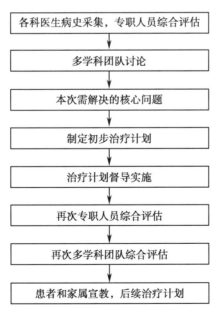

图 2-1-1 多学科团队管理流程

注:源自《老年综合评估技术应用中国专家共识》,2017。

对老年综合评估结果提示高危人群,但考虑由于某种急性疾病引起老年综合征加剧,专家建议进一步专科诊治解决急性病问题。

同时,针对老年综合评估的,需根据患者不同的诊疗地点、评估目的的不同,选用相应的评估工具。如针对综合医院门诊或社区服务中心,需要快速获得老年综合评估的初筛结果,可采用简化版的评估量表或采用简单问卷。如询问患者快步走、穿衣、购物、洗澡、干家务活有无障碍,初步判定是否存在生活活动能力障碍。通过询问体重减轻、计算体重指数初步判断营养问题。采用FRAIL问卷评估衰弱。询问有无漏尿或便秘,初步判断是否存在尿便问题。通过步速、握力和小腿围测量初筛肌少症。请患者记住3个单词,1分钟后再问,初步判断认知问题等。鉴于老年综合评估是老年医学的核心技术,我国老年综合评估应该大量开展,在全国范围内指导老年综合评估的规范实施,进而创造条件搭建规范开展老年综合评估工作的同质化示范基地。

(张静瑜　李茜楠　郭媛媛)

第二节　衰　弱

一、概述

衰弱的定义

衰弱是一种与年龄相关的对环境因素易损性增加和维持自体稳态能力降低的一组临床综合征。国际老年学与老年医学协会(the International Association of Gerontology and Geriatrics,IAGG)衰弱专家共识定义"衰弱是力量降低和生理功能的异常,这一状态增加个体的依赖性、脆弱性及对死亡的易感性"。2004年,美国老年学会定义衰弱是老年人因生理储备下降而出现抗应激能力减退的非特异状态,涉及多系统病理、生理变化,包括神经肌肉、代谢及免疫系统等。

衰弱机体复杂的生物学变化包括分子细胞水平、系统调节受损及系统功能受损,主要表现在神经 - 内分泌改变、免疫系统失调、炎性介质过度释放、凝血途径激活、代谢异常及相关系统功能障碍等。免疫和神经内分泌系统失调可能是衰弱的生理基础。老年衰弱者表现出对应激的易损性。衰弱可作为老年人不良结局风险的标志,并越来越多地被专科(肿瘤科、心血管科和骨科)用于预测患者临床结局。此章节的内容基于2019年《亚太区老年人衰弱管理临床实际指南》(以下简称《指南》)的内容加以介绍(表2-2-1)。

表 2-2-1　《亚太区老年衰弱管理临床实践指南》及推荐级别

强烈推荐

　1. 使用有效的测量工具识别衰弱

　2. 对衰弱患者实施渐近线、个性化并包含抗阻力的体能训练

　3. 通过减少或不处方过多药物来管理多药共用

有条件的推荐

　1. 对衰弱患者筛查疲劳的原因

　2. 对非意愿体重减轻者筛查可逆因素，并补充蛋白质、能量或食物

　3. 维生素 D 不足者处方维生素

不推荐

　4. 为衰弱患者提供个体化支持和教育计划

注：源自《亚太区老年衰弱管理临床实践指南》解读，2020。

二、衰弱的评估与健康促进

（一）衰弱筛查对象和意义

目前尚无证据表明对所有老年人群进行常规衰弱筛查是可有效改善人群的健康结局。2013 年，美国及欧洲老年医学专家达成的衰弱共识提倡，对 70 岁及以上老年人或过去 1 年中非意愿体重减轻 ≥ 5% 的人群进行常规衰弱筛查，目前我国专家共识也是相同的推荐。

衰弱作为老年综合评估（comprehensive geriatric assessment, CGA）的一部分，是目前识别和管理衰弱的参考标准。尽管目前已经有大量研究证实，对老年人进行全面地 CGA 并进行干预可减少死亡率和提高照护水平，但由于 CGA 需要大量的资源来实践，卫生压力大，而对衰弱的筛查，可对需要进行完整 CGA 的患者提供有益的参考。

（二）衰弱筛查工具

目前，缺乏普遍接受的衰弱参考标准和最佳评估方法，尚无针对中国老年人的筛查工具。目前最为广泛的是 Fried 衰弱评估法和 Rockwood 衰弱指数，其他大部分是由这两种工具衍生而来，而这些工具都存在分级的异质性，选择某个筛查工具时，不仅要考虑是否能准确识别并能预测衰弱患者结局，还要方便使用并考虑具体临床环境中的资源优先权等。2019 年《亚太区老年人衰弱管理临床实际指南》中也主要推荐了这两种评估方法。

1. Fried 衰弱综合征标准　Fried 衰弱评估法（表 2-2-2）包括非意愿体重下降（过去 1 年下降 ≥ 4.5kg）、疲劳感（握力低于平均水平的 20%）、无力（抑

郁症流行病学研究中心自我报告的乏力)、行走速度下降(4.6 米的行走时间低于平均水平 20% 以上)、躯体活动降低(每周的体力活动消耗低于平均水平 20% 以上)5 项指标(符合 3 项以上诊断为衰弱;1~2 项为衰弱前期;0 项为非衰弱)。Fried 衰弱表型从生理层面对衰弱做出诊断,肌少症和疲乏的生理基础是内环境稳态重要的能量及复杂的适应性系统调节失调,这使得衰弱表型能更好地适用于临床,尤其用于死亡、失能、跌倒、住院和手术风险的评估。

表 2-2-2　Fried 衰弱评估方法

序号	检测项目	男性	女性
1	体重下降	过去一年中,意外出现体重下降 >10 磅(4.5kg)或 >5.0% 体重	
2	行走时间(4.57m)	身高 ≤ 173cm;≥ 7s 身高 >173cm;≥ 6s	身高 ≤ 159cm;≥ 7s 身高 >159cm;≥ 6s
3	握力(kg)	BMI ≤ 24.0kg/m²;≤ 29 BMI 24.1~26.0kg/m²;≤ 30 BMI 26.1~28.0kg/m²;≤ 30 BMI >28kg/m²;≤ 32	BMI ≤ 23.0kg/m²;≤ 17 BMI 23.1~26.0kg/m²;≤ 17.3 BMI 26.1~29.0kg/m²;≤ 18 BMI > 29.0kg/m²;≤ 21
4	体力活动(MLTA)	<383kcal/ 周(约散步 2.5h)	< 270kcal/ 周(约散步 2.5h)
5	疲乏	CES-D 的任一问题得分 2~3 分 您过去的 1 周内以下现象发生了几天? (1)我感觉我做每一件事都需要经过努力; (2)我不能向前行走。 0 分;<1d;1 分:1~2d;2 分:3~4d;3 分:>4d	

注:BMI:体重指数;MLTA:明达休闲时间活动问卷;CES-D:流行病学调查用抑郁自评量表;散步 60 分钟约消耗 150kcal 能量;具备表中 5 条中 3 条及以上被诊断为衰弱综合征;不足 3 条为衰弱前期;0 条无衰弱健康老年人。

源自《老年患者衰弱评估与干预中国专家共识》,2017。

　　2. 衰弱指数(frailty index,FI)　FI 是一种基于不健康指标累积所占所有测量指标比例的衰弱评定量表,指老年人健康缺陷的数量与预先确定的 30 个或更多变量列表中健康缺陷数量之比,衰弱程度随着衰弱指数升高而加重。FI 具有多维性质,包括躯体功能、心理及社会等多维健康变量。与衰弱表型一样,FI 可以预测死亡风险,并可预测残疾发生、入住疗养院、功能下降、手术风险和住院。它从整体角度描述衰弱程度,对卫生管理决策者具有重要指导意义,从而增加了 FI 在临床中的应用。但是 FI 不能用于鉴别衰弱与失能、共病,而且需评估的项目繁多,耗时较长。2019 年《亚太区老年人衰弱管理临床实践指南》提出,目前发展的新途径是电子 FI,自动从日常电子病历中收集数据,以期能常规识别衰弱及其严重程度。

3. FRAIL 量表 2012 年,国际老年营养学会提出定义衰弱的五项标准即 FRAIL 量表(表 2-2-3),包括:①疲劳;②耐力减退;上一层楼即感到困难;③自由活动下降:不能行走一个街区;④多病共存:≥ 5 个;⑤体重下降,1 年内体重下降 >5.0%。满足以上 5 条标准的 3 项或以上即为衰弱。FRAIL 量表为简单,更适合临床的快速评估方法。

表 2-2-3 FRAIL 量表

序号	条目	询问方式
1	疲乏	过去 4 周内大部分时间或者所有时间感染疲乏
2	阻力增加 / 耐力减退	在不用任何辅助工具以及不用他人帮助的情况下,中途不休息爬 1 层楼梯有困难
3	自由活动下降	在不用任何辅助工具以及不用他人帮助的情况下,走完 1 个街区(100m)较困难
4	疾病情况	医生曾经告诉你存在 5 种以上如下疾病:高血压、糖尿病、急性心脏病发作、卒中、恶性肿瘤(微小皮肤癌除外)、充血性心力衰竭、哮喘、关节炎、慢性肺病、肾脏疾病、心绞痛等
5	体重下降	1 年或更短时间内出现体重下降 ≥ 5%

注:具备以上 5 条中 3 条及以上被诊断为衰弱;不足 3 条为衰弱前期;0 条为无衰弱健壮老年人。
源自《老年患者衰弱评估与干预中国专家共识》,2017。

4. SOF 指数 2008 年,根据骨质疏松性骨折研究数据提出的,包括①发现体重下降 ≥ 5.0%;②在不用手臂的情况下,不能从椅子上起来 5 次;③精力下降。受试对象满足 2 个或 2 个以上条目为衰弱,满足 1 个条目为衰弱前期,无以上任何一个条目为无衰弱。

5. 其他衰弱测量工具 包括临床衰弱量表(the clinical frailty scale,CFS)、Edmonton 衰弱量表、起立行走试验(the timed-up-and go,TUG)、简易体能状况量表(the short physical performance battery,SPPB)等。值得注意的是,在衰弱评估中如握力、步速的测量,由于不同地区存在异质性,需要建立我国老年人的标准。

(三)筛查疲劳及体重减轻的可逆原因

1. 疲劳的可能原因 疲劳是 Freid 衰弱表型和 FRAIL 量表的一个关键

因素,疲劳有许多可治性原因,包括睡眠呼吸暂停、抑郁、贫血、低血压、甲状腺功能减退和维生素 B_{12} 缺乏。研究表明,筛查可逆转的疲劳因素,结合针对性干预措施,可以改善老年衰弱患者的预后。目前缺乏严谨的研究来阐明老年人疲劳原因。虽然有临床试验显示疲劳可以通过治疗睡眠呼吸暂停和抑郁而治愈,但还需要设计良好的临床试验对其他可治性疲劳原因进行论证。值得注意的是,选择性 5- 羟色胺再摄取抑制剂(SSRIs)被广泛用于治疗抑郁症,却可能加重衰弱。

2. 体重减轻的可能原因 体重减轻是衰弱的一个重要特征,应该通过筛查,识别可能原因来管理衰弱。通过 Meals on Wheels 记忆法(表 2-2-4)可筛查体重减轻的原因。

表 2-2-4 体重减轻可逆性原因的流动供膳车(Meals on Wheels)记忆法

药物(medications)
情绪(emotional,such as depression)
酗酒、迟发性厌食症、虐待(alcoholism,anorexia tardive,abuse)
晚年偏执狂(late life paranoia)
吞咽障碍(swallowing problems)
口腔问题(oral problems)
院内感染、贫穷(nosocomialinfections,povercy)
游荡 / 痴呆(wandering/dememia)
甲亢、高钙血症、肾上腺功能减退(hyperthyroidism,hypercalcemia,hypoadrenalism)
肠道问题(吸收不良)[emeric problems(malabsorption)]
进食障碍(如震颤)(eating problems(e.g.Tremor))
低盐、低胆固醇饮食(low salt,low cholesterol diet)
购物和烹饪问题、结石(胆囊炎)[shopping and meal preparation problems,stones(cholecystitis)]

注:源自《亚太区老年衰弱管理临床实践指南》解读,2020。

3. 筛查其他可逆原因 2019 年《亚太区老年衰弱管理临床实践指南》建议使用公认营养筛查工具(如 the mini nutritional assessment)对体重减轻和营养不良者进行筛查,营养筛查还可以发现导致衰弱而易于漏掉的情况,如肌少性肥胖(低肌肉质量和高体脂)。对食欲缺乏老年人,筛查食欲降低对衰弱老年人有益。而筛查 25-(OH)D 水平的试验未能推荐给衰弱老年人,肤色较深人群的维生素 D 结合蛋白较低,因此,在亚洲人或亚裔中测定正常维生素 D 水平的能力值得怀疑。

三、衰弱的康复与护理措施的实施

衰弱对卫生资源的利用、老年人群生活质量有重大影响,既往的指南多给以健康管理意见,《亚太区老年衰弱管理临床实践指南》给出了明确的临床指导建议,此部分依据指导建议进行介绍。

(一) 实行渐进性、个性化、包含抗阻力的体能训练

体能训练对衰弱老年人维持和提高身体力量和功能极其重要。多个 RCT 证实,即使高龄老年人也可以从抗阻训练中获益。抗阻训练的益处包括增强力量、减少失能、疲劳、入院的可能性。同样也建议衰弱老年人进行平衡和有氧训练,即使这些锻炼方式可能不会直接影响肌肉力量。

最新纳入 88 个研究的 Meta 分析显示,老年人持续参与平衡训练可以减少对跌倒的恐惧,改善移动和平衡能力,当结合抗阻训练时,可以减少跌倒风险和行动不便。最近一项 RCT 显示,多模块运动[阻力训练、有氧运动(步行)、平衡和灵活性锻炼]可减少老年人运动失能。令人吃惊的是,这种多方式训练对预防衰弱人群(SPPB < 8)行动不能效果最佳。以后的大规模干预试验应该研究多模块训练对亚太区衰弱老年人的影响。此外,由于各种原因,参加体育活动项目的老年人很少,原因包括怕跌倒、缺乏自信和应对策略、不利的社会和环境因素,但是如果为衰弱老年人制订个性化运动计划,并鼓励其参与,同时对运动计划进行监督,使老年人更有可能参与活动。

(二) 减少药物来解决多药共用问题

大量研究证实,衰弱与多药共用有关。《亚太区老年衰弱管理临床实践指南》建议对衰弱老年人所开药物进行定期检查,及时取消不再需要使用的药物,并根据肾功能来调整药物剂量。为改善患者预后,取消不适当药物应在医疗专业人员的监督下进行。撤药时,建议参考 Beer's 标准、STOPP 处方筛查标准、START 及 McLeod 标准等,这些标准侧重于某种具体的药物,而用药适宜指数(the medication appropriateness index,MAI)、不恰当用药及处方指征工具等,侧重于循证医学和患者本身情况。在实施取消衰弱老年人处方药物的计划时,建议临床医生和药剂师公开讨论取消药物对患者的危害和益处。健康实践者应该意识到取消药物的障碍,包括过度处方的诱因,对取消药物的益处缺乏认识。

(三) 为体重减轻者补充蛋白质和能量

《亚太区老年衰弱管理临床实践指南》建议体重减轻的衰弱患者补充蛋白质或能量,目前的 Meta 分析不能将患者所获益处归于蛋白质、能量的补充,

蛋白质、能量补充可能改善患者的营养状态，但不能改善或降低死亡率。同时建议衰弱老年人补充必需氨基酸，多个研究发现，富含亮氨酸的必需氨基酸能够提高老年人的身体功能。

蛋白质：老年人可能比年轻人需要更多的蛋白质摄入，目前老年人群蛋白质日常推荐摄入量为 0.8g/(kg·d)，PROT-AGE 研究小组推荐 1.0~1.2g/(kg·d)，ESPEN（european society for clinical nutrition and metabolism）建议至少摄入 1.2g/(kg·d)，对于营养不良者，应增加到 1.2~1.5g/(kg·d)。目前暂时缺乏老年人蛋白质补充上限的明确证据。高水平蛋白质摄入，应该同时监测肾功能。ESPEN 认为，对于那些未接受肾脏替代治疗的急(慢)性肾衰竭患者，建议摄入量为 0.8~1g/(kg·d)。不同地区人群对蛋白质补充的反应有所不同，因此，鼓励在这一领域进行临床研究，制定适合当地的蛋白质补充标准。

维生素 D：维生素 D 缺乏与身体功能下降、衰弱、跌倒和死亡有关。亚太区维生素 D 缺乏较为普遍，尤其是失能老年人。对维生素 D 缺乏老年人补充维生素 D，可降低死亡、跌倒和骨折风险，而对衰弱老年人补充维生素 D 仍然存在很大的争议，补充剂量取决于患者身体状况、饮食和阳光照射率，若要补充，建议剂量在 800~1 000IU/d。尤为关注的是，对于那些尚无维生素 D 缺乏的人群，高剂量维生素 D 补充可能增加跌倒和骨折风险。

（张静瑜　徐莹莹　李茜楠）

第三节　肌　少　症

一、概述

肌少症是一种进行性、广泛性的骨骼肌疾病，与跌倒、骨折、身体残疾和死亡不良后果发生的可能性增加有关。2018 年初，欧洲老年人肌少症工作组召开会议（EWGSOP2），总结了近 10 年来肌少症临床和科研的最新研究成果，认为肌少症是一种肌肉衰竭性疾病，根源于终生累积的不良肌肉变化，常见于老年人，也可发生于年轻者，主要强调以下内容：①强调低肌力是肌少症的关键特征，肌肉数量和质量降低是其诊断依据，身体功能不佳是严重肌少症的标志；②更新了临床诊断程序，以筛查发现肌少症病例、明确诊断和评估严重程度；③提供了用于肌少症诊断的明确指标。修订后的共识强调肌力，认识到在预测不良后果方面，肌力比肌量更重要。受技术所限，肌肉数量和质量的评价仍存在问题。

（一）肌少症的诊断

2018 年的定义中，EWGSOP2（表 2-3-1）使用低肌力作为肌少症评价的首要参数，肌力是目前衡量肌肉功能的最可靠指标。

表 2-3-1 2018 肌少症诊断标准

标准：①肌力低下；②肌量或肌质低下；③体能低下。

诊断：符合标准①可能是肌少症；符合标准①，并证实满足标准②，可以确诊为肌少症；①、②、③均满足，诊断为严重的肌少症

注：源自《2018 欧洲肌少症共识解读》。

（二）肌少症的分类（图 2-3-1）

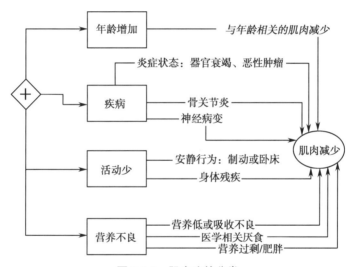

图 2-3-1 肌少症的分类

注：根据引起和加重肌质和肌量下降的因素分为：原发性（老化）、继发性（疾病、不活动、营养差），很多因素可以导致肌少症，如果多个因素并存，可能更多肌肉受累。

源自《2018 欧洲肌少症共识解读》。

（三）衰弱与肌少症的关系

衰弱表现与肌少症的表现明显重叠，两者均存在握力低和步速慢。衰弱的另一个诊断标准是体重减轻，这也是肌少症的主要病因。两者的治疗同样存在重叠，即增加优质蛋白质摄入、补充维生素 D 和体育锻炼。

总的来说，虚弱和肌少症仍然是可以区分的。肌少症是导致身体虚弱的一个因素，但虚弱综合征是一个更广泛的概念。虚弱被认为是贯穿人的一生

的多种生理功能下降,造成对机体、认知和社会层面的负面结果。虚弱的诊断工具也反映了这些多维度,如 Groningen 虚弱指标、Rockwood 等的虚弱指数。

二、肌少症的评估与健康促进

(一) 肌少症的识别

目前用于肌少症诊断的检测方法和工具(表 2-3-2)很多,选择可能取决于患者状况(残疾、活动能力)、不同的医疗场所(社区、诊所、医院或研究中心)可获得的医疗资源,或根据不同的检测目的(监测进展、康复和恢复)。

表 2-3-2　用于临床和科研的病例筛查、肌量和体能测量诊断工具

不同测量目的	临床应用	科研应用
病例筛查	SARC-F 问卷 Ishii 筛查工具	SARC-F
肌力测试	握力 椅立测试	椅立测试(坐 - 立 5 次)
肌量和肌质评估	DXA 评估四肢肌量(ASMM)* BIA 评估全身肌量(SMM)或 ASMM* CT 或 MRI 腰椎横截面积	DXA 评估四肢肌量(ASMM) MRI 全身 SMM 或 ASMM 评估 通过活检、CT、MRI 或 MRS 大腿 中部或全身肌肉质量评估
体能测试	步速 SPPB TUG 400m 步行	步速 SPPB TUG 400m 步行

*代表该测试有时需要用身高的平方或 BMI 校正身体大小。

注:源自《2018 欧洲肌少症共识解读》。

1. **患者的识别**　EWGSOP2 推荐使用 SARC-F 问卷,用于肌少症风险的筛查。该方法由 5 项问卷组成,基于患者在力量、行走能力、从椅子上站起来及爬楼梯能力受限的感知和摔倒的体验作出反应,从患者自我报告的征象中获取肌少症的特征。SARC-F 在预测低肌力方面具有低 - 中度的敏感性和非常高的特异性,该方法主要用于发现重症病例。

EWGSOP2 建议将 SARC-F 作为将肌少症引入临床评估和治疗的一种方法。而临床医生更愿意使用更正式的检查工具,如 Ishii 筛查法测量年龄、握

力和小腿周径,根据得分评估肌少症的概率。

2. 测量参数

(1)肌力:握力测定经济、简便,如 Jamar 测力计已经过验证并广泛使用。手部残疾(如进展期的关节炎或脑卒中)无法测握力时,可用等长扭矩方法测定下肢肌力;椅立测试可以作为替代测定腿部肌力(股四头肌群),用来评价患者在不使用手臂帮助的情况下,记录从坐姿站起来 5 次所需的时间。椅立计时测试是计算患者 30 秒内在椅子上站起、坐下的次数。椅立测试既需要肌力又需要耐力,有效且测定方便。

(2)肌量:可采用不同方法测量肌量,结果可根据身高或 BM 调整。测定全身骨骼肌总量(skeletal muscle mass,SMM)、四肢骨骼肌量(appendicular skeletal muscle mass,ASM),或特定肌群或身体某个部位的肌肉横截面积。

MRI 和 CT 被认为是无创性评估肌量的金标准。双能 X 射线吸收法(dual energy X-ray absorptiometry,DXA)使用更为广泛,其优点是当使用相同的设备和诊断界值时,几分钟内即可以出具可重复测定的 ASM 评估。缺点是,DXA 设备也非便携式,不能在社区中使用。DXA 的测量也可能受患者的机体含水量状态影响。生物电阻抗分析(bioelectrical impedance analysis,BIA)评估 ASM 总量。该设备是根据全身的导电性得出肌量的估计值,不是直接测量肌量,BIA 利用特定人群中以 DXA 测定的肌量作为参考进行转换。BIA 设备便宜、使用广泛、携带方便,是单频设备。建议使用原始测量数据以及交叉验证 Sergi 方程作为标准。在方便和便携性方面,基于 BIA 的肌量测定可能比 DXA 更可取,但需要更多的研究来验证特定人群的预测方程。可以使用身高平方(ASM/ 身高^2)、体重(ASM/ 体重)或体重指数(ASM/BMI)调整 SMM 或 ASM 结果。

人体测量不是评估肌量的好方法。小腿周径(界值 <31cm)被证明可以预测老年人的身体功能和生存状态。在无其他肌量测定方法时,可以用小腿周径作为老年人的诊断指标。

(3)体能:体能是一个多维的概念,不仅涉及肌肉,还涉及中枢和外周神经功能,包括平衡。测定方法包括步速、简易体能状况量表(short physical performance battery,SPPB)、起立 - 行走计时测试(timed-up and go test,TUG)等方法。

步速测定:快速、安全、可靠,已广泛应用于临床;为简单起见,EWGSOP2 推荐单一的界值 ≤ 0.8m/s 作为严重的肌少症指征。SPPB:是包含步速、平衡测试和椅立测试在内的一个复合测试,总分 12 分,得分 ≤ 8 分时代表体能低下。TUG 测试:要求受测者从标准的椅子上站起,走到 3m 远的标记处,转身走回来,再坐下。400m 步行测试:评估受试者步行的能力和耐力,要求受试尽可能快完成 20 圈步行,每圈 20m,测试期间允许休息 2 次。

EWGSOP2 推荐使用步速评估体能。SPPB 也可以预测结果,但更多用于科研,因为该测试需要至少 10 分钟。400m 步行测试同样可以预测死亡的发生,但需要大于 20m 长度的通道。TUG 测试也可以预测死亡的发生。

3. 其他测定方法和工具　目前有多种肌肉质和量测量的方法,需要评估这些方法的有效性、可靠性和准确性。测量工具需要具备成本效益、标准化和可重复性,适用于不同的场所和不同人群。

(1)腰 3 椎体水平 CT 图像:腰 3 水平 CT 图像与全身肌肉具有显著相关。CT 已用于检测肌量减少,也可以预测预后,无论是体重正常还是超重。腰 3 水平 CT 成像被用于预测死亡率和其他后果。MRI 也可以用作腰 3 水平的横断面分析。

(2)大腿中部肌肉测量:大腿中部的 MRI 或 CT 成像也用于研究,该方法可以很好地预测全身的骨骼肌量,腿中部肌肉与全身肌肉量的相关性更强。

(3)CT 腰肌测量:利用 CT 测量腰肌方法简单,但一些专家认为腰肌是小肌肉,并不能代表全身的肌少症。该方法尚需要进一步的研究验证或拒绝使用。

(4)肌质测量:肌肉性质(肌质)是一个相对较新的术语,指的是肌肉结构和组成的微观和宏观变化,以及来自每个肌量单元的肌肉功能。高灵敏度成像,如科研中利用 MRI 和 CT 测定渗入肌肉的脂肪量和测定肌肉的 CT 衰减值。也可用肌力与四肢骨骼肌量的比值或肌肉体积衡量肌质,也可以通过基于 BIA 的相位角测量评估。目前尚未就临床常规评估方法的使用达成共识。未来肌质评估将有助于指导治疗方法的选择和监测治疗反应。

(5)肌酸稀释试验:肌酸由肝脏和肾脏产生,也可以由富含肉类的饮食中摄取。肌酐排泄率是评价全身肌量的一个很有希望的指标。肌酸稀释试验:患者空腹口服氘标记的肌酸(D3- 肌酸)示踪剂,用液相色谱法和串联质谱法测定尿中的标记和未标记肌酸和肌酐。总肌酸池大小和肌量通过尿液中的D3- 肌酐测定计算出来。肌酸稀释试验结果与 MRI 测量的肌量结果相关性好,与来自 BIA 和 DXA 的肌量测量结果的相关性尚可。肌酸稀释试验目前最常用于科研,尚需进一步改进以用于临床。

(6)超声评估:超声波在科研中广泛用于肌量测定,识别肌萎缩及测量肌质。羽翼状肌肉,如股四头肌的评价,可以相对较短的时间内发现肌肉厚度和横截面积减少,具有临床应用潜力。欧洲老年医学会肌少症学组最近提出了使用超声波评估肌肉的共识方案,包括测量肌肉厚度、横截面积、肌束长度、肌翼夹角和回声强度。回声强度反映了肌质,与肌质相关的非收缩组织表现出高回声特性。因此,超声具有能够评估肌量和肌质的优势。与 DXA、MRI 和 CT 相比,超声评估肌量效能较好。还需要更多的研究验证不同健康状况和功能状态的人群。

(7)特定的生物标志物:潜在的生物标志物包括神经肌肉连接、肌肉蛋白转换、行为介导通路、炎症介导通路、氧化还原相关因子、激素或其他合成代谢的标志物。但由于肌少症复杂的病理生理学机制,可以考虑找出一组生物标志物,包括潜在的血清标志物和组织标志物,采用包括多种路径的多维度生物标志物的方法,可以对肌少症风险进行分层诊断,易于识别出促进病情恶化的因素,监测治疗效果。

(8)SarQoL 问卷:SarQoL 工具是一份针对肌少症患者的自我管理问卷。SarQoL 识别并预测将来会影响患者生活质量的肌少症并发症发生的可能性。SarQoL 协助卫生保健工作者评估患者与健康有关的身体、精神和社其评估结果一致、可靠。SarQoL 对于患者状态变化的敏感性还需要纵向研究验证。如果证实结果可靠,可用 SarQoL 评估治疗效果。SarQoL 工具已被翻译成多国语言,以促使其广泛使用。SarQoL 工具可以用于临床和科研。

(二)肌少症检查方法的诊断界值

EWGSOP 最初的共识未提出具体的诊断界值。最近,亚洲肌少症工作组制定了基于 EWGSOP 共识检查的诊断界值(表 2-3-3)。亚洲共识中的诊断界值对肌少症的护理建议的实施非常有用。因此,EWGSOP2 提出不同检查参数的诊断界值以增加肌少症研究的一致性。

表 2-3-3　EWGSOP2 肌少症诊断临界值

临界值	男性	女性
握力	< 27kg	< 16kg
椅立测试	5 次 > 15s	
ASM	< 20kg	< 15kg
ASM/ 身高 ^{2}	< 7.0kg/m^2	< 6.0kg/m^2
步速	≤ 0.8m/s	
SPPB		≤ 8 分
TUG		≥ 20s
400m 步行		未完成或 ≥ 6min 完成

注:源自《2018 欧洲肌少症共识解读》。

目前,EWGSOP 推荐针对欧洲人群,尽可能以健康年轻人作为参考,临界值选择为 -2SD。特殊情况下,更为保守的诊断标准是采用 -2.5SD。测定诸如步速、力量等指标,因测试结果与身材相关,故建议使用区域性的标准人群。

EWGSOP2 更新了肌少症病例发现、诊断和严重性评估的流程。具体推荐途径是(图 2-3-2): 病例发现 - 评估 - 确认 - 严重程度评价(F-A-C-S)。EWGSOP2 建议采用 SARC-F 问卷调查以发现肌少症患者。使用握力和椅立测试以确定低肌力。推荐临床常规使用 DXA 和 BIA 评估肌肉,确定肌肉数量或质量的降低。使用 DXA、MRI 或 CT 用于研究具有高风险不良后果的个体患者。建议体能评价(SPPB、TUG 和 400m 步行测试)评估肌少症的严重程度。

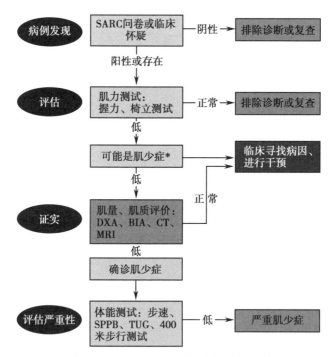

图 2-3-2　EWGSOP2 肌少症评估流程图
* 代表需要与其他原因引起的肌力低下鉴别,如见于消沉、中风、平衡障碍、外周血管病。
注:源自《2018 欧洲肌少症共识解读》。

(三) 肌少症的康复及护理措施的实施

1. **饮食**　氨基酸、肽和蛋白质是抵消肌少症的传统营养元素。必需氨基酸的补充是肌肉蛋白质合成的原因,亮氨酸的分解产物 β- 羟基 -β- 甲基丁酸具有促进肌肉蛋白合成、抑制肌肉蛋白分解的作用,对肌少症有一定的治疗作用。富含亮氨酸的必需氨基酸已被证实可以改善饮食失调患者的肌肉状况。亮氨酸补充剂对于衰老过程中的体内和体位蛋白质合成都是有益的。

世界卫生组织推荐健康成年人蛋白质摄入量应为 $0.8g/(kg·d)$,在运动训练或急慢性疾病时蛋白质摄入量相应增加。2010 年国际老年性肌肉减少、恶病质及消耗性疾病学会曾提出肌少症患者的蛋白质日推荐量为 $1.0\sim1.5g/(kg·d)$。

另外,研究发现维生素 D 对骨骼肌的质量、力量和功能也有影响,近年来有推出针对性的维生素 D 补充剂($400IU/d$)的方式来进行补充。

2. **运动**　帮助老年人定期进行耐力和抗阻力肌力锻炼,做好对应的用药记录、饮食、心理和情绪及睡眠记录。注意观察,根据老年肌少症的特点帮助照护对象进行安全锻炼,避免出现意外。

老年肌少症患者规律运动的目的是增加灵活性、耐力、力量,肌少症的运动计划应该是多重运动计划。

3. **抗阻训练方案**　四肢骨骼肌参与的抗阻力运动不仅可以增加肌肉合成,也可以延缓肌肉衰减的速度,同时对心肺功能的要求也较低。阻力可来自物体、自身重力、专门器械,如举重物、俯卧撑、哑铃、弹力带等,是增强肌肉力量和耐力的主要手段。骑自行车、游泳、使用健身器械也有利于增强老年人的肌肉功能。推荐肌少症患者每周 2~3 次抗阻训练,每次有效的抗阻运动所带来的效应会持续 48~72 小时。

4. **心理护理**　老年人更可能有独特的社会心理状况,例如依赖他人、认知障碍、刻板、独居、孤独、孤立和沮丧,上述情况均不利于科学的饮食和运动。作为照顾者更要注意对有心理损伤的照护对象的营养补充和运动训练。

5. **药物治疗**　目前,临床试验已报道可通过临床用药来预防和治疗肌少症。目前得到证实的药物主要有 α- 酮戊二酸、Urocortin 制剂及生长激素替代疗法等。α- 酮戊二酸是三羧酸循环的重要代谢中间体,在皮质酮诱导的蛋白质降解和肌肉减少症中起预防作用。Urocortin 是促肾上腺皮质激素释放因子 2 受体(CRF2R)的选择性激动剂,可通过激活 CRF2R 减少与年龄相关的肌肉减少症。研究证明,增加 IGF-1 介导的蛋白质合成并减少氧化损伤是有益的,生长激素替代疗法也适用于减轻年龄引起的肌肉减少症。

（张静瑜　张莺凡）

第四节 痴　　呆

一、概述

痴呆是以认知功能缺损为核心症状的获得性智能损害综合征,其智能损害的程度足以干扰患者的日常生活能力或社会职业功能。认知损害的范围包括记忆、定向、理解、判断、计算、语言、视空间等功能领域,在病程的某一阶段还常伴有精神、行为和人格异常。晚期患者常见营养不良、肺炎、泌尿系感染、跌倒、压疮、谵妄等并发症。随着人口老龄化,痴呆已成为老年人的常见病,其中阿尔茨海默病(Alzheimer's disease,AD)痴呆占 60%~80%,是老年人失能和死亡的主要原因。我国痴呆患病人数占全球 1/4 综合医院门诊早期痴呆诊断率仅 0.1%。引起痴呆的病因很多,通常具有慢性和进行性的特点。此章节主要依据指南推荐意见介绍 AD 相关的健康评估和康复训练方法。

二、AD 的评估与健康促进

对 AD 的筛查和评估可从临床、脑影像、实验室。

(一) 临床评估

对老年人痴呆的评估包括认知评估、行为评估以及功能评估等多维度评估。

1. 认知评估

(1)综合认知评估:简易精神状态检查(MMSE)检出痴呆的性能较高,对轻度认知功能障碍(MCI)有可接受的准确性,已建立最佳阈值和教育调整值;蒙特利尔认知评估(MoCA)检出痴呆的敏感度高,特异度低,对 MCI 的性能中等,未取得最佳阈值和教育调整值共识;安登布鲁克认知检查 - 修订版(ACER)检出痴呆和 MCI 的性能较高,未取得最佳阈值和教育调整值共识。

其他认知测试:阿尔茨海默病评估量表 - 认知(ADAS-cog)和严重损害量表(SIB),主要用于 AD 痴呆药物临床试验的结局评估。

(2)单领域认知评估:中文版故事延迟回忆(DSR)检出情景记忆障碍的性能高;中文版波士顿命名测试 -30 项(BNT-30)检出语言障碍的性能中等;画钟测试 - 复制图形(CDT-CG)检出视空间结构障碍的性能较高;中文版连线测试 -B(TMT-B)检出执行功能障碍的性能较高。

2. **行为评估**　神经精神问卷(NPI)或神经精神问卷知情者版(NPI-Q)检出精神行为障碍的性能中等。额叶行为问卷(FBI ≥ 29 分)主要用于额颞叶痴呆(FTD)筛查,匹兹堡睡眠质量指数(PSQI)>5 分有助于定义失眠。

3. **功能评估**　日常生活活动量表(ADL)包括工具性生活功能(IADL)和基础性生活功能(BADL),IADL 也与 MMSE 负相关,对早期 AD 的诊断更敏感。ADL 或 IADL 检出生活功能障碍的性能高。

(二) 脑影像学检测

1. **结构影像学**　MRI 头颅冠状位显影的内侧颞叶萎缩(MTA)视觉评分(MTA-MRI)定义 AD 痴呆的性能中等,区分 AD 与 MCI 有可接受的准确性,但鉴别早发型 AD 与 FTD 的性能不佳。MRI 头颅平扫和矢状位显影的结构性病理变化有助于鉴别 AD 与非 AD 病因。

2. **功能影像学**　Aβ-PET 采用 11C-PIB 或 18F-florbetapir 示踪剂,PET 显影额叶、颞叶、顶叶、后扣带回及纹状体 Aβ 滞留增加情况;2FDG-PETPET 显影内侧顶叶、颞后叶和后扣带回皮层中局灶性或弥散性氟脱氧葡萄糖(FDG)代谢减低,分辨 AD 与 NC 的合并情况;Tau-PET 使用 18F-flortaucipir 示踪剂,PET 显示颞叶(杏仁核、梭状回、颞下回、颞中回、海马旁回)和后扣带回 tau 滞留明显增高,分辨 AD 与 NC 当常规检查不能明确 AD 诊断时,PET 生物标志物应是最佳选择之一,但 PET 显影在视觉读取上都存在主观性,各项研究使用的诊断阈值之间也有差异,期待建立统一的本土化诊断阈值共识,以获得更好的诊断价值。

指南推荐:Aβ-PET 负荷增加定义 AD 痴呆的性能较高,对 MCI 的特异度很低;FDG-PET 代谢降低定义 AD 痴呆的性能较高,分辨 AD 与 DLB 的性能较高;Tau-PET 负荷增加定义 AD 痴呆的性能高,对 MCI 的敏感度低。

(三) 实验室检查

1. **脑脊液检查**　欧洲 AD 生物标志物标准化共识已将脑脊液生物标志物推荐为早发型痴呆、前驱期或非典型 AD 患者的常规临床检查。当常规检查不能明确 AD 痴呆诊断时,脑脊液生物标志物应是最佳选择之一。虽然脑脊液神经丝轻链蛋白(NfL)水平和 NfL/Aβ42 比值对 AD 也有一定的诊断价值但 NfL 是神经轴突损伤的一种生物标志物,与 tau 一样反映了神经变性的独特病理生理机制,支持其作为非典型 / 快速进行型神经变性痴呆鉴别诊断的快速筛选生物标志物。

指南推荐:脑脊液 Aβ42 浓度降低定义 AD 痴呆和鉴别 AD 与非 AD 痴呆的性能较高;脑脊液 Aβ42/Aβ40 降低定义 AD 痴呆和鉴别 AD 痴呆与

非 AD 痴呆的性能中等；脑脊液 Tau 或 P-tau181 浓度升高定义 AD 痴呆和鉴别 AD 与非 AD 的性能中等，脑脊液 P-tau181/T-tau 比值降低定义 AD 的性能高；脑脊液 Aβ42/T-tau、Aβ42/P-tau 比值降低或 T-tau/Aβ42、P-tau181/Aβ42 比值升高定义 AD 痴呆的性能较高，鉴别 AD 痴呆与非 AD 的性能中等。

2. **血液检查**　血浆 NfL 对 AD 不具有足够的特异性，诊断准确性不合格（AUC=0.50），但作为与 AD 神经变性相关的非侵入性生物标志物，可用于监测疾病修饰药物试验的效果监测。当常规检查不能明确 AD 诊断时，血浆生物标志物应是最佳选择之一。此外，做出 AD 临床诊断时，还需对潜在的可治疗的认知障碍危险因素进行医学评估。这些检测应包括血清维生素 B$_{12}$、叶酸和同型半胱氨酸、促甲状腺素和游离甲状腺素（T$_4$）水平以及梅毒螺旋体和艾滋病血清学变化等。

指南推荐：血浆 Aβ42 浓度降低或 Aβ42/Aβ40 比值降低定义 AD 痴呆和 MCI 的性能高，区分 Aβ-PET 阳性与阴性的性能中等；血浆 Tau 浓度升高定义 AD 痴呆和 MCI 的性能高，区分 AD 痴呆与 MCI 的性能中等；血浆 P-tau181 浓度升高区分 Aβ-PET 阳性与阴性或 Tau-PET 阳性与阴性的性能较高，鉴别 AD 痴呆与非 AD 痴呆的准确性较高，鉴别 AD 痴呆与 FTLD 的特异度低，区分 AD 痴呆与 MCI 的准确性不合格；血浆 P-tau217 浓度升高区分 Tau-PET 阳性与阴性的性能高，鉴别 AD 与非 AD 痴呆的准确性较高。

3. **基因测序**　致病基因突变（APP、PSEN1 或 PSEN2）有助于识别早发型、家族性 AD；易感基因突变（APOEε4 等位基因）有助于预测家族性 AD 的风险和脑淀粉样血管病的严重程度。

（四）诊断

1. 临床诊断标准

（1）AD 临床诊断标准："核心标准"（NIA-AA，2011）是以病史和检查证实的认知或行为症状为依据，除符合痴呆诊断外，应具备：①隐袭起病；②报告或观察有明确的认知恶化病史；③病史和检查证实早期和显著的认知损害具有以下之一：遗忘症状和非遗忘症状；④符合排除标准。如有认知衰退的病史记录，或携带一种致病性 AD 基因突变（APP、PSEN1 或 PSEN2），则可以增加 AD 临床诊断的确定性。

AD 临床诊断"核心标准"不以遗忘症状为必备条件，也不要求生物标志物支持，具有广泛适用性，欧洲和北美均推荐用于 AD 的常规临床诊断。临床使用该标准时应选择适用于我国人群的认知诊断阈值及其校正后的 AD 病理或生物标志物诊断阈值,以减少对诊断准确性的影响。

(2)AD 所致重度神经认知障碍标准:AD 所致重度神经认知障碍(痴呆)临床诊断标准(DSM-5,2013)要求符合重度神经认知障碍,如果具备下列之一且起病隐袭,至少 2 个认知领域逐渐进展的损害者,诊断为可能的 AD:来自家族史或基因检测的 AD 致病基因突变证据,或存在记忆和至少其他一项认知领域损害的明确证据。该标准分列基因或记忆损害作为 AD 诊断的必备条件,不像 NIA-AA 标准那样具有广泛的适用性,更适用于家族性 AD 和 / 或以遗忘症状为特征的典型 AD。

(3)AD 诊断的研究标准:AD 诊断的研究标准(IWG-2,2014)将生物标志物整合到核心诊断标准框架中,遗忘症状或非遗忘症状为"核心特征",生物标志物为"支持特征",适用于典型 AD 和非典型 AD 的临床诊断。

2. 生物学定义标准　AD 生物学定义的研究框架(NIA-AA,2018)把 AD 诊断从生前的临床综合征定义(症状 / 体征),推进到生物学定义,即 AT(N)系统(表 2-4-1)。AD 或 MCI 患者中大约 3/4 的生物标志物水平与 NIAAA 研究框架对 AD 或 AD 病理变化的定义一致,异常生物标志物的增加与某些认知指标的下降率增加也相关。与其他用于研究的 AD 痴呆诊断标准不同之处在于:基于 AT(N)系统的 AD 生物学定义以 Aβ 阳性(A+)为核心,与临床症状无关,可在整个 AD 连续过程中发挥诊断作用:从早期到晚年,从症状前到症状期,以及典型和非典型 AD。AD 痴呆临床诊断的研究标准(NIAAΛ)和 AD 诊断的研究标准(IWG-2)则采用"临床症状 + 生物标志物"的诊断模式,多用于 AD 痴呆期的临床研究和诊断。当调查研究、临床试验以及临床医生认为必要时,可以使用 AD 生物标志物定义。值得注意的是:迄今为止,全球 AT(N)系统的诊断阈值和检测分析过程的标准化操作规程共识尚未建立,特别是那些侵入性和 / 或成本高的技术。此外,这些生物标志物如血浆 P-tau181 或 Ptau217 具有独立定义 AD 的高准确性,客观上挑战了以 Aβ 阳性为核心的 AD 生物学定义框架。因此,如何使用 AT(N)系统定义 AD 有待进一步探讨。

指南推荐:AD 生物学定义有助于诊断早发型痴呆、前驱期或非典型 AD;AD 临床诊断的"核心标准"(NIA-AA)对于很可能和可能 AD 痴呆的临床诊断准确性高,具有广泛适用性;AD 所致重度神经认知障碍临床诊断标准(DSM-5)更适用于家族性和典型 AD 的临床诊断。AD 诊断的研究标准(IWG-2)可用于典型 AD 和早发型痴呆、前驱期或非典型 AD 的临床诊断。

表 2-4-1 阿尔茨海默病的生物学特征分类

字母	AT（N）特征	生物标志物类别	病理变化
a	A+T−（N）−	阿尔茨海默病的病理变化	阿尔茨海默病连续谱
b	A+T+（N）−	阿尔茨海默病	
c	A+T+（N）+	阿尔茨海默病	
d	A+T−（N）+	阿尔茨海默病和伴随可疑的非阿尔茨海默病的病理变化	

注：源自《中国阿尔茨海默病痴呆诊疗指南（2020 年版）》。

3. AD 症状分期标准 AD 症状分期（表 2-4-2）有助于对痴呆严重程度的判断和治疗的选择。源自生物学定义 AD 的研究框架（NIA-AA，2018）中数字分期，涵盖从无症状到主观认知下降（SCD）到 MCI 再到痴呆的连续过程。通常情况下，对首次就诊或先前的纵向临床评估或认知测试信息缺乏或需做治疗选择时，应进行症状分期。由于症状分期主要依赖于医生的临床经验，如能结合临床痴呆评定量表（CDR），则可以增加症状分期的客观性。数字分期包含所有 AD 生物标志物，数字越大，表示病情越重。当需要判断 AD 所处阶段和严重程度时，可以采用症状分期的数字加生物标志物谱的字母组合方式来描述。如 3a 表示症状 3 期并具 A+T−（N）− 生物学特征，4c 表示症状 4 期并具 A+T+（N）+ 生物学特征。

表 2-4-2 阿尔茨海默病症状分期

数字分期	症状分期	认知程度	症状描述
1	正常	无损害	无主观报告，也无客观证据表明近期认知能力下降或新发精神行为症状
2	临床前	无症状	主观认知下降（不限于记忆）或伴轻度的精神行为改变，但客观测试无认知障碍；或 CDR 0.0 分
3	极早期	轻度损害	（1）主观认知下降，且客观测试证实认知障碍（可能主要不是遗忘）或精神行为评估的证据；（2）独立进行日常生活活动，但可能对较复杂的日常生活产生可检测的但轻度的影响；或（3）CDR 0.5 分

续表

数字分期	症状分期	认知程度	症状描述
4	早期	轻度痴呆	(1)进行性认知障碍会影响多个领域和精神行为障碍;(2)对日常生活产生明显的影响,主要损害工具性活动,不再完全独立,偶尔需要帮助;或(3)CDR 1.0 分
5	中期	中度痴呆	(1)进行性认知障碍和精神行为改变。(2)对日常生活产生广泛的影响,基本功能部分受损,不能独立生活,经常需要帮助;或(3)CDR 2.0 分
6	晚期	重度痴呆	(1)进行性认知障碍和精神行为改变,可能无法进行临床面试;(2)对日常生活产生严重的影响,包括自我照料在内的基本活动受损,完全依赖帮助;或(3)CDR 3.0 分

注:源自《中国阿尔茨海默病痴呆诊疗指南(2020 年版)》。

三、痴呆的康复与护理措施的实施

(一) 药物的康复治疗

1. **认知症状的治疗**　胆碱酯酶抑制剂(ChEI):ChEI 对轻中度 AD 痴呆认知、功能、总体有效,用于重度 AD 仍可获益;多奈哌齐 10mg/d 可产生最佳维持效果,认知获益突出,安全性好。卡巴拉丁 9.5mg/d 贴剂可产生最佳维持效果,认知和总体获益与 12mg/d 胶囊相当,安全性优于胶囊;加兰他敏 24mg/d 可产生最佳维持效果,总体获益明显,安全性好;当一种 ChEI 初始药物缺乏满意的疗效或不耐受时,换用另一种 ChEI 可获得与初始药物相似的效果。

谷氨酸受体拮抗剂:美金刚 20mg/d 对中重度 AD 痴呆的认知和总体有轻微疗效;美金刚联合胆碱酯酶抑制剂治疗中重度 AD 痴呆的认知、总体、行为有协同效应。

2. **精神行为症状的治疗**

(1)非典型抗精神病药:可缓解 AD 引起的精神和行为症状,但都有加重认知损害等风险。奥氮平缓解 AD 精神和行为症状较突出,利培酮次之,喹硫平再次之。

(2)5- 羟色胺类药:匹莫范色林对 AD 痴呆的精神症状有短期效益。

3. **中医药治疗**　中医药治疗 AD 可根据临床分期,通过辨证施治进行个体化治疗;清宫寿桃丸对前驱期 AD 认知有益,银杏叶提取物 EGb761 对早中期 AD 痴呆认知、行为和功能有轻微疗效;序贯疗法加常规西药对 AD 痴呆认知和行为有协同效益。

(二) 康复护理措施的实施

1. 老年痴呆常见症状的护理 记忆障碍的护理:注重两个方面的护理,一是早期进行用脑强化训练,二是预防走失,应随身携带有姓名、家庭住址、联系电话、既往疾病的卡;外出要有人陪同,如发现走失,要在第一时间报警并详细描述走失的过程,以便准确判断及时寻找。

认知障碍的护理:需依赖他人照顾。预防意外事件的发生,如跌倒、坠床、烫伤等。

语言障碍的护理:主要掌握与老年痴呆患者的沟通技巧,如谈话时目光要注视患者,要耐心倾听,语言要简单明了;注意语调和语速不宜过高过快,多使用肢体语言;复述听懂的语言,让患者点头来确认;不能语言交流的老年人,可采用手势、写字板、简单词语的卡片等。

2. 生活护理 根据患者的认知衰退程度和不同需求,提高其生活自理能力和生活质量,安排合理有规律的生活。

3. 用药护理 全程督导;重症患者服药:昏迷者由胃管注入药物,吞咽困难者可将药物研碎后溶于水中服用;观察药物不良反应:痴呆患者由于语言沟通障碍,服药后有不适也诉说不清,因此要仔细观察有无不良反应出现;药品管理:对于有幻觉或自杀倾向的患者,药品一定要管理好,放到患者拿不到或找不到的地方。

4. 安全护理 生活环境尽量固定:尽可能避免频繁搬家。患者居室布置应简单实用,尽可能少改变房间内的布局,房间内最好不挂镜子以免引起幻觉。要有一定的活动空间,不要有阻碍活动的物品。若患者要到一个新地方时,要有他人陪同。

佩戴标志:患者外出时若无人陪同,要填好安全卡片(患者的姓名、住址、联系人电话等)并随身携带,以助于走失时家属的寻找。

预防跌倒骨折、外伤等意外发生:将其日常生活用品放在患者看得见、找得到的地方,室内物品位置尽量固定;清除周围环境中的危险物品,例如有毒、有害物品应放入加锁的柜中,锐器利器应放在隐蔽处;地面注意防滑,不让患者单独承担家务;若患者出现自杀、自伤及攻击行走行为时,要密切观察其情绪反应,严禁单独活动,必要时采取保护性约束。

5. 心理护理 对老年人因记忆、思维能力下降而导致做事不周,不能加以斥责或包办,应给予各方面的帮助,鼓励患者维持原来的社会活动或日常生活中所具有的能力。

（三）智能康复训练

记忆训练：轻度患者鼓励其回忆过去的生活经历，经常参加一些力所能及的社交活动，通过动作、语言、声音、图像等刺激，提高记忆力；对于重症患者，可通过制定活动安排表、作息计划等，帮助其记忆。

智力训练：根据患者的病情和文化程度，教他们记数字。也可以把事情编成顺口溜让他们记忆背诵，亦可进行拼图游戏、物品归纳和分类活动。

理解能力训练：向患者讲解日常生活常识，然后提问，让患者回答或解释原因。

（张静瑜　丁春苗）

第五节　便　　秘

一、概述

慢性便秘（chronic constipation）是一种常见的老年综合征，表现为排便次数减少、粪便干结和／或排便困难。慢性便秘的患病率存在东西方的差异。我国以社区为基础的多项大规模流行病学调查研究结果显示，我国便秘总体患病率为 3%~11%，60 岁以上老年人群患病率为 15%~20%，80 岁以上可达 20.0%~37.3%，老龄化是慢性便秘的高危因素。

（一）慢性便秘的诊断

主要根据罗马Ⅳ（Rome Ⅳ）标准和患者主诉（self-reported）进行诊断，即诊断前症状出现至少 6 个月，其中至少近 3 个月有症状，且至少四分之一的排便情况符合下列 2 项或 2 项以上：排便费力感、干球粪或硬粪、排便不尽感、肛门直肠梗阻感和／或堵塞感，甚至需手法辅助排便，且每周排便少于 3 次。

（二）慢性便秘的类型及影响因素

1. 慢性功能性便秘（chronic functional constipation）　慢性功能性便秘是一种常见病、多发病。主要是指排便次数减少、粪便量减少、粪便干结、排便费力等。必须结合粪便的性状、本人平时排便习惯和排便有无困难作出有无便秘的判断。如超过 6 个月即为慢性便秘。

2. 器质性疾病相关性便秘（organic constipation）　器质性疾病相关便秘是指由于脏器的器质性病变（如消化道疾病、内分泌代谢疾病、药物及化学品中毒、神经系统疾病等）所致的便秘（表 2-5-1）。

3. 药物相关性便秘（drug-induced constipation）　老年人慢性便秘的病

因谱不同于中青年,虽然功能性便秘随年龄增长而增多,是老年人群中最为常见的便秘类型,但老年人继发性便秘的发生率明显高于中青年患者,例如结肠肿瘤引起的机械性梗阻、糖尿病等代谢病引起的神经病变等器质性疾病相关性便秘,老年人多病共存的特点常需同时服用多种药物也是引起或加重便秘的因素之一。

表 2-5-1 导致老年人慢性便秘的常见器质性疾病

分类	疾病
肠道疾病	肿瘤、憩室病、痔疮、肛裂、炎症性肠病、腹壁疝、肠扭转、肠结核、直肠脱垂、直肠膨出、腹腔肿瘤或其他外压性疾病所致肠梗阻、既往有炎症性/外伤性/放射性或手术所致的肠道狭窄、盆腔或肛周手术史等
神经系统疾病	血管疾病、多发性硬化、帕金森病、外伤或肿瘤所致脊髓损伤、自主神经病变、认知障碍、痴呆等
肌肉疾病	淀粉样变性、硬皮病、系统性硬化症等
电解质紊乱	高钙血症、低钾血症、高镁血症等
分泌和代谢疾病	糖尿病、甲状腺功能减退症、甲状旁腺功能亢进症等
心脏疾病	充血性心力衰竭等

注:源自《老年人慢性便秘的评估与处理专家共识》,2017。

(三)慢性便秘的影响因素

慢性便秘的影响因素包括:①结肠动力异常是导致老年人慢传输型便秘的重要原因。②随着年龄的增长,结肠肌间神经丛肠神经元数量和 Cajal 间质细胞数量减少,结肠节段性推进运动和蠕动逐渐减少、减缓,因此老年人结肠传输时间可达 24 小时,明显长于青年人的 18 小时,因此慢传输型便秘在老年人群中极为常见。③随着年龄的增长,老年人盆底结构出现功能障碍是出口梗阻性便秘的常见原因。④增龄使老年人的全身疾病增加,如糖尿病、脑血管病、帕金森病等病因引起的胃肠道肌病或神经病变等,均可诱发便秘。⑤老年人骨关节炎、偏瘫等慢性疾病,影响日常活动,胃肠蠕动收缩降低,老年人胸、腰椎压缩性骨折等引起驼背、姿势改变亦会导致排便不畅。⑥由于罹患多种疾病,老年人常服用各种药物,例如镇痛剂、钙通道制剂、含铝抗酸剂、抗胆碱能制剂、抗抑郁制剂、抗组胺类制剂、抗震颤麻痹药等,均可引起便秘或加重便秘。

(四)慢性便秘的并发症及危害

老年人慢性便秘如不能有效处理,将会造成严重危害,如诱发脑出血、心绞痛、心肌梗死;诱发"粪石性"肠梗阻、肠壁溃疡、肠穿孔、憩室病、痔疮、直肠脱垂、腹壁疝、缺血性结肠炎、失眠、焦虑、抑郁、尿潴留及尿道感染等。便秘患者因排便用力过猛,会使心跳加快,心脏收缩加强,心搏出量增加;则易诱发"排便性心绞痛",甚至发生心律失常、心肌梗死、心脏室壁瘤破裂等并发症。便秘造成肠腔内压力增大,致使肠黏膜血供减少,是老年缺血性结肠炎的独立危险因素。慢性便秘是老年肠梗阻、大便失禁即假性腹泻的常见原因。假性腹泻是指粪块长久嵌塞在直肠壶腹部,导致壶腹部扩张、直肠括约肌松弛,粪块上部稀便自粪块周围间断或持续下泻,临床上极易误诊。

二、老年人慢性便秘的健康促进

(一)危险因素评估

1. **液体摄入** 每天总液体量(包括食物内的水分)摄入少于 1.5L 时,肠道内水分减少,可造成粪便干结及粪便量减少而发生便秘。老年人口渴感觉功能下降,可根据患者尿量、皮肤弹性及口唇黏膜干燥程度帮助判断液体摄入是否充足。

2. **饮食情况** 老年人由于牙齿松动、脱落、缺损,咀嚼功能减退,饮食往往过于精细,纤维素摄入不足(< 25g/d),对肠壁的刺激减少,进而影响结肠传输时间、肠蠕动频率以及粪便量。

3. **活动量** 坐轮椅、卧病在床、躯体移动障碍的老年患者,肠道蠕动功能减退,粪便在肠道内滞留时间过长,过多的水分被吸收,结果导致大便干结,诱发和加重便秘。运动减少导致腹肌萎缩、肌力降低,屏气乏力,也不利于排便。

4. **环境因素** 不适宜的排便环境,如缺乏私密性、不能独立如厕、需要他人协助排便、厕所设施不便利等,均可引起老年人便意抑制,诱发或加重便秘。

5. **精神心理因素** 老年人常同时面临多病、丧偶或独居等问题,焦虑、抑郁等心理因素,通过对副交感神经的抑制,钝化排便反射,诱发或加重便秘。

6. **社会支持** 包括客观支持和主观支持。客观支持泛指物质上、经济上的直接援助以及稳定的婚姻、子女的关怀等;主观支持指患者受尊重、被支持、被理解的情感上的满意程度。同时,社会支持还包括一个维度,即患者对社会支持利用的情况,以及利用他人支持和帮助的程度。可以通过"社会支持评定量表"初步判断患者是否缺失社会支持。

(二)临床评估

1. **便秘症状及粪便性状** 包括排便次数、排便习惯及排便困难的程度等,是否伴随腹胀、腹痛、腹部不适以及胸闷、胸痛、气急、头晕等症状;粪便性状可采用"Bristol粪便形态分型"进行评估。

2. **报警征象** 包括便血或粪隐血试验,贫血、食欲、体重变化、腹痛、腹部包块、排便习惯改变等。有无结直肠息肉和结直肠癌、炎症性肠病等肠道疾病家族史。

3. **便秘相关器质性疾病** 通过仔细询问病史、体检和必要的辅助检查,对可能引起便秘的器质性疾病予以甄别。

4. **共病与全身状况** 老年器官功能随增龄衰退,多病并存,以及对衰弱等其他老年综合征进行综合评估。

5. **用药情况**

(1)询问导致药物性便秘的药物使用情况。

(2)询问泻药的使用情况:包括种类、剂量、频率和期限,栓剂、灌肠剂或其他剂型。长期服用泻药,尤其是刺激性泻药,可损伤肠肌间神经丛,导致结肠对肠内容物刺激的反应性降低,结肠运动功能孱弱,甚至失去自行排便的功能,即"泻药结肠"。

6. **认知功能状况** 了解患者的认知功能状况,有利于制定个体化的便秘干预措施。认知功能状况评估可采用简易智力状态检查(mini-mentalstate examination,MMSE)量表。

7. **体格检查** 包括全身检查、腹部检查和肛门直肠检查,注意有无腹部压痛、腹部包块等;直肠指检可了解有无粪便嵌塞、肛门狭窄、直肠脱垂、直肠肿块等病变。

8. **筛选检查** 血常规、粪常规和隐血试验应作为老年便秘患者的常规检查和定期随访的指标之一。对严重慢性便秘或有报警症状的老年患者应进一步行大肠镜、血生化、甲状腺功能等检测。疑为功能性便秘患者可行肠道动力和肛门直肠功能检测,包括结肠传输试验、肛门直肠测压、球囊逼出试验等,还可行肛门直肠(或盆底肌)表面肌电测量等。

9. **便秘严重程度评估** 可根据便秘症状轻重以及对生活影响的程度分为轻度、中度、重度。轻度:症状较轻,不影响日常生活,可通过整体调整、短时间用药等恢复正常排便;重度:便秘症状重且持续,严重影响工作、生活,需要药物治疗,不能停药或药物治疗无效;中度:介于轻度和重度之间。难治性便秘又称慢性顽固性便秘,属于重度便秘,指经药物及各种非手术治疗难以奏效、可能需要手术治疗的患者,常见于出口梗阻型便秘、结肠无力、重度IBS等患者。

三、老年人慢性便秘的康复治疗方案

根据综合评估结果,制定合理的老年人便秘治疗方案。严重患者往往需要内科、神经科、精神科康复科等多学科合作的综合治疗,治疗主要分为药物治疗及非药物治疗两大部分。

(一) 药物康复治疗

《老年人慢性便秘的评估与处理专家共识》将药物总体分为 8 大类(表 2-5-2):容积性泻药、渗透性泻药、刺激性泻药、润滑性药物、促动力药、促分泌药、微生态制剂、中医药。渗透类泻药乳果糖、聚乙二醇的安全有效性高(循证证据水平Ⅰ级,推荐级别 A 级),刺激类泻药品种繁多,由于其易形成"泻药结肠",故《老年人慢性便秘的评估与处理专家共识》提出不主张老年患者长期服用刺激类泻药,仅建议短期或间断性服用;促动力药普芦卡必利治疗便秘具有较高的循证医学评价(证据水平Ⅰ级,推荐级别 A 级),国外研究显示,其对老年慢性便秘患者具有良好的安全性和耐受性。

表 2-5-2 便秘治疗药物的循证医学评价

分类	药物	证据水平	推荐级别
渗透性泻药	乳果糖	Ⅰ	A 级
	聚乙二醇	Ⅰ	A 级
容积性泻药	欧车前	Ⅱ	B 级
	麦麸	Ⅲ	C 级
	甲基纤维素	Ⅲ	C 级
	聚卡波非钙	Ⅲ	C 级
刺激性泻药	比沙可啶	Ⅱ	B 级
	番泻叶	Ⅲ	C 级
软化剂	磺基丁二酸钠二辛酯	Ⅲ	C 级
促动力药	普芦卡必利	Ⅰ	A 级
促分泌药	鲁比前列酮	Ⅰ	A 级
	利那洛肽	Ⅱ	B 级

注:源自《老年人慢性便秘的评估与处理专家共识》,2017。

(二) 非药物康复治疗

1. **生活方式调整** 每日足够的水分(1.5L/d)及膳食纤维(≥ 25g/d)摄入,以及合理适量的运动、正确规律的排便习惯。

2. 精神心理治疗。

3. 健全社会支持。

4. 认知功能训练（上述 3 项治疗需联合神经科、心理科、康复科及社会、家庭共同配合完成）。

5. **生物反馈治疗**　是盆底功能紊乱的便秘患者的一线治疗措施。通过反复训练患者排便时腹肌、盆底肌和肛门括约肌的协调运动促进排便。多项研究显示，治疗 4 周后，排便次数、感觉及评分均明显好转，有效率达 90%。生物反馈治疗需要患者对治疗要领的掌握，因此不适用于有认知障碍的老年人群。

6. **手术治疗**　主要用于经规范的非手术治疗无效的顽固性重度便秘患者。

老年人慢性便秘的康复治疗需强调个体化和整体治疗，分析引起便秘的局部和整体因素，注意有无基础疾病及药物因素，警惕粪便嵌塞。非药物康复治疗时，应鼓励患者清晨起床后排便，此时结肠动力活动最强，或餐后排便，可借助于胃结肠反射促使排便。告知患者逐渐增加可溶性膳食纤维的摄取，增加饮水量和运动均有利于便秘治疗。对需要药物治疗且需维持治疗的老年慢性便秘患者，应注意药物的安全性。

（张静瑜　徐莹莹　陈　杉）

第六节　老年综合征的康复护理

一、抑郁

老年抑郁综合征（depression syndrome in the elderly）（以下简称"老年抑郁"）是泛指发生于老年期（≥ 60 岁）以持久情绪低落、沮丧为主要临床表现的心理疾病，包括抑郁症、抑郁障碍、抑郁发作等多种类型，属于情感（心境）性精神障碍。据研究报道 65 岁以上老年抑郁发病率为 10%。

（一）睡眠护理

睡眠障碍是抑郁症老年人最常见的症状之一，老年人应保证合理的休息和睡眠。鼓励老年人白天参加娱乐活动和适当的体育锻炼，尽量减少白天睡眠时间，晚上不看紧张刺激电视节目或书籍，不剧烈活动，入睡前给予热牛奶、热水泡脚或洗热水澡，必要时遵医嘱给予安眠药。创造舒适安静的入睡环境，保证老年人充足睡眠。

（二）饮食护理

抑郁常导致老年人食欲减退，有的老年人因厌食或自罪观念而拒食，易出现营养不良,故应加强营养。多食高蛋白、富含维生素的食品,少食多餐,注意选择老年人喜爱的食物,烹调食物尽量符合老年人的口味,以增进食欲,必要时鼻饲或静脉营养。

(三) 用药护理

因抗抑郁治疗用药时间长,有些药物有不良反应,老年人往往对治疗信心不足或抗拒治疗。社区护士要耐心说服、督促老年人遵医嘱服药,并密切观察药物疗效和可能出现的不良反应。

(四) 安全护理

提供安全环境,严防自杀。凡能成为老年人自伤的工具都应严加管理:妥善保管药物,避免老年人一次性大量吞服造成急性药物中毒;对有强烈自杀企图的老年人要有专人 24 小时看护,必要时给予约束。

(五) 心理护理

进行心理疏导,帮助老年人正确认识和对待生活中的不良事件,认识其生存价值,乐观对待生老病死及生活中的负性事件,改变消极被动的生活方式。设法阻断老年人的一些负性思考,通过帮助老年人回顾其优点、长处及成就来增加正向看法,以积极乐观心理克服消极悲观的情绪,改变老年人的消极状态,重树生活的信心。

(六) 健康指导

向老年人及其家属介绍抑郁症相关知识,说明坚持服药和定期门诊复诊的重要性,指导家属帮助老年人管理药物并监督其按时服药。鼓励子女与老年人同住,提倡精神赡养,不仅要在生活上给予照顾,同时要在精神上给予关心。指导家庭给予老年人更多的关心照顾,老年人要学会倾诉,而子女要耐心倾听父母的唠叨,经常与父母聊天,主动慰问老年人。鼓励老年人按照自己的志趣培养爱好,参加一定限度的文娱、体育、劳动等社会活动,丰富自己的日常生活。

二、跌倒

跌倒是指从平地行走时或稍高处摔倒在地,多见于老年人(特别是高龄老年人)。据报道,65 岁以上居家的老年人中,男性有 21%~23%,女性有 43%~44% 曾发生过跌倒。随着年龄的增加,跌倒发生率也增加。跌倒不仅常导致骨折、软组织损伤、脏器损伤,还易引起老年人严重的心理创伤,惧怕站立、行走,自我限制活动,生活不能自理,生活质量明显下降。尤其因跌倒而长期卧床的老年人往往易引起并发症——压疮、肺炎、尿路感染等,严重者会导致死亡。

(一) 跌倒的危险因素评估 (表 2-6-1)

1. 静态平衡试验　首先让老年人睁眼、双脚分开站立,在使之闭眼,看能否站稳;然后让老年人双脚并拢,在睁眼、闭眼不同情况下,看能否站稳。

2. 动态平衡试验　先让老年人坐椅子上,再让其起立、步行,令其转身步行后坐下。观察老年人起坐动作,行走姿态、步行速度。如坐起不稳,行走躯体前倾,提示其容易跌倒。步行速度小于 50cm/s 提示有平衡障碍。

3. 观察"止步交谈"现象　"止步交谈"指行走中与人交谈时,会不由自主地终止步行的现象。老年人出现"止步交谈",提示其有跌倒的危险。

4. 其他因素评估　包括地面、家具、光线、卫生设施、楼梯、衣着、活动形式等方面,评估其是否有可能会导致老年人跌倒。

表 2-6-1　跌倒评分表

评估项目	1分	2分	3分
年龄	65~70 岁	71~79 岁	≥ 80 岁
跌倒史	入院前一年内跌倒过 1 次	入院前一年内跌倒过 2~3 次	入院前一年内跌倒过 4 次以上
活动情况	仅能床上活动	行走需要帮助或使用辅助工具或步态紊乱	站立时平衡障碍
神经精神状态	昏睡或昏迷	嗜睡	意识模糊或烦躁不安或痴呆
感觉功能	单眼或双眼矫正视力小于 0.3	单盲	双盲
疾病因素: 低血压(包括直立性低血压)眩晕症、帕金森综合征、癫痫、贫血、短暂性脑缺血发作关节炎	任意一种疾病	任意两种疾病	任意三种或三种以上疾病
药物因素: 麻醉药物;抗组胺类药;利尿剂;降压药;降糖药;抗惊厥药物;抗忧郁药物;镇静催眠药物	任意一类药物	任意两类药物	任意三类或三类以上药物

注:1~7 分,低风险;8~14 分,中等风险;15~21 分,高等风险。

（二）跌倒的康复与护理措施的实施

1. **提供安全的环境**　给予合适的照明；保持地面干燥、平整、无障碍；在过道、楼梯、卫生间、浴室等地安装扶手；床、椅、洗脸台、马桶、浴盆等高度适宜；卫生间有地垫、浴盆内有防滑垫；家具平稳、放置固定有序。

2. **加强防护**　老年人衣着要合体，选择鞋底结实、防滑的平底鞋。选择适当的辅助工具，使用合适长度、顶部面积较大的拐杖，将拐杖、助行器及经常使用的物件等放在触手可及的位置。改变体位时动作要慢，避免做活动幅度大、危险性的动作。当老年人主诉有不适感或观察到有异常变化时，要立即搀扶至床上，再做进一步处理。视力、听力差的高龄老年人，外出时一定要有人陪伴。

3. **调整生活方式护理指导**　避免走过陡的楼梯或台阶，上下楼梯、如厕时尽可能使用扶手；转身、转头动作要慢；走路时尽量慢走，保持步态平稳；避免去人多及潮湿的地方；乘坐交通工具时，应等车辆停稳后再上下车；改变体位应遵循"三部曲"，即平躺 30 秒、坐起 30 秒、站立 30 秒后再行走，避免突然改变体位；避免睡前饮水过多导致夜间多次起床如厕；避免在他人看不到的地方独自活动。

4. **针对相关症状的护理**　引起跌倒的直接原因不是疾病本身，而是与疾病有关的各种症状，所以应结合不同症状采取措施。

（1）意识障碍：身边应随时有人陪伴，床旁加用床栏。

（2）平衡功能差：可凭借助步器提高侧向稳定性，也可教会老年人做平衡操，通过持之以恒地锻炼以增强平衡性。

（3）眩晕：应注意总结发病的前驱症状，一旦出现不适则立即就近坐下或卧床休息。

（4）视力下降：最好白天外出活动，避免用眼过度，定期检查视力。

（5）听力下降：可正确使用助听器。

（6）肌力减退：选择适合且容易坚持的运动形式，如步行慢跑、游泳、太极拳等，通过锻炼提高肌力和关节的灵活性。因腰肌与人体抬腿走路关系密切，可通过骑自行车使腰肌得到充分运动。

（三）合理用药

对使用镇静催眠药、抗焦虑抑郁药、降压药、利尿药的老年人，要注意用药后的神志、动作、反应度等情况；避免同时服用多种药物，应了解药物的副作用并注意用药后的反应，一旦发现异常及时处理，预防跌倒。

（四）适当锻炼

坚持进行有规律的体育锻炼，可以增强肌肉力量，提高身体的柔韧性、协调性、平衡能力、稳定性和灵活性,从而减少跌倒的发生。锻炼时应避免参加剧烈活动,运动量应以健康状态为基础,量力而行,循序渐进。适合老年人的运动包括太极拳、散步等。其中,太极拳是我国优秀的传统健身运动,研究发现,太极拳可以有效预防跌倒。

(五) 做好心理指导

老年人常有不服老,不愿意麻烦别人的心理,尤其对生活小事,愿意自己动手。故要多做卫生宣教,使其掌握自身的健康状况和活动能力。对于跌倒后产生恐惧心理,不敢站立,不敢走路的老年人,要耐心安慰、解释,使其树立克服恐惧心理的信心,必要时协助其站立、行走。

三、压力性损伤

压力性损伤是位于骨隆突处、医疗或其他器械下的皮肤和／或软组织的局部损伤。可表现为完整皮肤或开放性溃疡,可能会伴疼痛感。损伤是由于强烈和／或长期存在的压力或压力联合剪切力导致。软组织对压力和剪切力的耐受性可能会受到微环境、营养、灌注、合并症以及软组织情况的影响。

(一) 压力性损伤的评估(表 2-6-2)

表 2-6-2　Braden 压力危险因素评估表

项目	1分	2分	3分	4分
感觉	完全受限	非常受限	轻度受限	未受限
潮湿	持续潮湿	潮湿	有些潮湿	很少潮湿
活动力	限制卧床	可以坐椅子	偶尔行走	经常行走
移动力	完全无法移动	严重受限	轻度受限	未受限
营养	非常差	可能不足够	足够	非常好
摩擦力和剪切力	有问题	有潜在问题	无明显问题	

注:18分最佳诊断界值,15~18分轻度危险,13~14分中度危险。

(二) 压力性损伤的分期

1 期: 指压不变白红斑。皮肤完整局部皮肤完好,出现压之不变白的红斑。深色皮肤表现可能不同;指压变白红斑或者感觉、皮温、硬度的改变可能比观察到皮肤改变更先出现。此期的颜色改变不包括紫色或栗色变化,因为这些颜色变化提示可能存在深部组织损伤。

2 期: 部分皮层缺失伴真皮层暴露。部分皮层缺失伴随真皮层暴露。伤口床有活性、呈粉色或红色、湿润,也可表现为完整的或破损的浆液性水泡。脂肪及深部组织未暴露。无肉芽组织、腐肉、焦痂。该期损伤往往是由于骨盆皮肤微环境破坏和受到剪切力,以及足跟受到的剪切力导致。该分期不能用于描述潮湿相关性皮肤损伤,比如失禁性皮炎,皱褶处皮炎,以及医疗黏胶相关性皮肤损伤或者创伤伤口(皮肤撕脱伤、烧伤、擦伤)。

3 期:全层皮肤缺失。全层皮肤缺失,常常可见脂肪、肉芽组织和边缘内卷。可见腐肉和 / 或焦痂。不同解剖位置的组织损伤的深度存在差异;脂肪丰富的区域会发展成深部伤口。可能会出现潜行或窦道。无筋膜、肌肉、肌腱、韧带、软骨和 / 或骨暴露。如果腐肉或焦痂掩盖组织缺损的深度,则为不可分期压力性损伤。

4 期:全层皮肤和组织缺失。全层皮肤和组织缺失,可见或可直接触及筋膜、肌肉、肌腱、韧带、软骨或骨头。可见腐肉和 / 或焦痂。常常会出现边缘内卷,窦道和 / 或潜行。不同解剖位置的组织损伤的深度存在差异。如果腐肉或焦痂掩盖组织缺损的深度,则为不可分期压力性损伤。

不可分期:全层皮肤和组织缺失,损伤程度被掩盖。全层皮肤和组织缺失,由于被腐肉和 / 焦痂掩盖,不能确认组织缺失的程度。只有去除足够的腐肉和 / 焦痂,才能判断损伤是 3 期还是 4 期。缺血肢端或足跟的稳定型焦痂(表现为:干燥、紧密黏附、完整无红斑和波动感)不应去除。

深部组织损伤:持续的指压不变白,颜色为深红色,栗色或紫色。完整或破损的局部皮肤出现持续的指压不变白深红色,栗色或紫色,或表皮分离呈现黑色的伤口床或充血水泡。疼痛和温度变化通常先于颜色改变出现。深色皮肤的颜色表现可能不同。这种损伤是由于强烈和 / 或长期的压力和剪切力作用于骨骼和肌肉交界面导致。该期伤口可迅速发展暴露组织缺失的实际程度,也可能溶解而不出现组织缺失。如果可见坏死组织、皮下组织、肉芽组织、筋膜、肌肉或其他深层结构,说明这是全皮层的压力性损伤(不可分期、3 期或4 期)。该分期不可用于描述血管、创伤、神经性伤口或皮肤病。

(三) 压力性损伤的预防

1. 适时的体位变化

(1)侧卧位:使人体与床成 30° 角,并垫于软枕。

(2)平卧位:背部、膝部、踝部垫薄软枕、足底部予软枕顶住,两小腿之间放软枕。

(3)俯卧位:胸部、膝部垫于软枕。

(4)坐椅子或轮椅上:让患者每隔 15 分钟换体位,或每隔 1 小时由护士帮助换位和转换支撑点的压力。

(5)病情危重暂不宜翻身者:每1~2小时用约10cm厚的软枕垫于肩胛、腰骶、足跟部。

2. 保持床单清洁、平整、无皱褶、无渣屑。

3. 建立翻身卡,标明患者卧位及翻身时间、皮肤的完整性。

4. 正确的翻身技巧,切勿拖拉硬拽。

(四)压力性损伤的康复护理措施的实施

1. 使用水胶敷料、泡沫敷料及透明膜敷料均可以减少患者皮肤承受的剪切力从而预防压力性损伤的发生,同时注医疗器械相关性损伤。对于压力性损伤的高危人群,可考虑在高发部位使用多层软硅胶类泡沫敷料,以强化对压力性损伤的预防。

2. **使用皮肤保护剂** 对失禁患者及时清洁皮肤及使用皮肤保护剂预防患者皮肤浸渍,可减少皮肤潮湿感,皮肤发红,预防压力性损伤的发生。

3. **保护特殊部位** 除保护骨隆突受压部位外,还应关注以下部位的皮肤护理:吸氧导管、鼻导管、桡动脉导管、气管插管及其固定支架、血氧饱和度、无创面罩、夹板等部位的皮肤。

4. 几乎所有营养不良患者的压力性损伤都难治愈且压力性损伤患者大都营养不良。增加蛋白摄入量,渗出物中含大量蛋白,要防止发生负氮平衡;给予高热量、高维生素、高含钙、锌等的饮食,鼓励患者多进食;必要时鼻饲或经静脉补充营养;护士在营养方面发挥作用:估算患者热量需求;正确的鼻饲管喂养;正确护理。

四、骨质疏松

老年骨质疏松症是一种系统性骨病,其特征是骨量下降和骨的微细结构破坏,变现为骨的脆性增加,因而骨折的危险性大为增加,即使是轻微的创伤或无外伤的情况下也容易发生骨折。骨质疏松症是一种多因素所致的慢性疾病,在骨折发生之前,通常无特殊临床表现,该病女性多于男性。随着我国老年人口的增加骨质疏松症发病率处于上升趋势,在中国乃至全球都是一个值得关注的健康问题。

(一)活动的健康指导

根据患者病情,在医生、护士指导下适量活动,对能运动的老年人,应经常作规律的轻度负重锻炼,以增加和保持骨量。对活动受限的患者,要维持关节的功能位,加强肌力锻炼,同时注意全关节活动锻炼。每天适当的运动和户外日光照射,对预防骨质疏松有重要意义,但应避免剧烈运动,在活动中防止跌倒,必要时可通过辅助工具协助完成各种活动。

(二) 饮食的健康指导

指导老年人多摄入含钙和维生素 D 丰富的食物,学会各种营养的合理搭配,注意烹调方法,以帮助食物中钙的溶解,促进吸收,如煮骨头汤时可加适量醋。豆腐不和菠菜同时烹饪,以免钙与草酸结合形成不溶性草酸钙。避免长期高蛋白、高盐饮食,避免吸烟、酗酒、饮浓茶和咖啡等。鼓励老年人多摄入牛奶、乳制品、大豆、豆制品、芝麻酱、海带、虾米等含钙丰富的食物,以及禽蛋、肝、鱼肝油等含维生素 D 丰富的食物。此外还要补充足够维生素 A、维生素 C 及含铁的食物,以利于钙的吸收。适量摄入蛋白质及脂肪,戒烟酒,避免摄入过多的咖啡因。

(三) 减轻或缓解疼痛

为减轻疼痛,可使用硬板床,取仰卧位时,在腰下垫一薄枕。也可通过热水浴、按摩、擦背以促进肌肉放松。同时,也可应用音乐疗法,冥想、暗示等方法缓解疼痛。对较严重的疼痛患者,可遵医嘱用止痛剂,或肌肉松弛剂药物止痛。若并发骨折者应牵引或外科手术来缓解疼痛。

(四) 用药护理

遵医嘱按时服药,并教会老年人观察各种药物的不良反应,明确各种药物的使用方法及疗程。碳酸钙、葡萄糖酸钙等空腹时服用效果最好,注意不可与绿叶蔬菜一起服用,以免形成钙螯合物而降低钙的吸收;同时要增加饮水量,以增加尿量,减少泌尿系统结石形成的机会,而且还可防止便秘;使用降钙素时要观察有无低血钙和甲状腺功能亢进的表现;服用维生素 D 的过程中要检测血清钙和肌酐的变化;对于使用雌激素治疗的患者,要定期进行妇科检查和乳腺检查,注意阴道出血情况,若反复出血应减少用量,甚至停药。双膦酸盐对消化道黏膜有刺激作用,应晨起空腹服药。用 200~300ml 开水送服,不可咀嚼或吸吮药片,服药 30 分钟内不能进食或喝饮料,也不能平卧,应采取立位或坐位,以减轻对食管的刺激。

(五) 心理护理

找出老年人焦虑的根源,有针对性地给予指导,让老年人适应自己的角色与责任,适应自我形象的改变。做好疏导工作。老年人常有不服老或不愿麻烦他人的心理,尤其日常生活的事愿意自己动手,因此要多做卫生宣传,使其了解自己的健康状况和活动能力,做力所能及的事,以免造成骨骼、关节与肌肉损伤。骨折长时间卧床会使患者消极,甚至产生悲观情绪,要经常安慰患者,鼓励患者树立战胜疾病的信心。

五、退行性关节病

退行性骨关节病又称骨性关节炎、增生性关节炎、老年性关节炎,是一种慢性退行性非炎症关节疾病,多见于老年人且主要发生于负重关节。临床上分为原发性和继发性,老年人退行性骨关节病绝大部分为原发性。

(一)一般护理

患者在急性发作期应限制关节活动,且以不负重活动为主,缓解期应做规律而适宜的运动,因运动可有效预防和减轻病患关节的功能障碍;肥胖老年人还要在饮食上注意调节,低脂、低糖饮食,以控制体重。

对于活动受限者,根据自身的条件及受限程度,运用辅助器材保证或提高老年人的自理能力,如厕所、过道、楼梯、浴缸外缘加用扶手或放防滑垫;床的高度要合适等。指导老年人选择前方宽大、内衬材料质地柔软的平底鞋,鞋应宽松,鞋底防滑。裙子或裤子避免过长,以免上下楼梯绊脚摔倒。

(二)运动护理

能运动的老年人每天应进行适当的体育活动。因疼痛、活动受限的老年人要通过主动和被动的功能锻炼,保持病变关节的活动,防止关节粘连和功能活动障碍。

注意观察骨关节疼痛的部位、性质、持续时间,疼痛与活动的关系。疼痛的诱因及缓解方法等;观察关节功能障碍的程度,对日常生活的影响等。

(三)用药护理

非甾体抗炎药宜在饭后服用,以免对胃肠黏膜造成刺激,一般在炎症发作期使用,症状缓解后停止服药,防止过度用药。若用按摩、理疗等方法可缓解疼痛者、最好不用此类药物;硫酸氨基葡萄糖最好吃饭时服用,氨糖美锌片最好饭后即服或临睡前服用。

(四)心理护理

首先,安排有利于交际的环境,其次主动地提供一些能使老年人体会到成功的活动,并对其给予诚恳的鼓励和奖赏,尊重老年人,增强其信心。另外,鼓励老年人学会自我控制不良情绪。对于有关节活动受限和关节变性的老年人,鼓励其坚持正确的康复训练。让老年人认识到关节软骨老化是自然规律,合理预防可以延缓和减轻退行性变化的过程。

(五)健康指导

1. 疾病知识指导　介绍本病的病因、临床表现、治疗方法等。

2. **保护关节**　注意防潮保暖,防止关节受寒,尽量用大关节少用小关节;多做关节部位的热敷、按摩;避免从事负重运动。

3. **指导关节活动**　进行各关节的功能训练:①手关节、腕关节的背伸、掌屈、桡侧屈。②膝关节、骨四头肌伸缩活动锻炼。③肩关节外展前屈、内旋活动。

4. **用药指导**　定时、定量准确服药,并教会老年人学会观察不良反应。

(杨永莉　陈 杉　刘 宁)

第三章
老年康复评定与常见老年康复治疗方法

老年综合评估（comprehensive geriat assessment，CGA）是一种跨学科的诊断过程，以评估老年群体的医学、心理学、社会学、功能状态、生存环境与生活质量等方面所具有的能力和存在的问题，以便制订完善的预防保健、疾病诊治、康复护理、长期照料与临终关怀措施，更好地为老年人提供优质、高效的服务。简言之，CGA 就是依据生物 - 心理 - 社会 - 环境的医学模式，对老年人做出健康状况和患病情况的综合评价。具体包括对老年人的一般医学评估、躯体功能评估、精神心理评估、社会经济评估、环境评估和生活质量的评估。

第一节　老年康复评定方法

一、评估对象

CGA 的适宜对象是有多种慢性疾病或老年综合征，并伴有不同程度功能减退的衰弱老年人。CGA 的实施过程不仅包括咨询，还有治疗、康复、长期随访、病案管理和卫生资源合理利用等方面。对于健康和较少慢性疾病的老年人，医疗的重点放在疾病预防与健康促进（改变生活行为、调整饮食、注射疫苗和疾病筛查等）上。根据这种标准，CGA 能明显降低住院率，提高短期生存率，改善功能、精神状态，减少用药数量。重病或慢性疾病终末期（如肿瘤晚期、严重痴呆、完全功能丧失）卧床患者不能从 CGA 评估中获益。根据对象的生活区域，可将老年综合评估分为两类：①医院内的评估，如住院患者的评估；②社区内的评估，如入户评估。

二、评估内容

（一）老年一般医学评估

老年一般医学评估即常规的疾病诊断过程。包括采集病史、体格检查和各种电生理学检查、实验室检查与影像学检查等。老年患者往往多病共存，表现出多种老年综合征或出现多种老年问题,有时甚至导致多系统功能障碍或多脏器的衰竭,这些都为老年病的诊治带来较大的困难,对于需要手术治疗的患者,更需对老年人的身体状况做出详尽的围手术期评估。如果患者有认知功能损害或语言功能障碍,病史的采集可能是一个难题.需要通过患者的亲属、朋友或者护工的帮助来完成。用药史应包括饮酒量、非处方用药和辅助用药等。

(二) 老年躯体功能评估

老年躯体功能评估包括日常生活能力(activities of daily living,ADL)、营养状况、平衡与步态、运动功能(如上下肢功能、关节活动度和肌力)、感觉功能(如视力、听力、疼痛)、皮肤危险因子和吞咽功能等的评估。ADL 评估可分为基本能力评估和器具操作能力评估两种,前者包括对患者洗漱、穿衣、移位、如厕、大小便控制、平地走动、上下楼梯和自行吃饭等能力的评估;后者包括对患者独立服药、处理财物、操持家务、购物、使用公共交通工具和电话等能力的评估。其他评估都对 ADL 评估具有重要的辅助作用,其中运动功能的评估在老年康复中又具有极其重要的意义。

(三) 老年精神心理评估

老年精神心理评估包括老年认知功能、言语功能、情绪情感、人格、压力、自我概念和心理障碍等方面的评估。认知功能评估是老年精神心理评估的重点,痴呆、谵妄、抑郁、合作不佳、受教育水平低、语言障碍和精神不集中等都可影响老年认知功能的评估。有效筛查认知功能障碍的工具有画钟试验(clock drawing test,CDT)和简易智能评估量表(mini-mental state examination,MMSE)等。CDT 是对认知功能迅速而敏感的测试方法,要求患者画一个包括所有时点的钟面,然后在上面用箭头标出一个具体的时间,例如 3 :30 或 11 :45 等。MMSE 是一个众所周知的筛查认知功能状况的工具,包括对时间定向、地点定向、计算力、注意力、回忆力和语言能力等的测试,虽然费时较长但可通过得分获得特定分数段所代表的认知功能的受损情况。

(四) 老年社会与经济评估

老年社会与经济评估包括老年社会支持系统、角色和角色适应、社会服务的利用、特殊需要、文化、经济状况、医疗保险、人际关系、照顾人员、老年虐待和社会心理问题等方面的评估。对于那些虚弱的老年人,尤其是依赖性强的老年人,应该给予尽可能详细的评估。因为他们可能受虐待或被忽视。在适当时机还应对患者的个人价值观、精神寄托和临终护理愿望(如遗嘱)等问题进行评估；在任何情况下，患者的文化和宗教信仰问题都应该受到尊重。

(五) 老年环境健康评估

老年环境健康评估包括对老年居住环境(即躯体所处环境，如楼梯、走廊、窗户、门宽、地板、桌椅等)、社会环境(如人际互动、隐私、社会隔绝、拥挤、交通、购物等)、精神环境(即心理所处的环境，如喜好、记忆、反应、图形、敏感刺激物)和文化环境(如传统、价值、标准、图腾象征)等的评估。在此项评估中，老年人的居家安全评估是最为重要，因为它对预防老年人的跌倒和其他意外事件的发生具有极其重要的意义。

(六) 老年生活质量评估

随着人们生活水平的提高、健康状况的改善、疾病谱的改变、人口老龄化程度的加重以及人们对健康需求的增加，老年人生活质量的问题日益受到重视。常用的老年生活质量评估方法有访谈法、观察法、主观报告法、症状定式检查法和标准化的量表评定法等，该项评估对衡量老年人的幸福度具有一定的意义。国际上有许多生活质量的评定量表，也有相应的应用软件可被使用。

(七) 常见老年综合征或问题的评估

常见的老年综合征有跌倒、痴呆、尿失禁、晕厥、谵妄、抑郁、疼痛、失眠、帕金森综合征和多重用药等，常见的老年问题有骨质疏松、压疮、便秘、深静脉血栓、肺栓塞、吸入性肺炎、营养不良、长期照料、临终关怀和肢体残疾等。对上述综合征或问题的评估，主要是对其患病危险因素和疾病的严重程度等进行评估，以便制定适宜的预防和干预措施，尽可能维持老年人的独立生活能力和提高他们的生存质量。

(八) 其他评估

其他评估主要包括老年人失望的评估、物质(如酗酒、烟草、药物和保健品)使用与滥用的评估等。总之，CGA 是老年康复医学中的一种重要的全面评估方法。CGA 强调老年人的功能状态和生活质量，可综合评估病情、医疗需求及判断预后，有助于制定全面、可行和个体化的康复治疗方案，使老年患者能最大限度地维持功能，提高生活质量。CGA 充分体现了老年医学的服务宗旨和以人为本的医疗理念。

(李茜楠　王　曼)

第二节　常见的老年康复治疗方法

老年康复是医学的分支，是研究老年人因为急、慢性疾病和衰老导致失能,通过综合功能评估和团队医疗服务,采用物理治疗和替代辅具达到功能恢复的学科。在实际的临床工作中老年康复有以下特点:首先,老年人由于慢性病、共病、老年综合征、急性疾病和衰老多种原因导致的运动功能、认知功能和器官等功能下降,其特点是年老、体衰、多病共存。因此在康复的同时,还要积极治疗控制原发疾病,可能是心脏病、卒中、慢性阻塞性肺疾病、肾病、糖尿病、骨关节疾病等,避免疾病恶化和影响功能的恢复。其次,老年人失能由于原因复杂,表现从运动失能到认知障碍、吞咽障碍、呼吸困难、排便困难、二便失禁、睡眠障碍,需要专业化、高技术、高强度以及日常生活运动训练等不同的康复方法。

目前常用的老年康复方法包括神经康复、肺康复、心脏康复、骨关节康复,针对痴呆、轻度认知功能障碍患者的认知康复,针对具体的视听障碍、括约肌功能、语言与吞咽功能等方面的器官功能康复,各种慢性疼痛康复。也有把营养支持也列入康复的亚专类。康复方法具体可分为一般运动、耐力、强度、柔韧性、平衡性训练;声、光、水、电疗和器械运动的物理治疗(physical therapy,PT);日常生活能力训练的作业治疗(occupational therapy,OT);认知康复如语言疗法,还包括工娱治疗和心理康复。按摩、热疗、冷冻和超声波被用来减少疼痛和肌肉痉挛;辅具如助行器、矫形器和假肢装置和夹板用作失能后的替代治疗。

老年康复与一般医疗康复区别在于:老年康复是以人为本,关注老年人所有疾病和诊疗过程,重点要控制好原发疾病,避免恶化;在此基础上要调动老年人的潜能,最大化身体、心理和社会功能活动能力;同时要注意改善视力与听力感觉障碍,否则会影响康复效果;通过评估骨质疏松状况和跌倒风险,避免跌倒和骨折的意外发生;注重营养,干预老年衰弱和肌少症;识别认知损害如谵妄、抑郁症和痴呆,提高康复效果。康复的地点根据需要的程度选择在综合医院老年科、康复医院和社区家庭。

在老年康复过程中,还要掌握两点技能,一个是老年综合评估,一个是跨学科团队的作用。老年综合评估不仅要评估疾病状况,也要评估功能状况,通过对躯体疾病、运动和感觉功能、认知状况、心理和社会环境方面全面评估,从而制定诊疗方案。对康复效果做出正确的判断和根据判断结果调整方案。综合评估通过跨学科团队来实施。跨学科团队是由不同学科组成,包括老年科医师、康复专业人员、护士、社会工作者、心理师、营养师和药师等。各学科通过团队会议讨论各个专业评估情况,制定康复目标、具体康复方法、学科之间合作途径,实施效果评定。

老年人因为心理、病理、社会和环境因素的作用导致其功能康复复杂和过程持续时间长,因此在康复治疗过程中要通过综合功能评估全面了解疾病和失能状况,通过多学科团队的整合照护模式制定和调整有效的符合个人需求的康复方法,在康复训练的同时要控制好原有的疾病和防止并发症的出现。要建立完整的老年病急病救治、中期康复、长期照护和临终关怀医疗服务体系,建立起以人为本,从家庭、社区、养老机构到各级医院的全程双向的连续康复医疗服务。通过大数据研究和人工智能技术的支持,采用新技术不断提高老年人康复训练的效果。

(王　曼　张静瑜)

第四章
老年缓和医疗

第一节 老年癌症患者的疼痛管理

一、概述

2020 年 2 月，国际癌症研究中心（International Agency for Research on Cancer, IARC）发布的最新一期《世界癌症报告》系统总结在 134 个国家中，癌症是导致过早死亡（即 30~69 岁死亡）的第一或第二大原因，在另外 45 个国家中则排名第三或第四。2019 年国家癌症中心的中国恶性肿瘤流行情况分析报告显示，2015 年全国恶性肿瘤发病约 392.9 万人，死亡约 233.8 万人，意味着平均每天超过 1 万人被确诊为癌症。根据美国国家癌症研究所（National Cancer Institute, NCI）监测、流行病学及终点结果的数据，将有 60% 的肿瘤发生在 65 岁及以上人群，70% 肿瘤患者死于此年龄。老年人群中的癌症发生状况受到人们越来越多的关注与重视。

目前大多数老年癌症患者存在如下几方面问题：①身体痛，大多数中晚期癌症患者在承受癌痛的折磨，有超过一半的患者出现程度不等的疼痛；②心里苦，睡眠障碍、家庭压力和抑郁是癌症患者三大最常见的心理困扰；③社交难，参与患者组织有助于提高生存质量，超过 90% 患者至少使用过一个医疗相关 APP 或者关注至少一个医疗类微信公众号。

老年癌症患者生存现状不容乐观，躯体、心理、社会支持等各种因素会影响生存质量。研究如何提高老年癌症患者生存质量及有效措施，需在借鉴国外经验基础上结合我国国情，深入研究如何提供老年癌症患者院内及出院后全面、连续、系统、协调康复与促进。

二、老年癌症患者的康复治疗

癌症风险随着年龄的增长而增加，迅速增长的老年人口将增加对癌症治疗与护理的需求。尽管镇痛治疗取得了进展,但与癌症有关的疼痛(简称"癌痛")仍然是一个重要的、常常是未解决的问题,严重影响癌症患者的生活质量。至少有50%的癌症患者会出现疼痛,其中1/3被评定为中度至重度。在老年体弱人群中,认知障碍、多种合并症和营养不良以及潜在的不适当的用药,可能会对疼痛管理带来挑战。

(一) 老年癌痛患者的特殊性

疼痛的幅度和方式对患有癌症的体弱老年人的影响是很大的。老龄化会导致药代动力学和药效学的改变,包括治疗指数变窄,肝肾功能不全导致的药物消除延迟,药物结合的受体部位减少以及分布容积减少。

(二) 老年癌痛患者的疼痛评估

对癌症患者疼痛进行正确评估是有效治疗癌痛的第一步,从患者入院到出院,评估是一个系统、持续、动态的过程。因此,必须掌握各种癌痛评估工具并熟练运用,然后对疼痛进行干预。

癌症相关的疼痛及其症状的复杂性影响了老年患者和家人生活的许多方面。疼痛会严重影响他们的身体活动水平、社会交往、性生活以及情绪和心理状态。彻底的病史分析,包括应详细了解潜在的恶性疾病和接受的治疗,以及疼痛对其生活质量的影响。癌症缓解期的患者也可能仍有疼痛,如幻痛、来自照射部位的疼痛以及化疗或手术相关的神经病变。

在存在认知障碍、行为改变和交流障碍的情况下,疼痛评估可能是非常具有挑战性的。语言描述评分法(VRS)、视觉模拟评分法(VAS)、数字评分法(NRS)、面部量表、简明疼痛问卷表(BPQ)及McGill疼痛问卷(MPQ)等方法可能没有用。事实上,老年患者倾向于隐藏疼痛的症状,并避免表达对缓解的需求。有些患者可能认为疼痛反映了癌症疾病的严重程度。另一些人则是害怕成为家人或医护人员的麻烦,还有一些人则认为镇痛药的副作用可能会使他们的病情恶化。

在评估老年人群的疼痛时,临床医生还应该评估他们同时存在的合并症。此外,由于与年龄有关的感觉神经元的丧失,对疼痛的感知能力也可能影响到老年人群的疼痛评估。由于对常用疼痛评估工具的理解有困难,有认知障碍的老年患者往往无法使用常用的疼痛评估工具自我报告疼痛情况。尽管有相当多的疼痛评估工具可用于老年认知障碍人群,但关于其可靠性、有效性和临床效用的证据有限。在认知障碍患者中,急性疼痛和爆发痛通常与龇牙咧嘴和交感神经过度活跃有关,如心动过速、呼吸过速、高血压和发热。而在慢性疼痛中往往没有这些发现,后者通常与植物性体征有关,包括倦怠、睡眠障碍和厌食(表 4-1-1)。

表 4-1-1 与认知障碍患者的疼痛有关的不同体征和症状

面部表情	皱眉、面无表情、表情扭曲和快速眨眼
言语表达 / 发声	叹气、呻吟、呼喊、求助和辱骂
身体运动	僵硬、紧张、戒备、跳动 / 摇晃增加、不活动或运动不安
人际交往的变化	攻击性强、抗拒照顾、破坏性强和退缩
精神状态的变化	哭泣、悲伤、混乱加剧、易怒和痛苦
生理变化	心动过速、呼吸急促、高血压和发热以及瞳孔扩大

(三)老年癌痛康复的目标(5A)

1. Analgesia——镇痛(优化镇痛)

2. Activities——优化活动(优化日常生活活动)

3. Adverse effects——不良反应(最大限度地减少不良反应)

4. Aberrant drug taking——异常服药(避免异常服药)

5. Affect——情感(疼痛和情感之间的关系)

(四)老年癌痛患者的疼痛治疗

癌症疼痛的治疗是规范化控制疼痛的过程,具有重要的临床意义。癌症疼痛管理中出现的问题,如医院相关规章制度不完善、老年患者对疼痛感知的偏差、老年生理水平的退化、医护人员不够重视和知识储备不足、社会认知滞后等,均对老年癌症患者产生消极影响。

1. 老年癌痛治疗原则 癌痛治疗总原则为:安全有效、毒副作用小、简单易行和依从性良好。老年患者随着个体器官衰老,机体对药物吸收率、清除率都有所改变,因此保证老年患者安全用药和治疗的前提下,进行镇痛用药等规范化诊疗。

2. 老年癌痛治疗目标 老年患者癌痛治疗的首要目标是缓解疼痛,提高生活质量,尽量使其恢复"正常生活"。其次,要改善老年患者对疾病的认知,调节心理健康程度,给予患者人文关怀,实现患者的期望与愿望。

3. 老年患者病理生理改变 随着患者年龄的增加,机体对药物的吸收程度、转化速率改变,导致不同个体对不同药物反应出现很大差异。镇痛药物作用在老年人机体的药效要明显增强,因此老年用药时,特别注意减少药量,有协同作用的药物更应减少剂量。老年患者使用阿片类镇痛药物作用时间延长,副反应会增加,一些副作用的并发症概率也随之升高。由于老年患者运动能力降低,因此阿片类药物引起的便秘风险升高。随着患者年龄增加,体脂增加,全身水分减少,亲脂性药物分布面积增大,因而亲脂性药物作用会延迟起效和延迟消除,以及亲水性药物的血浆水平增加,药物在药代动力学方面产生较大个体差异。

老年患者胃肠道功能也有改变,如胃液 pH 升高、胃肠动力降低、黏膜萎缩和消化酶活性降低等。随着年龄增加,肝脏功能减退,肝血流量减少,药物代谢转化能力下降。老年人肾脏的质量较青年损失约 30%,肾小球损失 60%,肾血流量减少,肾小管分泌减少,肾小球滤过率降低。肾排出药物的比率及能力降低,导致老年人对药物的清除率降低,药物血浆浓度升高,应注意减少用药量。

(五) 老年癌痛康复治疗方法

1. **药物治疗** 目前癌痛的药物治疗方案遵循 WHO 在 1986 年提出的"三阶梯"治疗原则,旨在不同疼痛程度,应用不同镇痛药物和辅助药物。三阶梯治疗药物都可用于老年癌痛患者,但在选择药物种类及药物剂量时,应结合老年人病理生理变化而合理用药。2009 年,老年医学会对老年患者持续性疼痛药物指南建议指出,对于年龄 ≥ 75 岁的老年患者,应谨慎使用非选择性非甾体抗炎药(NSAIDs)和选择性环氧化酶(COX-2)抑制剂,这两类药物在老年患者心血管不良反应发生率较高,并且胃部不适感增加。阿片类药物中的芬太尼透皮贴剂、盐酸羟考酮等药物都能安全有效地用于老年癌症患者。

"三阶梯"治疗方案应遵循以下五条用药原则:口服、按时、按阶梯、个体化和细节化。具体方式如下:口服给药,方便易行,剂量容易调整,血药浓度稳定,患者自行使用,依从性良好,临床上多首选;按照规定时间给药,维持稳定和有效的血药浓度,减少血药浓度的峰谷波动,保证疼痛持续性缓解;根据初次诊断的疼痛强度选择相应的阶梯镇痛药物,再根据镇痛效果调整用药;阿片类药物的个体化差异非常大,没有标准用量,根据个体差异调整给药量,凡是能达到最大镇痛效果,最少副作用的最低剂量即为最佳剂量;癌痛治疗药物可能出现各种不良反应,预防和处理这些副作用也是达到镇痛目标的重要因素。

(1)轻度疼痛:以非甾体抗炎药和对乙酰氨基酚为主进行治疗。长期应用需要注意消化道有无异常情况,如出血等。尤其对于心血管功能较差、肾功能较差的老年患者,应当注意其副作用。非甾体抗炎药有封顶效应,有日限量,再增加剂量,不会增加疗效,反而增加副反应,过量会导致严重的肝脏毒性。

(2)中度疼痛:以弱阿片类药物、曲马朵、可待因等进行治疗。第二阶梯药物多为短效,即使增加剂量,镇痛强度也不增加。临床多采用此类药物与对乙酰氨基酚做成组方药物,例如氨酚曲马朵等,因组方药中含对乙酰氨基酚而有剂量限制。近年来,国际权威指南弱化了弱阿片类药物的应用,曲马朵为弱阿片受体激动剂,有部分去甲肾上腺素和 5-HT 再摄取抑制作用,用于轻中度疼痛。为避免中枢毒性,推荐的日剂量上限 400mg/d。即使是最大剂量,曲马朵的镇痛效果依然不如吗啡,并且增加了临床工作量与镇痛的不确定性。对于癌痛治疗意义不大。可待因本身无镇痛作用,发挥作用需代谢为吗啡、吗啡 -6- 葡糖苷酸;10%~30% 的人群不进行此代谢,可待因无法发挥作用;对于这类人群应避免使用可待因。

(3)重度疼痛:以强阿片类药物为主要治疗手段,例如吗啡、羟考酮、芬太尼和美沙酮等。长期应用此类药物最好使用缓释剂或控释剂,能较好地维持血药浓度、减少血药波动和副作用。

(4)辅助药物治疗:应用加巴喷丁、普瑞巴林等抗惊厥药,新型的抗抑郁药例如文拉法辛、度洛西汀,糖皮质激素、地诺单抗、咖啡因等药物,能够对患者神经病理性疼痛、情绪改变、心理障碍起到不均等疗效,也为提高患者生活质量提供新思路。

2. 神经阻滞及微创介入疗法

(1)常用的神经阻滞疗法有:局部阻滞、神经干阻滞、硬膜外阻滞、星状神经节阻滞等。

(2)微创介入疗法是通过阻滞或毁损疼痛相关神经,从而有效地控制癌痛患者的剧烈疼痛,主要包括:交感神经阻滞、脊髓镇痛术及椎体成形术等方法。

(3)基因治疗:基因治疗在老年癌症疼痛的治疗研究中是一种较新的治疗方法,主要包括间接体内法和直接体内法。间接体内法又称细胞移植疗法,是将体外培养的细胞移植入蛛网膜下腔,这些移植细胞通过合成和分泌多种抗炎物质、神经营养因子、酶或信号转导因子等发挥镇痛作用,目前此疗法还在动物实验阶段。

3. 物理疗法　包括电刺激疗法、激光疗法、低温疗法。

4. 化疗、内分泌与激素治疗　多项前瞻性和回顾性的研究表明化学疗法能显著提高老年癌症患者的生存时间和生活质量。对于化疗敏感的肿瘤,可通过姑息性化疗、内分泌与激素治疗,达到镇痛目的。

5. 放射治疗　对骨转移导致的骨质破坏、椎体转移、病理骨折有一定的疗效,对放疗敏感的肿瘤,姑息性放疗也有一定的镇痛作用。

6. 中医介入疗法　中药例如苦参、鸦胆子提取物都具有抑制肿瘤细胞生长的功效,能够减轻癌痛。复方苦参注射液是临床应用较多的中药注射液之一,它是从苦参、白茯苓等中药中提取而成,有良好镇痛作用,主要适用于轻中度癌痛。

针灸是我国传统疗法之一,以经络穴位为理论,通过益气活血、通络经脉等作用缓解癌痛症状。针灸作为国内外广泛认可的镇痛疗法,因其有效性和安全性而在老年癌痛治疗中得到广泛的应用。

7. 心理治疗　疼痛是一种复杂现象,不仅受肿瘤本身的影响,还受情感、认知和心理等多因素影响。不同文化背景、文化程度、家庭收入的癌症患者,其疼痛的阈值不同,对疼痛的耐受力也不同。有负性生活事件或消极心理状态的癌症患者其癌症疼痛程度表现较重,疼痛反应剧烈。疼痛越严重的癌症患者焦虑和抑郁越明显,同时焦虑和抑郁的情感又加重癌痛程度。因此加强医患之间沟通,增加亲属与患者交流,改善患者心理状态和对疾病的认知,一定程度上能缓解老年人的癌痛程度。

三、老年癌痛患者的健康促进

我国癌痛患者未得到合理镇痛治疗的现象普遍存在,影响癌痛治疗主要有医护人员、患者及家属、社会等方面。

(一) 加强老年癌痛患者的健康教育与心理认知

国内外研究显示疼痛教育在提高癌症患者的治疗依从性、提高疼痛缓解程度上发挥重要作用。因此针对老年人,做好健康教育工作,对老年癌痛健康促进至关重要。具体教育方法应增加老年人对癌症等疾病相关理论知识,阐述疾病与基因的联系、家族史在疾病发病中的关键性,强调医疗手段的强大,减轻老年人心理负担。在向老年癌症患者提供教育时,应在规划过程中考虑视力、听力和认知变化,人性化传递疼痛管理和用药的关系。

运用心理学知识护理患者是现代护理工作的一个新内容,尤其对老年肿瘤患者更显得极为重要。提高患者对疾病的认知,不要无畏恐惧疾病、夸大疾病,增强老年人的心理适应能力。多与老年人沟通应对疾病积极的一面,良性暗示法,淡化疼痛意识,增加患者心理满足和精神上的安慰,培养患者良好而又稳定的情绪。

(二) 老年癌痛患者的家庭护理

支持性家庭护理是一种全新的医疗模式,国外家庭护理已经发展比较成熟,我国这种模式还在摸索阶段。支持性家庭护理在患者心理层面能减轻晚期癌症患者疼痛,提高晚期癌症患者的生活质量,减轻患者家属的精神压力和经济压力,并且缓解医院病床紧张的压力。

(三) 加强陪护人员护理技巧

医护人员在整个老年癌症疼痛管理过程中发挥关键作用,除了要承担老年癌症患者疼痛程度的主要评估者、镇痛措施的具体执行者、其他专业医生的协作者的角色之外,还要承担培训者和指导者的角色,向老年癌症疼痛患者及家属讲解镇痛原理和用药方法以及人文关怀。家属最能感同身受患者的遭遇,作为陪护人员,要有恒心和足够的耐心,给予患者需要的关爱。

(四) 增强陪护人员沟通技巧

通过沟通鼓励患者说出对疼痛的感受并给予充分的理解和信任,向患者解释忍受疼痛不表示坚强,也不利于治疗和康复,消除患者对止痛药物的顾虑和担忧。

(五) 积极应对治疗副反应

1. **便秘**　老年人肝肾解毒功能差,代谢缓慢,血药浓度往往较青年人高,机体应对反应差,往往副作用更重。应用阿片类药物时,护理人员应细心观察排便情况,应指导患者同时服用润肠通便药以防便秘。预防具体措施有多饮水,多吃蔬菜水果等含纤维素的食物,适当运动;适量用番泻叶、麻仁润肠丸、芦荟胶囊等缓泻剂,阿片类药物增加剂量时泻药也相应增加剂量;养成按时排便习惯,若患者三天未排大便,或每天解大便但排解时干结困难,就应该给予积极的治疗。当便秘发生时的处置:刺激性泻药±大便软化剂;聚乙二醇(口服);阿片类药物加量时相应增加泻药剂量。

2. **恶心呕吐**　阿片类药物致恶心呕吐的发生率约30%,一般发生于用药初期,症状4~7天内多能缓解。预防方法:对于既往化疗等治疗恶心呕吐反应严重者,或者既往使用阿片类药物出现恶心的患者,初用阿片类药物易发生恶心呕吐,强烈推荐给予预防性止吐药。推荐以5-HT3受体拮抗剂、地塞米松或氟哌利多的一种或两种作为首选预防药。如果出现恶心、呕吐考虑甲氧氯普胺,每6小时按需口服10~15mg。

3. **呼吸抑制**　呼吸抑制是阿片类药物最严重的不良反应,常见于使用阿片类药物过量以及合并使用其他镇静药物的患者,但在慢性癌痛患者使用控缓释制剂中呼吸抑制的发生率远远低于急性疼痛注射给药者。如果出现呼吸异常或阿片类药物引起的镇静,考虑给予纳洛酮:用9ml生理盐水稀释1安瓿纳洛酮(0.4mg/ml),稀释后总体积为10ml。每30~60秒给药1~2ml(0.04~0.08mg),直到症状改善。做好重复给药准备(阿片类药物的血浆半衰期通常比纳洛酮要长)。如果10分钟内无效且纳洛酮总量达到1mg,考虑其他导致神智改变的原因。

4. **镇静** 考虑使用咖啡因,每 6 小时口服 100~200mg;哌甲酯,每次 5~10mg,每日 1~3 次;右旋安非他明,5~10mg 口服每日 1~3 次;或莫达非尼每日 100~200mg。如果使用中枢神经兴奋剂治疗过度镇静,则仅在早晨和午后使用以避免夜间失眠。

5. **瘙痒** 出现瘙痒考虑使用抗组胺药物如苯海拉明,每次 25~50mg,静脉给药或口服,每 6 小时 1 次,或异丙嗪每次 12.5~25mg 口服,每 6 小时 1 次。症状持续存在考虑小剂量混合激动 - 拮抗剂,纳布啡 0.5~1mg,按需每 6 小时静脉给药。

6. **其他副作用** 应注意患者精神状态,有无嗜睡、惊厥等。

(孙婷婷 陈 静)

第二节 老年长期护理

一、概述

(一) 长期护理的定义

长期护理是指在持续一段时间内给予失能者、失智者或对身体功能障碍缺乏自我照顾能力的人,提供健康照顾、个人照顾及社会服务。

长期护理的对象是由于各种原因丧失活动能力者,而老年人是其中的绝大多数。老年长期护理是指专门针对老年这一特殊人群,主要目的是满足因为衰老或疾病的老年人对健康保健和日常生活的需求。

(二) 长期护理的特点

1. 其服务内容的基准是以身心功能异常程度,也就是必须严谨评估身心功能异常程度,以确定长期护理服务开始,停止期及提供服务内容增减的情形。

2. 长期护理服务绝大多数是由家庭所提供的,一般大多数老年人在其所生长的家庭中获取自己生活所需,当一个家庭成员有长期护理需求时大多是由家人提供护理。

3. 长期护理服务具有劳力密集的特性,主要是照顾日常生活起居,且护理对象一开始需要长期护理服务,常常终其一生都需要此项服务,故其服务是长期性而且是劳力密集性的。

4. 长期护理服务的本质是团队的整合性服务体系。长期护理服务需要跨专业的医疗团队服务,需要半专业和非专业人员参与合作,因其关系到失能或失智者及其家庭与社区如何生活和面对生活的问题,所以需要医疗保健专业人员,如:医师、药师、护理人员、职能治疗、物理治疗、营养师以及社会福利团体的介入,也需要社会整体环境,如社会价值观、无障碍空间等的配合。

5. 长期护理服务是以生活照顾为主、医疗照护为辅。目前需要长期护理的人群,以老年人居多,老年人通常患有精神系统、心脑血管等慢性疾病为主,病情皆处于稳定状态,因此,长期护理服务具有以生活照顾为主,医疗护理为辅的特性。

二、长期护理中的康复与健康促进

(一) 沟通

老年人长期护理中良好沟通和护理者专业的知识修养、文明的谈吐举止、真诚的态度是密切相关的。与老年人沟通时,除了需要具备基本的素养之外,还需注意运用语言性和非语言性的沟通技巧。

1. **语言性沟通技巧** 是运用语言与文字进行的沟通交流。在老年人长期护理沟通中,语言是沟通的基础。老年人是一个比较特殊的群体,在运用语言进行沟通时,需要注意以下沟通技巧。

(1)使用尊敬的称呼,表示其尊重。称呼是沟通的起点,每个人都希望得到别人的尊重,尤其是老年人。在与老年人沟通时,首先要满足老年人对尊重的需求,尽量避免直呼其名,最好称呼"您"。这样能够拉近距离,使其获得信任。并且需要了解其职业、信仰等,尊重职业与信仰,也有助于建立良好沟通。

(2)注意解释与告知,获得老年人的知情同意。在进行操作前,应解释与告知,让其知晓操作目的,获得知情同意,取得配合。提高信任感和安全感。老年人咨询时,要耐心通俗讲解,避免冷漠的态度回答问题,避免造成沟通障碍。

(3)注意语速、语音:大多数老年人听力下降,反应迟钝。对于听力障碍的老年人,应适当提高音量,放慢语速,这样可以提升其辨音和反应时间。对于耳聋的老年人,可以使用写字板或纸笔与其进行沟通。

(4)语调:语调可以影响信息的含义和沟通的效果。语调可以表达热情和愤怒等情绪。因此,作为老年人长期护理者应注意调整自己的情绪和语调,尽量克制自己的不良情绪,影响说话的语调,从而传递一些非故意的信息。若老年人感觉到护理者的信息是冷漠、不耐烦等,都会阻碍老年人与护理者的有效沟通。同样,通过老年人说话语调也可以感受到老年人的情绪状态,是积极还是消极的,护理者应及时发现,帮助老年人调整心理状态。

(5)讲究语言修养:护理者应重视自身的语言修养,语言应该是科学、文明和亲切的。在与老年人沟通中要使用以下几种语言:①礼貌性语言:首先要尊重老年人,使用"您""请""谢谢""别着急""请等一下"等礼貌的语言和温和的语调。②安慰性语言:有些老年人,常有焦虑、烦躁等不良心理状态,希望得到安慰,护理者运用安慰的语言抚慰患者。③鼓励性语言:慢性疾病老年人常因长时间治疗而着急、缺乏信心,护理者要给予开导和鼓励,从而树立战胜疾病的自信心。

2. **非语言性沟通技巧** 是通过身体动作、面部表情、目光,利用声音和触觉等方式产生的,可以伴随言语性沟通而发生。非语言性沟通技巧对促进良好的沟通有重要意义。

(1)倾听:与老年人沟通时,倾听胜过多言。需要长期护理的老年人多数是因行动不便或者疾病,无法参与正常的社交,内心相对比较孤独,期望有人关心和倾听。在倾听过程中,可用点头方式表示肯定和鼓励,表示你在关注他的说话内容。护理者要做一个好的听众。

(2)肢体语言:当用语言无法准确清楚表达时,可以选择恰当的肢体语言有效地辅助表达。如亲切的握手,安慰的抚摸,都能给予老年人精神支持。

(3)面部表情:老年人往往是根据护理者的面部表情来判断情绪的。护理者应意识到面部表情的重要性,尽可能避免做容易引起误解的表情。因为老年人内心很敏感,会仔细观察护理者的面部表情,并与自己的情感相联系。

(4)目光接触:俗话说:眼睛是心灵的窗口,即眼神的交流,会直接影响到沟通的效果。护理者和老年人交流时,双方的眼睛在同一水平面上,体现平等的关系。护理者应避免瞪眼、愤怒等眼神,容易使老年人产生不愉快,从而影响沟通。

(二)排泄

排泄是将机体新陈代谢过程中产生的终产物排出体外的过程。当需要别人协助排泄时,老年人容易产生难以接受的心理,所以,护理者在协助老年人排泄时应多注意保护其隐私。

1. **老年人排尿的特点** 随着年龄的增长,老年人机体功能逐渐减弱,自理能力下降,或因疾病原因,可能导致排尿异常,出现尿失禁及尿潴留等问题,常给老年人带来很大的生理及心理压力,护理人员应体谅老年人,妥善处理,尽量给予帮助。

2. 老年人排尿情况的评估

(1)尿液的评估：排尿次数、尿量、尿液性状等。

1)排尿次数：一般白天排尿 3~5 次,夜间 0~1 次。

2)尿量：正常情况下每次尿量为 200~400ml,24 小时尿量为 1 000~2 000ml。

3)颜色：正常新鲜尿液呈淡黄色或深黄色；在病理情况下,尿液颜色异常(表 4-2-1)。

表 4-2-1　尿的颜色与疾病

异常尿液颜色	常见病
血尿	常见于肾小球肾炎、输尿管结石、泌尿系肿瘤及感染
浓茶色或酱油色	常见于溶血、疟疾
深黄色和黄褐色	见于阻塞性黄疸和肝细胞性黄疸
乳白色	多见于丝虫病

4)透明度：正常新鲜尿液清澈透明。

5)气味：正常尿液气味来自尿液内的挥发性酸。

在病理情况下,尿液气味异常：

1)氨臭味见于泌尿系感染。

2)烂苹果味提示糖尿病酮症酸中毒。

(2)异常排尿的评估(表 4-2-2)

表 4-2-2　排尿异常与疾病

异常排尿分类	表现	原因
膀胱刺激征	尿频、尿急、尿痛	膀胱及尿道感染等
尿潴留	下腹部胀痛、排尿困难	前列腺肥大压迫尿道、疾病抑制排尿中枢、其他各种原因引起的不能用力排尿或不习惯卧床排尿等
尿失禁	是指排尿失去意识控制或不受意识控制,尿液不自主地流出	

3. 尿失禁康复护理

(1)心理护理：尿失禁的老年人常常感到难为情和自卑,心理压力过大,因此护理者应尊重、关心老年人,给予理解和安慰,做好帮助和护理。

(2)皮肤护理:注意观察会阴部位周围皮肤无红肿、破损,及时更换潮湿的尿垫和衣裤,用温水清洗皮肤,禁用肥皂。必要时涂搽鞣酸软膏等,并注意定时更换体位,预防压疮。

(3)排尿习惯训练:即每天都按规定的时间去排尿,如餐前 30 分钟、晨起或睡前。一般白天每 3 小时排尿一次,夜间两次,并根据具体情况适当调整。对生活不能自理无法如厕者,应提供便器,适时提供如厕帮助。这种训练能减少尿失禁的发生,并能逐渐帮助患者建立规律性排尿习惯。

(4)制订饮水计划:建立定时、定量饮水及定时排尿计划,并认真实施,记录排尿的情况。

(5)反射性排尿训练:通过寻找并刺激排尿刺激点,反射性促进排尿功能的恢复。患者的敏感部位因人而异,可寻找适合患者的方法,如轻轻敲打耻骨上区、牵拉阴毛、摩擦大腿内侧、听流水声或用手刺激肛门等辅助措施来诱发排尿。

(6)屏气法:患者采取坐位,身体前倾腹部放松,屏住呼吸,向下做用力排便动作,此方法可训练患者收缩腹肌,从而增加膀胱及骨盆底部压力,促使尿液排出。适用于尿潴留导致充溢性尿失禁。

(7)选择合适的护理用具:根据生理特性及患者自身特点选择尿失禁护理用具。男性患者可以使用保鲜袋、外置导尿瓶,但患者阴茎长期受到尿液刺激,易导致阴茎龟头红肿,需加强局部护理。女性患者可以使用尿布、纸尿裤。目的是防止皮肤长期受尿液刺激,保护皮肤,预防压疮。

(8)留置导尿:留置导尿管持续导尿,但极易引起泌尿系感染,需注意加强对留置导尿管的管理,严格遵守无菌操作原则,每日清洗尿道口,不宜频繁更换尿管,当出现阻塞、脱出、感染、无菌性及密闭性被破坏时再更换。保持引流管通畅,尿袋不高过耻骨联合处,防止尿液逆流,并定时夹闭尿管训练膀胱功能。

(9)盆底肌肉训练:指导患者进行骨盆底部肌肉锻炼,以增强控制排尿的能力。这种训练可以增加尿道阻力,加强盆底肌肉张力,可在漏尿前后做练习,对减少漏尿的效果更好,适用于压力性尿失禁的患者。

(10)经非手术治疗后效果不佳的患者,则建议采取手术治疗。

4. 尿潴留的康复护理

(1)热敷膀胱区:50~60℃热毛巾外敷于耻骨联合上 5cm 范围,即腹部膀胱区。注意温度,避免烫伤。

（2）Valsalva 屏气法：认知功能良好，能配合的老年人可指导其使用 Valsalva 屏气法帮助排尿。具体方法：老年人取坐位，身体前倾，放松腹部，屏气呼吸，用力将腹压传到膀胱、直肠、骨盆底部，屈曲膝关节与髋关节，使大腿贴近腹部，增加腹部压力，指导老年人自己增加腹压排尿。

（3）Crede 手压法：认知功能障碍或无法配合 Valsalva 屏气法的老年人，可使用手压法帮助排尿。具体方法：护理人员单手由外向内、从轻到重，用力均匀地按摩老年人下腹部，约 15 分钟，待膀胱缩成球状，一手托住膀胱底，向前下方挤压膀胱，排尿后护理人员将左手放在右手背上加压，以增加排尿量。

（4）无菌间歇性导尿：以上措施无效时，可采用间歇性导尿法定时将尿管经尿道插入膀胱内，排空尿液后立即拔出尿管，使膀胱规律排空尿液。它能防止膀胱过度充盈，减少泌尿系统感染。

（5）注意饮水及饮料的摄入量，避免短时间内大量饮水导致膀胱过度充盈膨胀。

（6）指导老年人养成不要憋尿，有小便要及时排出。

（7）提供适宜的排尿环境：关闭门窗，屏风遮挡，以保护老年人自尊；合理安排老年人的作息时间。

（8）指导老年人进行提肛收腹锻炼，每次排尿末有意识主动增加腹压促进残尿排出。

5. **老年人排便的特点**　老年人由于胃肠蠕动减慢，常出现便秘，即：排便的次数减少，一周内排便次数少于 3 次，且失去规律性，大便干硬，导致排便困难，每次排便时间较长，可长达 30 分钟以上；老年人又由于肛门内、外括约肌的张力下降，容易出现便失禁，即排便不受意识控制，导致大便不自主排出。

6. **老年排便功能的评估**

（1）次数：一般成人每天排便 1~3 次，如每天排便超过 3 次或每周少于 3 次，应视为排便异常，如腹泻、便秘。

（2）排便量：正常成人每天排便量为 100~300g。

（3）形状与软硬度：正常人粪便为成形软便。便秘时粪便坚硬，如栗子样；消化不良或急性肠炎时可为稀便或水样便；肠道部分梗阻或直肠狭窄，粪便常呈扁条状或带状。

（4）颜色：正常成人的粪便颜色呈黄褐色或棕黄色。因摄入食物或药物种类的不同，粪便颜色亦会发生变化。如食用大量绿叶蔬菜，粪便可呈暗绿色；

摄入动物血或铁制剂,粪便可呈无光样黑色。如粪便颜色改变与上述情况无关。在病理情况下,便质颜色异常(表4-2-3)。

表 4-2-3　异常排便性状与病因

异常大便颜色	常见疾病
柏油样便	上消化道出血
白陶土色便	胆道梗阻
暗红色血便	下消化道出血
果酱样便	肠套叠、阿米巴痢疾
粪便表面粘有鲜红色血液	痔疮或肛裂
白色"米泔水"样便	霍乱、副霍乱

(5)内容物:粪便内容物主要为食物残渣以及机体代谢废物。

(6)气味:正常粪便气味因膳食种类而异。严重腹泻者因未消化的蛋白质与腐败菌作用,粪便呈碱性反应,气味极恶臭;下消化道溃疡、恶性肿瘤老年人粪便呈腐臭;上消化道出血的柏油样粪便呈腥臭味;消化不良者,因糖类未充分消化或吸收脂肪酸产生气体,粪便极酸臭。

7. 异常排便功能的评估(表4-2-4)

表 4-2-4　异常排便分类

异常排便分类	定义	表现
便秘	指正常的排便形态改变,排便次数减少,排出过干过硬的粪便,且排便不畅、困难	腹胀、腹痛、食欲不佳、消化不良、乏力、舌苔变厚、头痛等
粪便嵌塞	指粪便持久滞留堆积在直肠内,坚硬不能排出。常发生于慢性便秘者	有排便冲动,腹部胀痛,直肠肛门疼痛,肛门处有少量液化的粪便渗出,但不能排出粪便
腹泻	指正常排便形态改变,频繁排出松散稀薄的粪便甚至水样便	腹痛、肠痉挛、疲乏、恶心、呕吐、肠鸣、有急于排便的需要和难以控制的感觉。粪便松散或呈液体样
排便失禁	指肛门括约肌不受意识的控制而不自主排便	表现为老年人不自主地排出粪便

异常排便分类	定义	表现
肠胀气	指胃肠道内有过量气体积聚,不能排出	表现为腹部膨隆,叩诊呈鼓音、腹胀、痉挛性疼痛、呃逆、肛门排气过多。当肠胀气压迫膈肌和胸腔时,可出现气急和呼吸困难

8. 便失禁的康复护理

(1)选择适合的护理用具:根据疾病情况及大便次数、性状选择适合的用具。

1)使用体表集便装置:为一具有引流作用的小袋,可以黏附于会阴、肛门和臀部区域,24 小时更换 1 次,对清洁会阴皮肤、保持会阴皮肤干燥极为有益。

2)应用内置引流系统:卧床患者若外置引流袋不成功,可短期应用内置引流,如卫生棉条等。

3)便失禁裤的选择:严重的腹泻或失禁、用体外集便方法不能解决者可用失禁裤,但易引起接触性皮炎以及臭味,不易被人们接受。

(2)注意饮食调理:在病情允许的情况下,应减少摄入调味品及粗纤维食品如水果、蔬菜等,不吃易腹泻的食物如牛奶等。

(3)观察排便反应:了解患者排便时间、规律,观察排便前表现,如因进食刺激肠蠕动而引起排便,则应在饭后及时给予便盆;如患者排便无规律,则应酌情定时给患者使用便盆,以试行排便,帮助患者重建排便的控制能力。

(4)刺激肛门收缩:对肛门括约肌松弛患者,可用骶神经持续性电刺激或生物反馈治疗;用手指按压、弹拨刺激肛门括约肌使其收缩;有意识地做抬臀、缩肛、提肛练习等都有助于增加肛门括约肌的紧张度。

(5)手术治疗:严重大便失禁多是由于肛门括约肌解剖结构或神经功能受损所致,此时须通过手术治疗恢复排便。

(6)皮肤护理:及时用温水清洗会阴及肛门周围的大便,以免引起肛周潮红、破溃引发皮肤感染。如肛周潮红,可涂氧化锌软膏或茶油、脂肪酸酯。

(7)保持空气清新:经常通风,注意室内外空气调节,减少异味,并防止患者受凉引起病情加重。

(8)心理护理:给予患者精神上的理解和行动上的帮助,支持患者渡过难关。

9. 便秘的康复护理

(1) 合理膳食：①多吃含纤维素高的饮食，粗粮如玉米面、荞麦面、豆类等；蔬菜如芹菜、洋葱、菠菜、萝卜、生黄瓜等；水果如苹果、香蕉、梨。②油脂类不但能直接润肠，而分解产生的脂肪酸还有刺激胃肠蠕动作用，故应增加花生油、豆油、香油等油脂的摄入。③保证有足够的水分摄入，水分可增加肠内容物容积，刺激胃肠蠕动，并能使大便软化。每天至少应保证摄入量2 000ml，喝些淡盐水或蜂蜜水，也可每天空腹喝一杯温水。空腹饮水对排便有刺激作用，可反射性地引起排便。④适当补充含有双歧杆菌、乳酸菌等有益菌的食品如酸奶，以改善肠道微生态环境。

(2) 适度运动：运动可以刺激肠道蠕动，有利于缓解便秘。指导老年人进行适当的有氧运动，根据身体状况选择适合自己的运动方式，如做操、散步、打太极拳等；指导老年人做提肛训练：收缩肛门和会阴5秒，放松，重复10次，每日3次；坐轮椅或长期卧床者，定时变换体位。

(3) 建立良好排便习惯：规律的排便习惯是防治便秘的有效措施。晨起或早餐后2小时内进行排便尝试，排便时集中注意力，不要听音乐或看报纸；生活起居：有规律，养成良好的生活习惯；如果有便意不能强忍，应该及时去排便。

(4) 腹部按摩每日临睡前以双手重叠，掌心贴腹，以肚脐为中心由升结肠-横结肠-降结肠-乙状结肠做顺时针方向的腹部按摩。

(5) 使用缓泻药物：每晚睡前服用，次日晨起排便。

(6) 心理调适：老年人应保持良好的心理状态，配合治疗，避免产生焦虑、抑郁情绪。

(7) 经上述处理而无法排便者采用灌肠法。

(三) 心理

随着独居、退休、丧偶等重大生活事件的发生，老年人容易产生一些负面的情绪，主要表现为：焦虑、抑郁、孤单、恐惧、脾气暴躁、倔强、偏执、多疑等。同时，随着年岁增长，老年人智力会出现不同程度的衰退，表现为：记忆力、学习能力、思维能力下降，容易产生挫败感，感觉自身一无是处，这也加剧了负面情绪的发展。

不良心理的危害不可忽视，心理健康是非常重要的，长期处于焦虑、紧张等不良心理状态的人会引起高血压、冠心病、脑卒中、胃溃疡、癌症等疾病，还可以引起失眠多梦、情绪不稳、脾气暴躁，更甚者还可以引发老年性精神失常。

老年人心理健康必须具备以下一些特质：①性格健全，开朗乐观；②情绪稳定,善于调适;③社会适应良好,能应对应激事件;④有一定交往能力,人际关系和谐;⑤认知功能基本正常。

1."离退休综合征" 老年人离退休后,由于工作和生活环境的突然变化,如:社会角色、人际关系、生活环境、经济待遇和生活方式等方面发生的变化,易引起心理和生理上的不适应,出现失态的行为,甚至由此而引起其他疾病的发生或发作,严重影响老年人身心健康,从而加速衰老的一种临床综合征。心理不适主要体现在性格变化明显,如爱发脾气、坐立不安、抑郁、焦虑、愤怒、挑剔、多疑等情绪;生理上主要表现为心慌、失眠多梦、头痛、四肢无力等。大部分老年人退休后都会有一段时间的不适应。老年人应该正确认识离退休事件,知晓这是人生的一个必然过程,调整好心态,迎接新的生活。

老年人退休前应该做好充分的准备。老年人可以对退休后的生活做一个初步的设想,比如可以出门旅游、探亲等,以缓冲一下直接从每天按点上班到无事可做;也可以与认识的年长的朋友多交流,他们中大部分已经基本上适应了退休后的生活,而且可以传授很多的应对经验。让退休后的生活充实起来。"离退休综合征"很大一部分原因是由于生活规律发生了重大变化而无法适应,因此,老年人可以按照原来未退休的生活规律,每天早上照样出门,可以去会会朋友,逛逛公园,学习唱歌、跳舞、舞剑等,也可以侍弄花草,养鱼养鸟等,让自己忙起来就不会感觉无所事事了。

2."空巢综合征" 是中老年人常见的一种心理危机,是由于"适应障碍"而发生的一种心理疾病,多见于成年子女离家后独自生活的老年人。随着观念的转变,成年子女往往倾向于核心家庭的生活,使得越来越多的老年人不得不独自为阵,导致独居老年人时常感觉生活孤独寂寞,精神上极度空虚,无所事事。生理上主要表现为失眠、易醒、头痛、乏力、心悸气短、食欲减退、消化不良、心律失常等;心理上主要表现为情绪不稳、烦躁、抑郁、孤独等负面情绪。

老年人应该如何预防和应对"空巢综合征"呢?老年人要把关注的目光从孩子身上转移到老伴或者其他事物,正确对待后辈"离巢"。老年人应该多交朋友,与他们一起运动、聊天、下棋等,培养一些好的爱好陶冶情操,如种花、养鸟、养宠物等。关注老年人婚姻。很多人认为,老年人不需再婚,有吃有喝,子女孝顺就好了。事实上,老年人的婚姻也很重要,婚姻的作用与年轻人不同,发生了重大的变化。当今社会,在"421家庭模式"下,子女工作、生活压力较大,很少有充足的时间陪伴在父母身边,这将使老年人缺乏安全及归属感,常感觉到孤单、无所依靠。因此,配偶对老年人是非常重要的,他们不仅提供日常照料,同时还是对方的精神支柱和心理慰藉。另外,婚姻对老年认知可起到一定的保护作用,将减缓老年人认知能力的衰退。因此,老年人的婚姻也是需要关注的。

总之,老年人长期护理就是为老年人提供良好的生活和护理环境,是从心理等多方面全方位促进老年人健康,让老年人有尊严的度过生命最后阶段。

(刘 宁 丁春苗 杨永莉)

第五章
老年康复健康教育与社区康复管理

第一节　老年康复教育与社区康复管理现状

一、老年康复教育现状

第七次全国人口普查结果显示：全国人口共 141 178 万人，60 岁及以上人口占 18.7%，65 岁及以上人口占 13.5%。中国社会已经进入老龄化，且老龄化进程仍在加速。社会老龄人口增加，使得社会老年患者数量逐年增长，且随着时代发展，人们已经认识到"疾病预防大于疾病治疗"这一概念，因此，老年康复教育在老年人群中防病、识病、治病的过程中，显得尤为重要。

（一）老年康复教育存在多种影响因素

1. **老年患者生理特殊性**　老年患者因其老年特性，生理功能处于退行性阶段，如记忆力、听力减退，这些退行性改变使患者对健康教育信息的接受意愿、理解能力、记忆能力产生了负面影响，为老年康复教育的开展增添了难度。

2. **老年患者心理特殊性**　老年期所带来的心理适应力减退，使得老年人群常常因病产生孤独、抑郁的症状，导致丧失生存信念，并对医护人员产生抵触情绪，因而不信任医护工作者、不学习老年康复知识，导致医护人员在开展教育工作的过程中收效甚微。

3. **社会因素**　老年患者因其年龄因素，多为离退休人员，与社会生产关系脱节。导致其社会关系疏远，越来越难以跟随时代发展融入社会之中。且随着生活成本及社会压力上涨，多数子女鲜有时间陪伴父母身边，导致沟通减少，社会交流缺失，对老年患者接受健康教育的意愿产生了消极影响。

（二）老年康复教育现存问题

1. **缺乏对康复教育的配合**　老年群体因其生理、心理、社会因素，加上本身性格固执、教育程度等因素，往往意识不到康复教育的重要性与必要性,而是认为这是一种额外负担,导致其常常逃避教育、不配合教育开展。长期慢性病用药,也给患者一种"久病成医"的感觉,认为凭借自身经验及网络知识,可以自己防病、治病,不需医护工作者占用额外时间展开工作。

2. **缺乏对医护人员信任** 老年人群长期社会关系缺失,往往容易对他人产生不信任的表现,这一点在医护群体上尤为突出。老年患者常常认为自身与医护人员属于对立关系,对医护工作者的教育、治疗持怀疑态度。且医护人员工作繁忙,往往不能及时解释教育、治疗目的及作用,导致老年患者对医护人员不信任感增强,以至不配合其工作开展。

3. **缺乏健康教育时间** 调查表明,76.6% 的护士认为缺乏教育时间。医护人员平日工作繁忙,接诊量大,床护比例偏低,医疗资源的短缺导致教育实施者客观上缺乏时间,忙于自身本职工作,而不能保证对患者的宣教。

4. **缺乏康复教育专业知识** 由于中国老年康复教育实施晚、开展少等原因,医护人员往往缺乏相关知识,导致其在对患者宣教过程中,知识传播显得枯燥、死板、照本宣科、内容抽象。医护人员多缺乏为患者提供康复教育的认知,患者群体也更加缺乏康复教育必要性的认知。

5. **缺乏康复教育所需机构设施** 目前,我国老年人康复主要是在各种养老机构中进行。2019 年全国养老机构数为 34 369 个,其中 0~49 张床位占比 24.9%,50~99 张床位占比 30.3%,100~199 张床位占比 27.4%,200~299 张床位占比 8.9%,300~399 张床位占比 4.0%,400~499 张床位占比 1.6%,500 张床位以上占比 3%,说明我国养老机构仍以中小规模为主,与医疗机构结合成体系管理难度较大;此外,城市养老机构 18 437 个,农村养老机构 15 932 个,即使在我国城镇化率有所提高的前提下(2020 年为 60.89%),但乡村的老龄化水平明显高于城镇:60 周岁及以上、65 周岁及以上老年人口占乡村总人口的比重分别为 23.81%、17.72%,比城镇 60 周岁及以上、65 周岁及以上老年人口占城镇总人口的比重分别高出 7.99%、6.61%,以及考虑到乡村面积大,养老服务难以有效覆盖等诸多因素,仍存在城乡发展不平衡的特点。而进行教育则需要医疗系统的介入:到 2020 年年末为止,我国共有两证齐全(指同时具拥有医疗机构执业许可或备案和养老机构备案)的医养结合机构 5 857 家,相较于去年增加了 22.1%;床位总数达 158.5 万张,相较于去年增加 21.7%;已有 7.2 万对医疗卫生机构与养老机构签约合作,相较于去年增加了 27.7%;能够为入住老年人提供不同形式的医疗卫生服务的养老机构所占比例已超过 90%。虽然有很大进步,但我国现状距离卫健委的鼓励政府和社会在基层建设集团化、连锁化的护理中心和康复中心这一核心目标还有一定距离。

二、社区康复管理现状

社区康复是世界卫生组织于 1976 年提出的一种有效的、经济的康复途径。社区康复主要利用社区资源,因地制宜地开展社区和家庭的康复,为患者恢复期及后期提供康复服务,开展残疾预防工作。为缓解医疗卫生资源紧张的现状,社区医疗机构将会承担更多工作,其中社区康复将会成为社区医院的主要工作之一。

(一) 社区康复管理存在多种影响因素

1. **医疗制度** 分级诊疗制度有助于缓解医生数目的不足。建立有效的分级诊疗制度可促进双向转诊制度的完善,满足患者不同层次、不同治疗阶段的康复需求。例如三级医院不仅要为急危重症和疑难复杂疾病的患者提供专科护理康复服务,还要承担康复护理服务的人才培训与带头帮扶工作;而社区医疗中心等基层卫生机构则可通过签约家庭医生等方式进行居家护理或日间康复护理服务。

2. **经济因素** 在医疗投入不足的背景下,除了政府的投入外还需要其他的资金补齐缺口。关于老年护理服务的支付问题,2016 年国家已经在上海、青岛等 15 地试行长期护理保险,2020 年试点城市增至 49 个,而深圳已将长期护理险纳入养老服务条例。但在当前以医保为主要保险的体系下,长期照护险并不是一个强制保险,而且也没有全国推广。因此,护理服务还需依靠商保的补充。

3. **康复设施** 据《综合医院康复医学科基本标准》要求,综合医院内的康复科须配备运动心肺功能评定设备、肌力和关节活动评定设备以及连续性关节被动训练器、训练用阶梯、运动控力训练设备、功能性电刺激设备、减重步行训练架及专用运动平板等设备。

(二) 社区康复管理的现存问题

1. **分级诊疗建设不足** 由于我国人口基数巨大,每万人拥有医生数量与发达国家仍有差距,分级诊疗政策显得尤为重要。但由于思想与宣传的原因,分级诊疗制度并没有被广泛认同。大部分人的康复医疗依然集中于综合医院,开展康复科的社区医院不足一半。

2. **社会经济发展与医疗费用的不平衡** 目前中国的整体的医疗投入还

处于相当低的水平,估计至 2030 年,我国慢性病率将高达 65.7%,其中 80% 的慢性病患者需要康复治疗。庞大的康复需求,需要相应的康复资源的建设与供应。据 2010 年的统计数据显示,全国各级残联对残疾人康复经费的投入总额为 13.3 亿元,仅占当年公共卫生总投入的 0.74%,占当年 GDP 的万分之 3.77,人均康复经费仅为 1.06 元,只有小部分的残疾患者享受到了康复服务。国家为减轻社会医药负担针对医药行业进行多次集采工作,近年来药费在社区住院患者比重也的确有所下降,但人均医药费非但没有下降反而明显增加(2010 年 2 357.6 元;2018 年 3 194.0 元)而实际药费变化不大(2010 年 1 162.4 元;2018 年 1 169.6 元),这可能是由于其他费用比如耗材,辅助检查,人工费用等增长使得分母变大导致。

3. **人口老龄化问题加重**　随着我国老龄化社会的加深,全国 60 岁以上老年人口已经达到 1.85 亿,其中需要康复服务的约 7 000 多万人。

4. **康复设备缺乏并且落后**　必要的仪器设备和专业工具对于康复治疗也必不可少的,康复专业设备可以让治疗师有更多的时间和精力去为患者服务同时有助于使其患者主动积极的接受治疗。目前,即使是省会城市的综合医院,大部分仍存在医院康复训练场地缺少、康复设备陈旧等问题。绝大部分地区的医院缺乏现代化的康复业务以及管理软件系统,无法满足康复治疗要求以及患者需求。

5. **康复专业人员缺乏**　我国的康复人才存在巨大缺口。专业人才不论从数量上还是质量上都存在巨大不足。尤其在社区卫生服务机构中康复从业人员在数量和质量上与综合医院相比也有较大差距。

(张莺凡　李昭旭)

第二节　老年康复健康教育与社区康复管理规划与可行性

一、老年康复健康教育规划与可行性

(一) 国家政策

党中央、国务院高度重视老年健康工作。在 2016 年全国卫生与健康大会上,习近平总书记强调,要把人民健康放在优先发展的战略地位,努力为人民群众提供全生命周期的卫生与健康服务,为老年人提供连续的健康管理服务和医疗服务。《"健康中国 2030"规划纲要》提出,要为老年人提供治疗期住院、康复期护理、稳定期生活照料、安宁疗护一体化的健康和养老服务。2018年党和国家机构改革中,组建了国家卫生健康委员会,全国老龄工作委员会的日常工作也交由国家卫生健康委承担,并设立了老龄健康司,建立完善老年健康服务体系是国家卫生健康委员会的新增职责之一。

到2020年年末为止,我国已建立国家老年疾病临床医学研究中心6个,2 642个二级及以上综合性医院设置了老年医学科,510个医院设置了安宁疗护科,12 718.9万65周岁及以上老年人接受健康管理,国家安宁疗护试点已经在91个市(区)开展。

2020年7月,国家卫健委组织开展医养结合与远程协同服务工作,确定首批试点174家医养结合机构。2020年9月、12月,国家卫健委办公厅、民政部办公厅、国家中医药管理局办公室先后联合印发《医养结合机构管理指南(试行)》《医疗卫生机构与养老服务机构签约合作服务指南(试行)》,用来对医养签约合作服务和医养结合机构的管理加以规范。2020年12月,国家卫健委办公厅、国家中医药管理局办公室印发《关于开展医养结合机构服务质量提升行动的通知》,要求对医养结合服务质量进行全面提升。

2020年1月,经国务院同意,国家卫生健康委、国家发展改革委、教育部、民政部、财政部、人力资源和社会保障部、国家医保局、国家中医药局等8部门联合印发《关于建立完善老年健康服务体系的指导意见》(简称《意见》)。《意见》是我国第一个关于老年健康服务体系的指导性文件,以满足老年人健康服务需求为导向,大力发展老年健康事业,着力构建包括健康教育、预防保健、疾病诊治、康复护理、长期照护、安宁疗护的综合连续、覆盖城乡的老年健康服务体系,努力提高老年人健康水平,实现健康老龄化。

（二）群众物质基础

随着社会发展,全民文化程度逐渐提高。文化程度是影响老年人对健康信息获取的主要因素之一,学历越高学习和理解能力越强,获取健康知识的途径越多,更加关注饮食、运动、医疗政策等方面的信息,对健康知识理解更为透彻,健康态度也更积极,健康管理能力也更高。

改革开放以来,中国经济水平稳步提升。家庭的经济状况是老年人健康自我管理的物质基础,有更好的经济基础,老年人才有更多的时间和精力关注自身的健康状况,经济条件好的老年人在医疗保险、医疗资源等各方面相对于经济条件不佳的老年人都更有优势,经济条件较差的患者,负担相对较重,易导致患者错失最佳治疗时机,呈现较低的自我管理能力水平。

(三) 医疗机构与人员基础

20 世纪 90 年代,我国兴建一批社区卫生服务机构的兴建,满足了城市居民对常见病、多发病治疗的基本需求,提供了初级卫生保健服务,是老年健康医疗卫生服务体系的雏形。根据卫健委等关于完善老年健康服务体系的指导意见,建立健全老年健康医疗卫生服务体系,需以基层医疗卫生机构为基础,以老年专科医院和综合性医院老年医学科为核心,以相关教学科研机构为支撑。首先,区域、居家和社区卫生服务中心是体系中的基石,家庭和社区的医护人员是主要成员,主要对老年服务对象实行全面、连续、有效、及时和个性化的医疗保健服务和照顾,侧重对疾病预防和健康维护。其次,国家要求有条件的二级及以上综合性医院要开设老年医学科,预计二级及以上综合性医院设立老年医学科的比例到 2022 年达到 50%,同时各地根据实际情况加大对老年医院的建设力度,为老年人就医提供便利服务。此外,教育部门大力发展老年医学,支持相关专业或课程在高等院校开设,培养适应现代老年医学理念的复合型多层次人才,推进老年医学学科基础研究水平并促进科研成果转化,为老年健康医疗卫生服务体系的建设提供人力资源及理论指导。同时在护理方面,虽然目前我国并没有专门设立老年医疗护理员的资质认定,不过对其培训大纲和服务要求已经制定完成。《关于加强医疗护理员培训和规范管理工作的通知》中不仅明确了培训对象,规范了聘用、职责、权益等管理方面的问题,还首次整理出一份以老年患者为主要服务对象的护理员培训大纲,其理论与实践操作更具有针对性。在全国老龄化不断加深的当下,更应全面运用社会资源建立相应机制进行老年医疗护理员培养与培训,并不断增加力度和速度,来提升并扩大老年医疗护理员队伍,就可以逐步解决失能和半失能老年人的日常医疗护理需求问题。

二、社区康复管理规划与可行性

(一) 社区康复管理规划

1. 加强政策与硬件设施的支持　我国现有医疗服务体系中重点仍然在于疾病治疗,而忽略了疾病后期的康复工作,尤其是社区康复服务,较为健全的健康服务应包含疾病预防、治疗、康复、健康促进等,不能把疾病的治疗作为重中之重,应将除高血压、糖尿病等慢性病外的一些病程长、并发症多、病情复杂、长时间药物依赖的疾病纳入社区康复医疗体系,并将其社区康复后功能恢复与生活质量作为医疗质量的评价指标；虽然我国现有二级以上综合医院设有康复医学科，但因其规模小、缺乏专业技术人员、流程烦琐等问题，服务能力还不能满足社区居民的康复需求，所以应着力加强社区康复机构的建设。社区康复机构建立社区康复门诊，有条件的可提供住院服务，同时，政府需要加大其政策倾斜与资金扶持，如将社区康复费用纳入基本医疗保险报销范围、完善社会健康机构的硬件和软件设施等，还要充分利用互联网与5G优势，通过现代化技术，加强社区康复健康教育与相关指导，使老年患者在家就能进行康复训练，推动社区康复服务进入家庭，提高老年患者社区康复水平。

2. **加快社区康复专业人才培养**　康复专业人才严重匮乏，我国现有从事社区康复人员中多数并未经过专业培训，甚至大部分社区康复机构中没有健康人员。首先应在医学教育中增加老年医学与康复医学的内容，使大部分医疗工作者掌握基本的老年健康社区康复理论和知识，增强临床与康复治疗相结合的意识。同时，国家相关部门应重视老年社区康复教育体系的建立、人才培养、行业规范管理等，采取有效措施制定和完善配套的相关政策，提高社区康复专业人员的收入和福利待遇，吸引更多专业人员投身于社区康复管理体系。而培养专职人员需要时间，目前老龄化社会背景下，一方面通过提高人员待遇，高薪招聘康复专业人员，稳定现有从事社区康复服务队伍，同时也要加强其康复知识及技能的系统培训，提高他们社区康复服务技术水平，另一方面要加快完善社区康复管理体系，使从事于社区康复工作的人员感受到自我价值的提升，从而加快社区康复服务体系的建立和完善，更好地为老年人群进行社区康复服务。

3. **提高全民社区康复意识**　我国大多数居民对社区康复缺少认识，尤其是老年患者，接触社区康复管理体系少，对其并没有充分了解，造成对社区康复机构不信任，使患者不能享受社区康复服务。因此，应充分利用现有互联网优势，利用短视频、APP等进行老年社区康复宣传、健康教育宣教，提高居民对社区康复的认识以及对社区康复服务的信任，促进老年社区康复管理体系的建立与完善。

（二）社区康复管理可行性

目前，我国正在步入老龄化社会，60岁以上老年人已达到人口总数的10%，另有8 500万残疾人和2.7亿慢性病患者，康复医疗需求巨大。而综合医院及专业康复机构资源不足，就诊不方便，且费用较高，不利于老年患者获取高效低廉的康复服务，卫健委起草的《关于加强老年护理工作的通知》，提出了社区医疗中心等基层卫生机构可通过签约家庭医生等方式进行居家护理或日间护理服务。发展社区康复有利于解决我们目前阶段所面临的数量巨大的康复需求,其具有低成本、广覆盖的优势,是实现康复服务公平可及、群众受益的最直接、最经济的方式,同时,还能为居民解决健康教育、辅具训练、康复训练指导等多种需求,也符合我国当前国情。

(李昭旭 张莺凡)

第六章
老年神经系统的健康促进与康复

第一节　老年脑血管病的健康促进与康复

一、概述

脑血管病(cerebrovascular disease,CVD)是指由各种原因导致的急慢性脑血管病变。其中,脑卒中是指由于急性脑循环障碍所致的局限或全面性脑功能缺损综合征或称急性脑血管病事件。随着我国老龄人口的迅速增加,脑血管病已成为导致老年人致死、致残的最常见病因,严重危害老年人健康及生活质量。

老年脑血管病患者由于脏器功能减退、代偿能力减低,基础疾病多,更容易出现多种器官功能障碍及严重并发症,易遗留后遗症,病情复杂,病程长,治疗及康复难度大。

因此,对于老年脑血管病患者,既需要早期合理的预防、正确规范化的诊疗,同时更需要全面合理的康复治疗,根据患者具体病情制定精准的康复方案,来改善老年患者脑卒中后的功能障碍,提高患者的生存质量,改善预后,从而达到促进老年健康的目的。

二、脑血管病患者的康复评定与健康促进

(一) 患者评估

1. **评价内容**　老年患者由于年龄大、基础疾病多、并发症风险高,应做到全面评估,包括:意识水平、精神状态、认知、言语、吞咽、营养、皮肤、心理、日常生活能力、疼痛、肢体运动、平衡、肌容积、骨密度、二便、心肺功能、既往疾病合并症等。

2. **评价人员**　由医院组成的多学科康复小组进行评价,康复小组包括康复医师、治疗师、相关专科医师、护士组成,康复评定应贯穿于患者康复治疗的

全过程。进入社区康复的患者建议由社区专职康复人员进行评估。

（二）功能障碍的评定

脑血管病患者的功能障碍可分为原发性和继发性两大类。原发性功能障碍主要包括运动障碍、感觉障碍、认知障碍、言语障碍、吞咽障碍等。继发性功能障碍则是指合并的或伴随的功能障碍，包括疼痛、骨质疏松、压疮、心理障碍和睡眠障碍等。

1. 原发功能障碍评定相关量表

（1）严重程度的评价：美国国立卫生研究院脑血管病量表（NIHSS），通过评分对脑卒中患者进行严重程度的分层，进一步制定康复计划。

（2）运动障碍：综合运动量表：Brunnstrom 评级，Fugl-Meyer 评分法（FMA），功能综合评定量表（FCA）等；肌力评测：徒手肌力检查、巴氏（FMA）功能分级、Barthel 指数；肌张力评定：改良 Ashworth 分级。

（3）感觉障碍：Fugl-Meyer 评分法（FMA）。

（4）认知障碍：蒙特利尔认知评估量表（MoCA）、精神状态检查（MMSE）。

（5）言语障碍：失语症评估量表：汉语标准失语症检查法（CRRCAE），西方失语症测验汉化版（WAE）。构音障碍的评价：Frenchary 构音障碍评价法。

（6）吞咽障碍：改良饮水试验，标准吞咽功能评价量表（SSA），临床吞咽评估（CSE）等。

（7）心肺功能的评价：通过了解脑血管病患者的基础疾病、生命体征以及包括心电图、心脏超声、血气分析、肺 CT 等辅助检查初步评估患者的心肺功能。

2. 继发功能障碍评定相关量表

（1）骨质疏松：定期进行骨密度测定，可使用跌倒风险指数进行跌倒评定，骨折风险评估工具（FRAX）预测骨折风险。

（2）压力性损伤：使用 Braden 压疮风险评估量表，每天至少检查 1 次。

（3）心理障碍：重视脑血管病患者的心理问题有利于患者的康复，常用量表有社会支持量表（SSRS）、脑卒中生存质量量表（SS-QOL）等。

（4）睡眠障碍：匹兹堡睡眠质量指数（PSQI）可用于评估脑血管病患者的睡眠质量。

（5）肠道和膀胱功能障碍：可使用膀胱/直肠功能测评表，进行障碍程度的评估。

3. 基本日常生活活动　评定方法有 Barthel 指数（BI）、功能独立性测量（FIM）等；工具性日常生活活动评定量表有 Fren-chay 活动指数等。

4. 生活质量评定相关量表　卒中专用生活质量量表（SS-QOL）、卒中影响量表（SIS）、健康状况调查问卷 SF-36 等。

三、脑血管病的康复方案

（一）脑血管病康复的重要意义

脑卒中后进行有效的康复治疗，能够预防并发症，改善功能障碍，降低致残率，减少后遗症，防止疾病复发，能够提高脑血管病患者的日常生活能力，减轻家庭负担，节约社会资源。

（二）针对老年脑血管病患者特点，康复治疗应遵循以下原则：

1. 尽早康复　对于生命体征平稳、症状体征不再进展 48 小时后的脑血管病患者即可开始康复治疗。尽早开始康复治疗有利于避免脑血管病患者出现失用综合征（disuse syndrome），降低致残风险。

2. 科学合理　康复治疗需要基本康复理论及康复技术技能的支撑，过度锻炼或盲目锻炼，缺乏康复专业人员指导，往往会导致更大的伤害，可出现过用综合征（overuse syndrome）、误用综合征（misuse syndrome）。

3. 综合康复　康复治疗手段多样，包括物理治疗、作业治疗、传统中医、药物康复治疗、使用辅助器具及矫形器、现代化技术辅助康复等。

4. 精准化康复　根据患者病情进行功能评定，设计针对性强的康复治疗方案，从而使脑血管病康复治疗更加精准化。

5. 全面康复　建立综合康复医疗小组，以患者为中心的多学科诊治模式，实现多学科联合诊治，对老年脑血管病患者进行全面的康复管理。

6. 全程康复

（1）早期康复：早期康复在脑血管病单元中进行，以疾病的综合治疗为主，待病情稳定后进行康复评价，主要是功能障碍的评定，可开展良肢位摆放、关节活动训练等康复治疗，减少并发症。

（2）恢复期康复：恢复期康复主要在康复医院或综合医院的康复科进行，开展全面康复评定与康复治疗，为康复治疗的主要阶段。

（3）慢性期康复：为巩固性康复，在社区医院或家庭继续康复，主要是恢复脑血管病患者的日常生活活动能力，并进一步提高功能，防治并发症，提高生活质量。

（三）康复方法

1. 物理治疗　临床上通常将物理治疗分为运动疗法和其他物理因子疗法两大类。运动疗法是主要的康复治疗手段，包括主动运动和被动运动，常用的运动疗法有关节活动技术、肌力训练技术等。治疗前需细致评估患者状态，严格掌握治疗的适应证与禁忌证，避免出现过度运动或不科学的运动方法导致患者出现损伤。物理因子疗法是老年脑血管病患者康复治疗最常用的辅助手段。包括功能性电刺激、电子生物反馈、光疗等。

2. 作业治疗　通过作业治疗师对脑血管病患者的全面评估，以患者为中心，设计难度适中的作业治疗方案，并根据不同时期做出动态调整。包括任务导向治疗，限制诱导疗法，神经发育疗法等。

3. 传统中医康复治疗　中医药在脑血管病康复治疗中起到重要作用，主要方法包括中药、针灸、推拿等。

（1）中药：采用辨证论治的方法，根据患者症状和舌苔脉象，可分为肝肾阴虚、脉络空虚，痰热腑实，气虚血瘀证。对于不同类型给予辨证施治。

（2）针灸治疗：醒脑开窍法可针对意识障碍和肢体运动障碍进行治疗，以醒脑开窍、滋补肝肾为主，疏通经络为辅。同时也可根据症状辨证施治，如针对缓解肌张力、治疗失语或呛咳、精神症状、面瘫、二便潴留或失禁等症状进行针灸治疗。

（3）推拿：防止肢体萎缩肌肉，促进肌力恢复。推拿前需做好下肢静脉的评估，避免下肢静脉血栓脱落导致肺栓塞的情况发生。

4. 药物治疗

（1）抗血小板聚集：无禁忌证的缺血性脑血管病患者使用抗血小板药物治疗：拜阿司匹林100mg/d；不耐受者选用氯吡格雷75mg/d。注意观察患者有无消化系统症状，如出现黑粪、呕血等情况需立即停药并及时就医。

（2）抗凝治疗，预防栓塞：房颤诱发的心源性脑栓塞患者使用华法林抗凝治疗，剂量为2~4mg/d，监测INR值，使其控制在2.0~3.0之间。

（3）脑卒中后血压管理：建议在改变不良生活方式的基础上，选用合理降压药物治疗，动态监测血压。

（4）脑卒中后血糖管理：积极控制并监测血糖以维持正常血糖水平。

（5）脑血管病后血脂管理：积极监控血脂水平，建议低盐低脂低糖饮食，药物治疗首选他汀类药物。

（6）心脏疾病的干预：房颤诱发心源性脑栓塞患者需进行合理的抗凝治疗；对于各种心脏病针对病因积极治疗，降低脑血管病复发风险。

（7）高同型半胱氨酸血症的治疗：合理膳食，营养科饮食指导；口服叶酸2mg/d、维生素B_6 30mg/d、维生素B_{12} 500μg/d。

（8）营养神经，改善认知功能和言语功能等药物治疗。

5. **现代化技术辅助**　电脑平衡反馈训练器、康复机器人及其控制技术、脑-机接口技术、物联网等技术的应用有利于康复治疗的进步与发展。

（四）脑血管病功能障碍的康复

1. **运动障碍康复**

（1）良肢位摆放：利用软垫将患者置于抗痉挛体位，降低肩关节半脱位的伤害、减少疼痛的发生，建议每 2 小时转换 1 次体位。鼓励患侧卧位，该体位增加了患肢的感觉刺激，并使整个患侧被拉长，从而减少痉挛，且健手能自由活动。适当健侧卧位，应尽量避免半卧位，尽可能少采用仰卧位，可仅作为一种替换体位或者患者需要这种体位时采用。保持正确的坐姿，与卧床相比，坐位有利于躯干的伸展，可以达到促进全身身体及精神状态改善的作用。

（2）床上体位转移：由治疗师、患者、护理人员共同参与实施，体位转移在保证安全的前提下，按照完全被动、辅助和完全主动的顺序进行。训练内容包括患者床上侧面移动、前后方向移动、被动健侧翻身、患侧翻身起坐训练、辅助和主动翻身起坐训练、床上搭桥训练以及床上到轮椅、轮椅到床上的转移训练等。若患者身体条件允许建议尽早离床。

（3）关节活动度训练：维持关节正常的活动范围，防止发生肌肉失用性萎缩。关节活动度训练可以被动形式开始、逐步过渡到辅助和完全主动活动。每个关节每天活动 2~3 次。开始时的活动范围可在正常范围的 2/3 以内，特别是肩关节，并注意关节保护，避免损伤，防止异位骨化。

（4）站立和步行康复训练：建议患者在病情稳定后尽早离床，借助器械进行站立、步行训练。建议早期进行抗重力肌训练、患侧下肢负重支撑训练、患侧下肢迈步训练及站立重心转移训练，以尽早恢复基本步行能力。

（5）肌力训练：早期应重视瘫痪肌肉的肌力训练，针对相应的肌肉进行渐进式抗阻训练、交互性屈伸肌肉肌力强化训练。针对相应的肌肉进行功能电刺激治疗、肌电生物反馈疗法，同时结合常规康复治疗，来提高瘫痪肢体的肌力和功能。

（6）痉挛：痉挛的康复应从疾病初期开始，抗痉挛体位、关节活动度训练、痉挛肌肉缓慢牵伸、夹板疗法等可缓解肢体痉挛。痉挛影响肢体功能时，可以口服替扎尼定、丹曲林和巴氯芬等抗痉挛药。

2. **感觉障碍康复**　对脑血管病患者根据脑部病变部位预先进行相应的感觉检查，对所有患者进行感觉和视觉进行评定。使用各种感觉刺激、特定感觉训练、感觉关联训练联合经皮电刺激、Rood 感觉运动疗法等进行感觉康复。

3. **吞咽功能障碍康复**　吞咽功能障碍康复的手段包括：口腔感觉运动训

练、气道保护手法、低频电刺激、表面肌电生物反馈训练、针灸、神经调控技术等。同时需注意口腔卫生,合理饮食。避免出现误吸、窒息以及营养不良等情况。

4. 构音障碍和失语症康复 构音障碍的康复治疗应个体化,逐渐开始进行听理解和口语训练,可使用手势语等方法进行替代。可使用辅助性和替代性交流装置和治疗方法。改善语言环境、参加社会活动改善效果。使用针灸治疗、音乐治疗进行失语症的康复训练。不推荐使用脑刺激技术进行言语康复治疗。

5. 认知障碍康复 可从注意力、记忆力、计算力、思维力等方面进行康复训练,常用方法有电脑辅助认知训练、经颅磁刺激(transcranial magnetic stimulation,TMS)、高压氧治疗、针灸疗法、虚拟现实(virtual reality,VR)技术等。

6. 呼吸功能康复 加强呼吸道管理,尽早进行呼吸功能康复,防治吸入性肺炎、坠积性肺炎。呼吸功能康复的主要内容包括呼吸道管理、手法震动排痰、胸廓活动度训练和抗阻训练、腹式呼吸训练、缩唇呼吸训练等,来提高气道反应性,增加咳嗽的效率,改善胸廓的活动度,提高呼吸功能。

7. 肩痛、肩关节半脱位和肩手综合征的康复 脑血管病早期注意正确体位摆放、体位变换时注意关节保护,避免用力牵拉。限制肩关节被动活动范围及频次、功能性电刺激、针灸、生物反馈治疗等方法可以预防和治疗肩关节半脱位。

8. 下肢深静脉血栓和肺栓塞的预防与康复 对所有脑血管病的患者均应评价 DVT 的风险。早期下床康复是预防 DVT 的有效方法;对有高度 DVT 或肺栓塞风险的患者,可给予预防剂量的肝素或低分子量肝素;可考虑应用分级弹力袜及间歇气动压力装置作为辅助治疗措施。

9. 皮肤破损 脑血管病患者保持机体充足的营养和水分供给,动态体位管理,能有效减少相同骨隆突部位受压时间,建议使用专门的气垫床能减少或避免皮肤摩擦、减小皮肤压力、提供适当的支撑面、避免局部过度潮湿,降低皮肤破损风险。

10. 挛缩 已经发生挛缩或挛缩高风险的患者,应提供积极的运动训练;可尝试使用功能电刺激治疗、体外冲击波治疗缓解挛缩。可口服降肌张力药物及局部肌肉进行肉毒毒素靶向注射治疗。保守治疗无效时,可考虑行手术松解术或矫形器辅助治疗。

11. 骨质疏松 个体化的运动和肌力训练计划有助于降低脑血管病后骨质疏松症和骨折的风险。定期对脑血管患者进行营养评估,明确其对钙、维生素 D 和维生素 K 补充剂的需求。

12. **肠道和膀胱功能障碍康复**　通过定时排尿及盆底肌训练改善脑血管病患者的尿失禁；通过合理化饮食、腹部按摩等方法促进肠道功能恢复。

13. **心理障碍康复**　心理康复治疗对老年脑血管病患者极其重要，在患者的整个康复进程中起关键作用。及时发现患者的心理问题并给予有效干预，为患者树立康复信心。具体措施包括合理情绪疗法、心理支持疗法、宣泄感情、矫正行为、药物疗法等。

14. **睡眠障碍康复**　睡眠障碍是脑卒中后的严重并发症，可表现为失眠、嗜睡，发作性睡病和夜间入睡后伴有精神症状，如自语、不自主摸索动作、兴奋躁动、情绪欣快或愤怒发作、强哭等精神症状。康复治疗手段主要包括药物治疗、针灸、心理治疗、神经调控治疗等。

15. **日常生活能力的康复指导**　日常生活活动训练内容主要内容有自我照顾训练，如穿衣、进食等；转移活动训练，床上翻身、卧 - 坐转移、床 - 椅转移、坐 - 站转移、步行等。通过早期康复、作业治疗、强制性运动疗法、虚拟现实康复训练、功能电刺激、重复经颅磁刺激等方法进行综合康复可以改善患者日常生活能力。

（王　博　杨丽姝　孟玲玲）

第二节　老年帕金森病的健康促进与康复

一、帕金森病的概述

帕金森病（Parkinson disease，PD），又名震颤麻痹（paralysis agitans），是一种常见于中老年的神经系统变性疾病，病理上表现为中脑黑质多巴胺能神经元丢失、纹状体多巴胺递质减少，临床上以静止性震颤、运动迟缓、肌强直和姿势平衡障碍为主要特征，40~50 岁以前发病者称为早发 PD，常与遗传及基因突变有关，仅占 PD10% 左右，90% 为晚发型，50 岁以后发病，环境因素更重要，且随增龄而逐步增加，我国 65 岁以上人群患病率为 1.7%。

脑老化是帕金森病发病的主要病因之一，随年龄增长发病率进一步增高，目前认为帕金森病并非单因素所致，而是多种因素共同作用的结果，除基因突变导致少数患者发病外，基因易感性可使患病概率增加，但并不一定发病，只有在环境因素、脑老化等因素的共同作用下，通过蛋白质异常聚集、氧化应激作用、线粒体损害、炎症、谷氨酸兴奋性毒性等机制导致黑质多巴胺能神经元大量变性、丢失,才会导致发病。

随着疾病的进展,帕金森病的运动和非运动症状会逐渐加重,一方面会影响患者本身的日常活动,另一方面,也会带来巨大的社会和医疗负担。目前,药物治疗仍是帕金森病的主要治疗方法,而康复治疗可以改善帕金森病患者多种功能障碍,提高生活自理能力,甚至有研究报道可延缓疾病的进展。期望通过帕金森病规范化康复评定和康复方法,提高我国帕金森病康复治疗水平,推动帕金森病康复的普及和发展,更好地提升老年帕金森病患者生活质量。

二、老年帕金森病患者的康复评定

老年帕金森病的每个患者表现各异,同时还受到服药时间、睡眠质量等因素的影响,因此在对老年帕金森病患者进行康复治疗前,应对患者进行充分合理的康复评定,了解患者临床特点和分级,以及用药前后的症状变化,必须对患者的状况做出全面综合的个体化评估,确定患者现有的各种功能障碍,制定客观的康复治疗目标及措施,指导患者进行康复治疗。评定的范围包括以下几个方面:

(一) 身体功能评定

1. **关节活动度测量** 关节活动度是指关节运动时所通过的运动弧,老年帕金森病患者由于活动减少、肌肉强直僵硬,使关节及周围组织粘连、挛缩,导致其关节活动受限。对于老年帕金森病患者,在进行测量时,手法要柔和,速度缓慢均匀,尤其对伴有疼痛和痉挛的患者不能做快速运动。

2. **肌力评定** 由于老年帕金森患者肌张力偏高、动作弛缓,徒手肌力评定不能敏感地发现其肌力减退,因此老年帕金森病患者肌力减退的评定需要用敏感的动态测试装置。常用方法有等速测试、等长测试、等惯性测试。

3. **肌张力评定** 大多采用 Ashworth 痉挛量表或改良 Ashworth 痉挛量表进行评定。

4. **平衡功能评定** 老年帕金森病患者平衡功能评定有助于预防患者跌倒以及指导康复治疗,目前临床主要采用功能性评定法以及平衡测试仪法。

5. **步行能力评定** 步态异常是老年帕金森病的重要特征之一,临床上常用的评定方法主要有:观察法、测量法、量表评定法。

(1)观察法:让患者按习惯的方式来回行走,还可以让患者慢速、快速、变速行走,随意放松步行,步行中可以让患者停下,转身行走,上下楼梯或斜坡,绕过障碍物,坐下和站起,原地踏步或原地站立,闭眼站立等。从不同方向(正、背、侧面)观察,注意全身姿势和上、下肢各关节的活动,通过观察了解患者步态有无异常。

（2）测量法：步速和步长的测量：采用十米步行速度评测方法。

（3）量表评定法：常用 Hoffer 步行能力分级、Holden 步行功能分类。

6. **吞咽功能评定**　吞咽障碍是严重影响老年帕金森病患者生活质量的症状之一，因其导致的误吸、免疫力降低又是老年帕金森病患者高病死率的重要原因，目前临床上常用的吞咽评定方法包括反复唾液吞咽测试、洼田饮水试验、吞咽造影。

7. **构音障碍的评定**　老年帕金森病患者的言语障碍以发音障碍和嗓音质量障碍为主，表现为发声困难、发声不协调、音量减弱、音调变化减少、声音嘶哑、声音粗糙等，部分伴有鼻音化构音和语速的变化，属于运动过弱型构音障碍。临床上主要应用嗓音障碍指数和总嘶哑度、粗糙声、气息声、无力嗓音、紧张嗓音听感知评估量表（Grade，Roughness，Breathiness，Asthenia，Strain，GRBAS）从主观听感觉对老年帕金森病患者言语功能进行评估，评分越高，功能越差。

（二）日常生活活动能力评定

康复治疗的最终目标是回归家庭、回归社会，因此，日常生活活动能力评定在老年帕金森病的康复评定中有着重要作用，ADL 评定一般包括衣、食、住、行、个人卫生等基本活动，用来反映患者生活自理的能力及回归家庭的程度，可用量表有 Hoehn-Yahr 分级表，改良 Barthel 指数（MBI），功能独立性量表（FIM）等。Hoehn-Yahr 分级是从老年帕金森病患者的病情、功能障碍和日常生活活动能力的角度而设计的，虽然简单实用，但在功能障碍评估的量化方面有较大缺陷。而改良 Barthel 指数（MBI）和功能独立性量表（FIM）则能进行ADL 功能障碍的量化评估，MBI 评定内容包括大便控制、小便控制、修饰、如厕、进食、转移、步行、穿衣、上下楼梯及洗澡，共 10 项，总分为 100 分，得分越高，独立性越好，依赖性越小。FIM 量表包括 6 个方面 18 项内容，即自理活动6 项、括约肌控制 2 项、转移 3 项、行走 2 项、交流 2 项及社会认知 3 项，每项最高得 7 分，最低得 1 分，总分最高为 126 分，最低 18 分，得分越高，独立水平越好，反之越差。

（三）认知功能评定

1. **简明精神状态检查法**（mini-mental state examination，MMSE）　该检查共 30 道测试题，分别初步检查患者的定向能力中的时间定向、空间定向，语言能力中复述、命名，理解指令，表达能力，记忆能力中的瞬间记忆、短时记忆，心算能力和结构模仿能力，满分 30 分，按文化程度设定标准：文盲 ≥ 17 分，小

学文化程度 ≥ 20 分,中学及以上文化程度 ≥ 24 分,若低于标准分数考虑患者存在认知功能障碍,需做进一步检查。

2. **Rivermead 行为记忆测试**(Rivermead behavioral memory test,RBMT) 该测试是一个侧重于日常记忆能力的测验,主要检测患者对具体行为的记忆能力,患者在此项行为记忆能力测验中的表现,可帮助了解患者在日常生活中因记忆力受损所带来的影响。

3. **韦氏成人智力量表**(Wechsler Intelligence Scale) 该量表测试内容包括语言量表(verbal scale,VS)和操作量表(performance scale,PS)两部分。

(四) 心理状况评定

临床中老年帕金森病患者常见的消极情绪主要有抑郁与焦虑。

1. **常用的抑郁评定量表** 汉密尔顿抑郁量表(Hamilton depression scale,HAMD)及抑郁自评量表(self-rating depression scale,SDS)。

2. **常用的焦虑评定量表** 汉密尔顿焦虑量表(Hamilton anxiety scale,HAMA)及焦虑自评量表(self-rating anxiety scale,SAS)。

(五) 综合评定

1. **统一帕金森病评分量表**(unified Parkinson's disease rating scale,UPDRS) 现已广泛应用于老年帕金森病患者的临床研究和疗效评估中。内容包括精神、行为和情绪,日常生活活动,运动检查,治疗的并发症四大项。前三部分每项分值 0~4 分,0 分为正常,4 分最严重,最后一项部分问题为全或无选项。评分越高说明功能障碍程度越重,反之较轻。

UPDRS 优点:该量表能比较客观、全面地评定老年帕金森病患者病情程度和治疗疗效,是集各种量表于一体的综合量表,并经过几次修正,具有良好的可靠性和检查的一致性,是目前临床和研究工作应用非常广泛的一个量表。

UPDRS 缺点:由于该量表评估项目繁多,一次评定需花费很多时间,故在临床实际工作中的应用受到一定限制,另外,某些项目量化程度不够或检查不够全面,所以,临床中常选用其中的几部分量表,采用最多的是 UPDRS 的第三部分运动功能评定。

2. **Hoehn-Yahr 分级法** 根据临床症状分 5 级。

Ⅰ级:身体一侧震颤、强直、运动减缓或只表现为姿势异常。

Ⅱ级:身体双侧震颤、强直、运动减缓或姿势异常,伴有或无中轴体征,如模具样面容、说话及吞咽异常。身体中轴部位尤其是颈部肌肉强直,躯干呈俯屈状,偶尔出现慌张步态及全身僵硬。

Ⅲ级:Ⅱ级提到的所有症状和体征程度加重。此外,患者开始出现平衡功能的减退,且不同程度地开始影响日常活动能力,但仍完全独立。

Ⅳ级:患者的日常活动即使在其努力下也需要部分,甚至全部的帮助。

Ⅴ级:患者需借助轮椅或被限制在床上。

临床上分为:Ⅰ~Ⅱ级为早期 PD,Ⅲ级为中期 PD,Ⅳ~Ⅴ级为晚期 PD。

3. 改良的 Hoehn-Yahr 分级　是在 Hoehn-Yahr 分级的基础上,细分出 1.5 级和 2.5 级两个亚型,是目前最常用的老年帕金森病患者严重程度定性分级量表。

0 级 = 无症状。

1 级 = 单侧疾病。

1.5 级 = 单侧 + 躯干受累。

2 级 = 双侧疾病,无平衡障碍。

2.5 级 = 轻微双侧疾病,后拉试验可恢复。

3 级 = 轻~中度双侧疾病,某种姿势不稳,独立生活。

4 级 = 严重残疾,仍可独自行走或站立。

5 级 = 无帮助时只能坐轮椅或卧床。

4. 韦氏帕金森病评定量表(Webster Parkinson Disease Rating Scale)　1968 年 Webster 发表并成为第一个应用于临床帕金森病评定的正式量表,后经我国临床医生的使用和验证后,修改该量表为改良 Webster 帕金森病评分量表。该量表从帕金森病患者的手运动障碍、肌强直、姿势、上肢伴随运动、步态、震颤、面部表情、坐位起立、言语、生活自理能力等十项表现进行评分。评定标准分为 0~3 分,0 为正常,1 为轻度,2 为中度,3 为重度。总分评估为把每项累加分,1~10 分为轻度,11~20 分为中度,21~30 分为重度。

5. 帕金森病运动功能评分量表(MDRSPD)　2000 年帕金森病运动功能评分量表 MDRSPD 是我国医务人员参照 UPDRS 和改良 Webster 评分量表,结合临床工作经验,于 2000 年设计的评定量表,该表以评定帕金森病运动功能状态为主,使该病四大主症在量表评定项目中分布大致合理,同时选取部分日常生活活动能力作为测试项目。采用五级四分制,项目的评定标准尽可能具体量化,经临床研究证明,该量表评定项目较 Webster 全面,比 UPDRS 简便,具有良好的一致性和敏感性,使该表能较为全面反应患者运动功能状况。采用五级四分制(0~4 分),0 分为正常,4 分为严重。疗效 =(治疗前分数 – 治疗后分数)/ 治疗前分数 × 100%,50% 以上为明显进步,20%~49% 为进步,1%~19% 为稍有进步。

三、老年帕金森病患者的健康促进

对于老年帕金森病患者应通过健康宣教、倡导积极的生活方式、缓解紧张和时间压力、优化日常活动、家居环境改造及辅助器具使用，提高患者日常生活活动能力以及参与家庭和社会的能力，最终改善患者生活质量。

1. **健康宣教**　通过对老年帕金森病患者提供具体、科学和实用的健康教育指导，可以明显改善老年帕金森病患者的生活质量，使患者以积极健康的心态主动配合治疗，减少失控行为的发生。

2. **倡导积极的生活方式**　应根据患者的功能障碍程度和运动喜好，制订家庭训练计划，使其参加自己喜欢的体育运动，可明显提高运动功能和生活自理能力，改善情绪和睡眠质量，改善生活质量和社会交往能力。

3. **缓解紧张和时间压力**　通过压力管理、学习放松技巧和时间管理的原则，在计划和组织活动时减少时间压力，指导老年帕金森病患者以一种轻松的方式进行活动。

4. **优化日常活动**　选择的活动应与患者的兴趣和动机相匹配，与患者的功能和体能水平相适应。确定活动的优先次序，制订结构化的日或周活动计划，这个计划可起到外部指导和提示作用。

5. **家居环境改造及辅助器具使用**　使用辅助器具、适应性工具和环境改造可以弥补患者认知和运动方面的困难，减少跌倒次数，提高完成各种操作和任务的质量，使家庭生活更独立、更安全，也可以减轻照料者的负担，使护理工作变得省力。如重新安排房间里的家具，创建一个畅通无阻的行走和转弯路线；或提高床/椅/沙发的高度，垫高马桶，方便患者转移。

四、老年帕金森病患者的康复方法

帕金森病是一种慢性进展性疾病，康复治疗不能改变疾病本身的结局，但采取综合性的康复治疗方法，可以改善症状，提高患者的活动能力，预防畸形的发生，还能改善患者的心理状况，维持或提高日常生活活动能力，提高生命质量。帕金森病康复适用于所有老年帕金森病患者，尤其是早中期患者，对于晚期卧床患者应加强护理，减少并发症的发生。

康复治疗的目的：在药物治疗的基础上，加强自我管理和参与，最大限度地延缓疾病进展，改善各种功能障碍，提高功能独立性和整体适应性，尽可能减少继发性障碍和各种并发症，最终改善帕金森病患者的生活质量，康复治疗建议应用于帕金森病患者的全病程。

（一）药物促进康复治疗

老年帕金森病患者用药原则：对于早期老年帕金森病患者，一般首选复方左旋多巴治疗，随症状加重、疗效减退时可添加 DAs、MAO-BI 或 COMTI 治疗，抗胆碱能药因有较多不良反应尽可能不用，尤其是对老年男性患者。对中晚期老年帕金森病患者的药物治疗，既要继续力求改善运动症状，又要妥善处理一些运动并发症和非运动症状。

（二）康复的物理治疗

1. 运动康复疗法　老年帕金森病患者的运动康复疗法主要针对其四大运动症状的康复。

（1）原则：首先抑制患者异常运动模式，学会正常的运动模式；利用视、听反馈：帕金森病患者虽然运动有困难，但能很好地利用视、听反馈来帮助运动；让患者积极主动地参与治疗；避免疲劳：疲劳一旦发生，患者疲惫感消失很慢；避免抗阻运动：抗阻运动会引起肌紧张，而老年帕金森病患者出现肌紧张后不但消失很慢，而且会重新出现所有原有症状，因此能不进行抗阻运动就不采用。

（2）松弛训练：肌强直、肢体僵硬是老年帕金森病的一个典型特征。通过缓慢的前庭刺激，如柔顺地来回摇动和有节奏的技术可使全身肌肉松弛。临床上用摇动或转动椅子都可以降低肌强直，也可在垫上完成缓慢有节奏的转动运动。本体感觉神经肌肉促进（proprioceptive neuromuscular facilitation，PNF）技术可以有节奏地进行，从被动运动到主动运动，逐步进行到全运动范围，具有松弛肌强直作用。

松弛训练注意事项：①开始时要缓慢，转动时要有节奏；②从被动转动到主动转动；③从小范围转动到全范围转动；④转动时使患者没有被牵拉的感觉，而只有松弛的感觉。

（3）维持和改善关节活动度训练：主要关节部位是颈、肩、肘、腕、指、髋、膝关节活动训练，重点是牵拉缩短的、绷得紧紧的屈肌，防止挛缩的发生，维持正常的关节活动度。关节活动范围的训练应与其他训练结合起来，强调躯体整体运动功能。

关节活动训练过程中应注意的事项：①避免过度牵拉及出现疼痛；②注意骨质疏松的可能，防止造成骨折；③避免用力过大或活动过度造成软组织损伤。

（4）姿势训练：老年帕金森病患者由于躯干、四肢和颈部肌肉强直常呈现一种特殊的姿势，即头部前倾，躯干俯屈，肩内收，肘关节屈曲，腕关节伸直，前臂内收,髋关节和膝关节弯曲。对这种有屈曲、挛缩倾向的异常姿势,可利用姿势镜让患者通过视觉对照镜子自我矫正。训练的重点放在活动伸肌上,上肢通过 PNF 法的对角屈曲运动模式(肩屈曲、外展、外旋)促进躯干伸展,纠正脊柱弯曲。下肢通过 PNF 法的对角伸展运动模式(髋伸展、外展、内旋)来纠正髋、膝关节屈曲姿势。

(5)平衡训练:老年帕金森病患者由于重心转移困难而难于维持稳定的坐位、跪立位及站立位等。在进行平衡训练时,应有意识地在以上三种体位下做前、后、左、右重心转移训练,或在这四个方向轻推或拉患者,使之脱离平衡状态,让患者自己恢复平衡状态。由于老年帕金森病患者的腹肌力弱,在坐下时常不能控制躯干而突然向后跌倒,所以训练中还需做腹肌训练以维持平衡。

(6)步态训练:训练的目标是针对步行时启动慢、前冲及小碎步,姿势调整差和姿势反射差等问题,加快启动速度和步行速度,加大步幅及步伐基底宽度。

按音乐的节奏、击掌节拍或按照口令“1、2、1”加快启动速度和步行速度,步行前可做足离地训练;行走时步幅及宽度控制,可通过在地板上加设标记来进行,如行走线路标记、转移线路标记或足印标记等;在前面设置 5~7.5cm 高的障碍物,让患者行走时跨步,避免小碎步;上肢摆动和躯干旋转训练:左侧肩和上肢向前摆,右侧则向后摆,反复进行。幅度可以逐渐加大,但不可失去平衡状态;训练步行时手足同时做不同的动作;重心的前后移动训练;上、下肢协同运动训练;转弯训练。

(7)其他训练:主要包括面肌训练及呼吸功能训练。

2. 物理因子康复治疗

(1)水疗:温水浸浴和旋涡浴治疗,对肌强直有缓解作用。

(2)热疗:光浴、红外线、短波透热、蜡疗等热疗,对缓解肌强直有一定疗效。

(3)离子导入治疗:额 - 枕法钙或镁离子导入,眼 - 枕法碘或溴离子导入,对调整中枢神经系统功能及改善脑部血液循环有作用。

(4)神经肌肉电刺激治疗:利用两组电流交替刺激主动肌及拮抗肌,可达到松弛肌强直的目的,并促进肢体血液循环、肌力和功能的恢复。

(5)肌电生物反馈:将表面电极放在张力过高的肌肉皮肤表面上,检测其肌电位,经放大,以声音、图像或曲线表示其高低,反馈给患者听、视感觉,训练患者控制声音、图像或曲线的高度,设法使之下降。经多次训练,达到肌肉松弛的目的。

（三）作业康复治疗

1. 手的训练　对患者日常生活活动十分重要。

（1）旋前、旋后训练：患者屈肘90°，一手旋前另一手旋后，来回翻转，这些动作对患者以后梳洗、刷牙、用餐具很有帮助。

（2）抓放训练：垂直用手抓住一根短棒的下端悬空，让棒一段一段地从手中下落，松手时棒落下少许抓住。然后再松再抓，一直到棒的上端再重新开始。

（3）手精细运动训练：让患者练习写大字，困难时用大字临摹练习本进行临摹，每日检查字迹。

2. 日常生活活动能力训练　日常生活活动能力的训练分为两个阶段：

（1）早期训练：疾病的早期，尽可能通过调整维持患者粗大和精细协调活动、肌力、身体姿势和心理状态实现日常活动自理，保留患者自己的习惯、兴趣和爱好，与家人、社会正常交往。训练过程中，最好采取下列途径与方法：

穿脱衣服：要鼓励患者自己完成穿衣、系鞋带、系纽扣、拉拉链等日常活动。

个人卫生：尽可能保留患者的卫生、修饰习惯，保持外观整洁。选择舒适、安全的体位洗澡，抓握牙刷、梳子困难时可以增加把柄直径，或使用电动牙刷。

如厕：包括移入厕所、脱裤、坐下、站起、局部清洁、整理衣裤、冲洗等过程。

进食：面部肌肉协调运动障碍妨碍咀嚼运动，头、下颌、躯干、上肢的震颤妨碍患者正常吃饭、饮水和吞咽，导致进食困难，速度减慢。指导患者注意调整食物的质地，选择易于咀嚼、温热的食品，少量多次。肌强直、震颤影响患者腕、手指关节活动，教会患者适应性技术，减少震颤的影响，如双手端茶杯，肘部支撑作为活动轴，完成将食物从盘子送入口中的动作。

（2）中晚期训练：随着病情的发展，患者的活动能力逐渐受限，应最大程度地维持其原有的功能和活动能力，加强日常活动的监督和安全性防护，提供简单、容易操作、省力的方法完成各种活动。

（四）构音障碍康复训练

老年帕金森病患者属于运动过弱型构音障碍，常规言语治疗的重点包括改善清晰度、速度、节律、音量和呼吸等，其结果往往是患者在治疗室里得到了改善，却很难长期保持其治疗效果。近年来，流行一种针对老年帕金森病患者语言障碍的治疗方法，称为言语治疗，治疗目标是增加发声的音量，改善发声运动中的感知反馈能力，重新调整与发声有关的感觉运动系统。

（五）吞咽康复训练

老年帕金森病患者在口腔准备期、口腔期、咽期、食管期均受障碍,因为运动迟缓和肌肉僵硬而导致舌部和咀嚼肌运动障碍,口腔准备期、口腔期障碍居多。治疗方法包括舌的灵活性训练,舌肌力量训练,头、颈及肩关节活动范围训练,这些训练可帮助患者加快吞咽启动。建议患者坚持每天早晚做口腔、咽腔器官运动体操,用力吞咽法、门德尔森(Mendelsohn)吞咽手法、用力憋气练习和假声练习可增强声带内收能力。如患者存在严重僵直,姿势改变困难,可能需要调整饮食或采用非经口进食的方法。

（六）心理康复治疗

40%~50% 的帕金森病患者会产生抑郁情绪和依赖倾向,要了解患者的心理状态。针对不同的文化层次、社会背景、性格特点进行评估,分析患者的心理活动,耐心听取其想法,找出存在的心理问题,改善负性认知和不良情绪,有针对性地指导患者和家属进行治疗。采取认知疗法,向患者讲解疾病的相关知识,让他们了解自己病情,正确对待疾病,促进患者对现实情况的适应,坦然面对疾病,积极配合治疗,进行功能训练,尽量能生活自理。消除患者在漫长的治疗过程中产生的疑虑,减轻心理压力,紧张和焦虑时指导患者采用放松疗法。医护人员在日常工作中要加强情感关怀,耐心、专心地倾听患者的倾诉,帮助患者宣泄内心痛苦。也可采取团体治疗方法,定期举行病友交流会,将一些乐观积极恢复较好的病友介绍给患者,让患者之间互相交流、鼓励。同时充分发挥家庭和社会的力量,尽量促使患者建立良好而和谐的家庭和社会关系,帮助患者康复。

（七）认知的康复训练

早期老年帕金森病患者认知改变表现为执行功能下降、视空间障碍、记忆力下降、定势转换能力下降。认知障碍在疾病晚期严重影响患者的生活质量,15%~30% 的患者晚期发生痴呆。目前国内外还没有较成熟的认知康复方法,现仅介绍与记忆障碍和智能障碍有关的训练方法。

1. 提高记忆力的训练

（1）视觉记忆的训练:选择 3~5 张日常生活用品的图片,让患者看 5~10 秒,要求患者记住,然后将图片撤走,让患者说出或写下所看到的物品名称。反复数次,直至成功,再增加图片数量及行数,逐渐增加训练难度。

（2）彩色积木排列训练法:用边长为 2.5cm 不同颜色的正方形积木块,以每 3 秒一块的速度向患者出示。出示完毕,让患者按出示的顺序出示木块,反复数次,连续 2 次无错误时,可加大难度进行,如增加木块数目或缩短出示时间等,正确时给予鼓励。

2. 智力障碍康复训练 智力包括分析、推理、综合、比较、抽象、概括等多个方面。这些过程往往在人类解决问题时从思维过程中表现出来,因此训练解决问题的能力也就训练了抽象逻辑思维能力。

(1)训练获取信息的能力:可取当地当日的报纸,根据报纸的内容提出问题,要求患者寻找并给予回答。比如,询问报纸名称,头版头条信息,报纸的日期、体育、商业、经济信息,更具体地询问两个运动队的比分,广告宣传电影的内容等。

(2)排列数字:给患者3张带数字的卡片,让其按从小到大的顺序排列好。然后,每次给一个数字,让其根据数字的大小插入已排列好的3张数字卡片中,准确无误后继续进行上述程序。还可以询问数字间有何联系,如奇数、偶数、倍数等。

(3)处理问题的顺序:如油煎鸡蛋、补自行车内胎等,让患者自己说出或写出步骤,如有步骤的遗漏,医生可说出遗漏的步骤,问患者该步骤应该在哪里。训练成功后,可训练解决问题的能力,如遇到迷路怎么办,丢了钱包怎么办等,让患者提出解决办法。

(4)从一般到特殊的推理:从工具、动物、植物、国家、职业、食品、运动等内容中挑选出一项。如食品,让患者尽可能地多想出与食品有关的问题,如回答顺利,还可以增加一些限制条件。如谈及运动时,可问哪些运动需要跑步,哪些运动需要用球等。另外,假设一个物品或食物,要求患者通过提问来猜出是什么东西。如有困难,可给予提示。

(5)分类:如列出30种物品名单,并告诉患者属于3类物品,如食品、家具、衣服,让其分类,有困难者可给予帮助。成功后可让其更细地分类,如食品可再分为植物、肉、奶制品等。还可给予一些成对的词,让患者说出这一对词(物品)的共性。

(6)预算:给患者设计一个12个月家庭开支(包括食品、房租、水电等)的账目,问患者哪一个月账目支出最高,各项开支一年的总支出是多少,一年中各分项的支出是多少。

总之,对于老年帕金森病患者认知障碍的康复训练是多种多样的,不是一成不变的,而且是一个长期缓慢的过程。在实践中,要根据患者的具体情况制定适当的方案。

(八)中国传统康复疗法

中医根据病程、病情和证候的特点,有针对性地辨证施治。尤其是针对老年帕金森病患者非运动症状治疗有独特的疗效。主要有中药、针灸、推拿及传统运动疗法等手段。

（孟玲玲　王　博　杨丽姝）

第三节　老年脑胶质瘤的健康促进与康复

一、概述

脑胶质瘤起源于脑神经胶质细胞,世界卫生组织（World Health Organization,WHO）中枢神经系统肿瘤分类将脑胶质瘤分为1~4级,1、2级为低级别脑胶质瘤,3、4级为高级别脑胶质瘤。主要病理类型包括星形细胞瘤、少突胶质细胞瘤和胶质母细胞瘤。我国脑胶质瘤年发病率为5/10万~8/10万,年死亡人数达3万。高级别脑胶质瘤5年病死率在全身肿瘤中居第三位。

高级别胶质瘤的发生率随着年龄的增长而增加,在≥65岁的患者中,发病率为一般成年人群的2.63倍。老年一般状况较差,且常伴有多种并发症,老年胶质瘤在选择治疗方案时,除需考虑肿瘤本身的特点,还要对老年患者的各系统的一般状况、并发症、营养状态、认知能力、虚弱指数、日常生活能力、实验室检查指标等多个方面进行评估,综合判断。

目前国际、国内对于老年脑肿瘤的年龄划分标准尚不统一。WHO规定≥60岁可归入老年人范畴,美国国立综合癌症网络（National Comprehensive Cancer Network,NCCN）指南则以65岁作为老年的界限,但将年龄超过70岁的脑胶质瘤患者作为单独群体制订了相应的诊治方案,而目前国内脑胶质瘤诊疗规范也以70岁为界。

（一）临床表现

脑胶质瘤的临床表现主要包括颅内压增高、神经功能及认知功能障碍和癫痫发作三大类。而老年人脑肿瘤的起病和病程均不典型。老年人存在脑萎缩,代偿空间增大,颅内高压症状出现较晚且不突出,高颅压"三主征"（头痛、呕吐、视神经盘水肿）常不明显。一旦出现这些症状,则意味着肿瘤已长得较大。精神症状在老年人脑肿瘤的发生率高达70%,精神障碍是多数老年脑肿瘤患者的首发症状,具有早期诊断意义。局灶性神经功能缺失也常为首发症状,根据肿瘤的大小、部位不同可出现不同的神经功能缺失的症状与体征,如肢体感觉障碍、运动障碍、失语等。癫痫发作比较多见,老年颅内肿瘤患者30%~40%会出现癫痫发作。

老年人脑肿瘤早期不易被发现,常发展致病灶很大,易发生出血、坏死、液化,致肿瘤体积迅速增大,颅内压急剧增高,则表现为卒中样急性起病。由于老年人脑肿瘤缓慢发病,且脑血管病、老年性痴呆多见,临床上以卒中样发病的老年脑肿瘤患者易被误诊为脑血管病,以精神症状起病者则易被误诊为早期老年性痴呆。对可疑患者要尽早进行影像学检查(包括头颅 CT,头部 MRI检查),以便及早做出正确诊断。

(二)影像学检查

脑胶质瘤的临床诊断主要依靠计算机断层扫描(CT)及磁共振成像(MRI)检查等影像学手段。磁共振弥散加权成像(DWI)、磁共振弥散张量成像(DTI)、磁共振灌注成像(PWI)、磁共振波谱成像(MRS)、功能磁共振成像(fMRI)、正电子发射计算机断层显像(PET)等对脑胶质瘤的鉴别诊断及治疗效果的评价具有重要意义。

(三)病理学检查

脑胶质瘤的确诊需要通过肿瘤切除或活检获取标本,进行组织和分子病理学检查,整合肿瘤的组织学特征和分子表型后确定病理分级和分子亚型。脑胶质瘤的分子标志物对于个体化治疗及临床预后的判断具有重要意义。胶质母细胞瘤(glioblastoma,GBM)是老年脑胶质瘤最常见的病理类型,老年 GBM 具有独特的分子遗传学特征,主要包括 BRAF、ATRX、IDH 和 TP53 突变率明显下降,PTEN 基因突变率明显增加,TP53 突变及 EGFR 扩增可能与患者预后相关。

(四)综合治疗

脑胶质瘤的治疗以手术切除为主,结合放疗、化疗、电场治疗、靶向治疗等,需要神经外科、放射治疗科、神经肿瘤科、神经影像科、病理科和神经康复科等多学科合作,遵循循证医学原则,在规范治疗的基础上采取个体化综合治疗,以达到最大治疗效益。要尽可能延长患者的无进展生存期(progression free survival,PFS)和总生存期(overall survival,OS),提高生存质量。为使患者获得最优化的综合治疗,医疗团队需要对患者进行密切的随访观察,定期行影像学复查,并兼顾到患者的日常生活、社会和家庭活动、营养支持、疼痛控制、康复治疗和心理调控等诸多问题。

手术切除肿瘤可以使老年 GBM 患者得到肯定的生存获益,肿瘤全切更有利于术后功能的恢复。手术方案的制定不仅要考虑能否切除肿瘤,更要关注到患者的预期生存时间及术后的生活质量。综合老年状态评估(comprehensive geriatric assessment,CGA)评价较好者,手术切除具有良好的安全性和临床获益。因此,对于老年脑胶质瘤患者同样推荐手术治疗,但 >80

岁的老年患者还需要慎重考虑，术前一般情况较差的老年患者不推荐手术治疗。由于 CGA 评估较为复杂，术前评分可用卡式评分（KPS），目前关于老年 GBM 患者的相关实验中，以 KPS 评分超过 70 分为界，术前评分达到 70 分的患者考虑其可耐受麻醉及手术相关风险，推荐实施手术治疗。

放射治疗可抑制甚至杀灭残存肿瘤细胞，延长患者 OS 及 PFS，是目前胶质母细胞瘤的标准治疗，老年患者同样获益。因老年患者存在各系统及脏器功能下降、KPS 评分降低、营养不良及预期生存期较短等情况，对于老年 GBM 患者推荐大分割放疗，从而减少放疗频次，缩短老年患者的治疗时间，增加其依从性。目前老年 GBM 患者最优的放疗方案及放疗剂量仍无定论，但根据目前 NCCN 指南和其他研究结果认为短程大分割放疗能使老年 GBM 患者在治疗时获益，目前推荐 40Gy/15f/3 周。

辅助化疗能延长 GBM 患者的生存时间，目前能用于化疗的药物包括替莫唑胺、尼莫司汀、长春新碱及顺铂、卡铂，但目前一线用药仍是替莫唑胺，尤其对于老年患者。替莫唑胺是甲基化药物，属于第二代烷化剂，可透过血脑屏障，在脑脊液中血药浓度达到 30%，不良反应较小。

肿瘤治疗电场（tumor-treating fields，TTFields），使用便携式设备，应用非侵入式一次性传感器阵列贴在头皮上，提供低强度、中频、交变电场干扰细胞有丝分裂抑制肿瘤细胞增值，从而达到局部治疗肿瘤的目的。TTFields 可延长新诊断 GBM 患者的 PFS 和 OS，对于 KPS ≥ 60 分的老年 GBM 患者，可推荐使用 TTFields。

靶向治疗作为新型的治疗手段可能有利于延缓肿瘤复发，提高治疗效果。重组人类单克隆 IgG 抗体贝伐珠单抗（bevacizumab，BEV）是一种血管内皮生长因子（VEGF）抗体，能够适当延长患者的 PFS，对于基质金属蛋白酶 9（MMP9）低表达和前神经元型中异柠檬酸脱氢酶（isocitrate dehydrogenase，IDH）野生型的患者还可延长 OS，并能有效控制水肿，对于复发的 GBM 患者，特别是水肿范围大的患者，推荐使用 BEV。抗血管酪氨酸激酶抑制剂（TKIs）中的瑞戈非尼可以提升复发胶质母细胞瘤（rGBM）患者的 OS，被推荐用于治疗复发的 GBM。伯瑞替尼可能对 IDH 阳性且具有蛋白酪氨酸磷酸酶 Z1 型受体 - 间质表皮转化因子（PTPRZ1-MET）融合基因的继发 GBM 有效，目前已在国内开展多中心的 Ⅱ～Ⅲ 期临床研究。目前不推荐新诊断 GBM 和复发的 GBM 患者常规使用抗表皮生长因子受体（EGFR）药物治疗。

目前脑胶质瘤免疫治疗研究的热点主要聚焦在：①免疫检查点抑制剂治疗；②过继免疫治疗；③肿瘤疫苗。老年患者存在免疫衰老现象，免疫治疗用于老年 GBM 患者的疗效尚存争议。

程序性死亡受体 -1/ 程序性死亡受体 - 配体 1（PD-1/PD-L1）是肿瘤细胞逃离机体免疫杀伤的重要免疫抑制靶点。基于目前的循证医学证据不推荐 6-氧 - 甲基鸟嘌呤 -DNA 甲基转移酶（MGMT）启动子非甲基化的新诊断 GBM 患者使用抗 PD-1 治疗。不推荐复发的 GBM 患者中使用抗 PD-1 治疗。抗 PD-1 新辅助治疗可推荐用于复发 GBM 患者的临床试验。

细胞免疫治疗采集人体自身免疫细胞，经过体外培养使免疫细胞数量成千倍增多，然后再回输到人体内，可以打破免疫耐受，激活和增强机体的免疫能力。这类技术包括过继免疫细胞治疗（adoptive cell therapy，ACT）、肽疫苗（peptide vaccination）、树突状细胞免疫治疗（dendritic cell-based therapy）等。对于复发 GBM，可推荐参加相关临床试验。嵌合抗原受体 T 细胞免疫疗法（CAR-T）和溶瘤病毒疗法治疗 GBM 目前仍处在临床试验阶段。

（五）预后

随着患者年龄的增长，高级别胶质瘤的预后也越来越差。GBM 患者的中位生存期一般为诊断后 15 个月，而老年患者的中位生存期仅 4~5 个月。与年轻患者相比，老年胶质瘤肿瘤细胞的生物性侵袭性更强，而患者接受手术等侵袭性治疗的机会更少；基线神经状态差，术后谵妄时间延长，伴有更频繁和更严重的医疗并发症，使放疗、化疗等辅助治疗延迟或缺失，这些因素都会增加围手术期和整个病程中的风险，导致老年胶质瘤预后更差。

二、老年胶质瘤患者的康复评定

康复评定

目前尚没有专门关于脑肿瘤的康复评定量表，一般借鉴脑卒中康复评定量表。

1. **脑损害严重程度评定** 可使用①格拉斯哥昏迷量表；②患者临床功能缺损程度评分标准；③美国国立卫生研究院卒中量表（NIH stroke scale，NIHSS），NIHSS 是国际上公认的，使用频率最高的评定量表，有 11 项检测内容，得分低说明神经功能损害程度轻，得分高说明神经功能损害程度重。但因为该表测量的是基于血管区域的梗死引起的急性变化，对于神经肿瘤患者不太适用。

2. **运动功能评定** 可使用：①Brunnstrom 运动功能评定法；② Fugl-Meyer 评定法。

3. **平衡功能评定** 可使用：①三级平衡检测；②Berg 平衡量表。

4. **神经肿瘤反应评估**（response assessment in neuro-oncology，RANO） 协作组于 2017 年提出对神经肿瘤患者神经功能评价（neurologic assessment in neuro-oncology，NANO）量表。这是的标准化评估工具，它对患者 9 种神经功能进行定量评估，包括：步态、肌力、感觉、视野、面部力量、语言、意识、行为和上肢共济失调，每个类别得分范围为 0~3 分或 0~2 分。该量表简单可行，观察者之间的一致性较高（>90%），根据患者 NANO 量表分值变化可客观评价患者神经功能的变化和预后状况。

5. **日常生活活动能力评定** ①躯体功能评定通用的躯体活动功能评定可采用日常生活活动能力 Barthel 指数测定、功能独立性测定（FIM）等；②Karnofsky（卡氏、KPS、百分法）功能状态评分标准是常用于肿瘤患者的体能状况评价，主要按照患者能否自理生活、是否需要他人照顾、能否进行正常生活和工作来进行评定，采用百分制。有时也使用美国东部肿瘤协作组（ECOG）评分标准。

6. **生存质量**（quality of life，QOL）**评定** 分为疾病相关、客观取向和主观取向相关的 QOL 三种，常用的量表有①生活满意度量表；②WHOQOL-100量表；③SF-36 量表等。

7. **其他功能障碍评定** 其他功能障碍的评定还有感觉功能、认知功能、构音障碍、失语症、心肺功能和心理状况评定。

三、老年胶质瘤患者的健康促进

老年胶质瘤患者是一类具有复杂治疗需求的群体，其治疗是以手术为主，结合放疗化疗等的综合治疗。由于老年胶质瘤的病程进展快，总生存时间有限，对其尽早开始进行恰当的康复治疗不仅需要医院内多学科团队的参与、患者亲友的支持，还需要激发社会关注和群众参与，协调个人、社区、卫生机构、社会经济部门、政府和非政府组织等在健康促进中的利益和行动，组成强大的联盟与社会支持体系，创造有利健康的社会经济、文化与环境条件。2016年，发布的《"健康中国 2030 年"规划纲要》提出，到 2030 年实现全人群，全生命周期的慢性病健康管理，总体癌症生存率提高 15%。脑胶质瘤诊疗规范（2018 年版）将老年胶质瘤列为一个单独的章节，康复治疗也作为独立的章节，并对康复问题及评估，康复治疗的个体化的综合治疗方案，康复模式进行了较为详细的释述。中国抗癌协会完成了我国首部《中国肿瘤整合诊治指南（CACA）》，并启动"CACA 指南精读系列巡讲"活动，针对包括脑胶质瘤在内的 53 个常见癌种，聚焦"防筛诊治康"的核心要点，进行权威精讲，并在多个专业网络媒体上以系列微课的形式进行传播。使脑胶质瘤的全程管理，包括老年胶质瘤的康复治疗、和缓医疗更加规范化和深入人心，推动了老年脑胶质瘤健康促进和康复事业的进展。

四、老年胶质瘤患者的康复治疗

（一）康复目标

采用一切有效措施预防患脑胶质瘤后可能发生的并发症（如坠积性肺炎、吸入性肺炎、压疮、泌尿系感染、深静脉血栓形成等），针对脑胶质瘤及其治疗可能导致的诸多躯体功能障碍（如感觉、运动、语言）、控制癫痫发作及心理社会学问题展开多学科综合干预，去除或减轻患者的并发症，帮助患者达到和维持躯体、情感、精神、职业和社会适应能力等方面的最佳状态。对于预期寿命较短的部分老年脑胶质瘤患者，要权衡利弊，争取在短期内改善躯体功能，舒缓不良情绪，提高生活质量。

（二）康复时机

推荐早期康复，中枢神经系统胶质瘤术后或其他治疗后，患者生命体征稳定后即可开始。早期康复有助于改善脑胶质瘤患者受损的功能，减轻残疾的程度，提高患者生存质量。由于老年患者器官功能会发生退行性改变，易合并多种慢性疾病，免疫功能较为低下，在术前准备或其他治疗前（如放疗、化疗、靶向治疗）的阶段就要考虑到老年患者的特点进行相应的准备，采取措施。在术后早期及其他治疗阶段当中也要尽早介入合适的康复手段。

（三）康复模式

目前，推荐采用国内已广泛应用的卒中三级康复治疗体系。

"一级康复"指患者早期在医院急诊室或神经外科的早期康复治疗。

"二级康复"指患者在康复病房或康复中心进行的康复治疗，这个阶段与术后的放疗、化疗在时间上有所交叉，需要同时兼顾抗肿瘤治疗和康复治疗。

"三级康复"指在社区或家中继续进行的康复治疗。此时，很多患者的辅助化疗还没有完成，有些患者可能还要接受长期的电场治疗，对于具体的康复内容要进行合理安排。

（四）康复治疗手段

康复治疗　世界卫生组织将肿瘤康复定义为：帮助患者最大限度地改善因肿瘤及其治疗导致的躯体和／或心理功能障碍、社会属性受损和职业能力下降等。针对脑胶质瘤所导致的康复问题，推荐采用个体化的综合治疗方案，包括物理治疗（PT）、言语和吞咽治疗（ST）、认知和行为治疗、心理治疗、作业治疗(ST)和康复工程。此外,还包括康复护理、营养支持和祖国传统医学等治疗方法。可采用药物治疗来管理疼痛和痉挛,药物治疗也可用于促进认知功能恢复。老年肿瘤患者病情复杂、多系统功能下降、预期寿命普遍受限,因此,老年脑肿瘤患者的康复治疗需要多学科协作管理,更注重控制不适症状,解决患者精神、心理和社会适应力等方面的问题。

1. **物理治疗**　以运动疗法为主,包括①正确体位的摆放;②肌力训练;③神经肌肉促进技术训练;④关节活动度练习;⑤耐力训练;⑥平衡及协调性训练;⑦步态训练和呼吸训练等。不推荐磁、电等物理因子的常规剂量治疗。

2. **作业治疗**　作业治疗将与日常生活、工作有关的各种作业活动或工艺过程中的某个运动环节作为训练方式,从而提高患者在生活自理、休闲活动和工作上的独立能力。主要包括:①维持日常生活所必需的基本作业治疗;②消遣性或文娱性作业治疗;③辅助支具使用训练;④教育性作业治疗及创造价值的作业治疗。

3. **言语及吞咽治疗**　言语障碍包括失语症和构音障碍,需要根据患者言语康复评定的结果分别采用:①促进言语功能恢复的训练;②非言语交流方式的使用训练。言语功能恢复训练包括听理解训练、语音训练、口语表达训练等。非言语交流方式使用训练包括手势语、画图、交流板、交流手册及电脑交流装置的使用训练。

吞咽障碍治疗主要包括:①促进吞咽功能恢复的康复训练;②食物性状和进食体位的调整;③营养摄入途径的改变;④吞咽康复相关的康复护理和教育。

4. **认知和行为治疗**　认知障碍主要表现为注意力、定向力、结构和视空间功能障碍、记忆力、执行功能等。认知康复主要包括:①增强对认知缺损的认识和理解的教育;②减少认知缺损所造成影响的适应性治疗;③针对认知缺损的修复性治疗。其中适应性和修复性治疗时应以患者特定生活方式和工作需要为导向。规范的认知康复有助于认知功能的改善。

5. **心理治疗**　针对脑胶质瘤患者出现的焦虑和抑郁,可通过心理干预的方法来缓解和消除,对于中、重度焦虑或抑郁的患者可酌情给予抗焦虑和抑郁的药物。同时应兼顾对患者的家属、护工的心理支持和教育。

6. **康复工程**　对于脑胶质瘤患者的肢体无力和平衡障碍,可以通过康复工程制作各种辅助器具,以改善患者的日常生活能力。如:用佩戴踝足矫形器来改善足下垂,用宽基底的四脚杖、标准助行器或半助行器来增加支撑面,从而降低步行或站立时的跌倒风险等。

7. **药物治疗**　对于患者康复治疗过程中出现的疼痛、肢体痉挛、肺部及泌尿系统感染、抑郁或焦虑等症状时,可酌情使用药物对症治疗。

8. **祖国传统医学**　针灸、推拿和拳操也可选择用于脑胶质瘤患者的康复。

9. **其他康复治疗**　患者在手术前后、放疗或化疗期间应给予充分的营养支持和护理。高压氧治疗有助于提高脑组织供氧,促进神经血管再生,可用于放射性脑损伤的治疗。

（五）基本原则

1. 躯体功能康复是脑肿瘤康复治疗的主要内容,支持性心理治疗在患者康复过程中起到推动作用。传统医学在康复治疗中的作用需要重视。展开多学科协作管理,及时控制其他系统疾病造成的影响。

2. 康复治疗计划要建立在功能评定的基础上,由康复治疗小组共同制订,实施过程中对于患者的功能障碍要进行动态评估,酌情调整康复计划。

3. 选择合适的患者,患者及家属对于康复的作用、形式、过程等要充分知情。

4. 把握最佳康复时机,尽早开始,循序渐进并贯穿始终。

5. 不仅要注重脑肿瘤本身造成的神经功能损伤的恢复,还要考虑到手术、放疗、化疗等治疗带来的新的损伤,以及伴随的全身系统治疗给患者造成的全身其他器官功能损伤的康复治疗。

6. 综合康复治疗要与日常生活活动和健康教育相结合,积极争取患者的主动参与和家属的配合。

7. 与患者原发病医疗团队保持沟通及时了解患者随访情况。

（杨丽姝　孟玲玲　孙婷婷）

第七章
老年心血管系统疾病健康促进与康复

第一节　心房颤动的健康促进与康复

一、心房颤动的概述

心房颤动(atrial fibrillation, AF),简称房颤,是临床上最常见的心律失常之一。目前全世界范围内成人房颤发病率在 1%~2% 之间,并且患病率随着年龄的增长而显著增加(50 岁以下为 1.0%,65 岁为 4%,80 岁以上为 12%)。由于人口老龄化,房颤的总体患病率不断上升,每年全球新增房颤病例超过 500 万。一项全国 14 个省份和直辖市自然人群中 29 079 例 30~85 岁成年人的流行病学调查提示:我国房颤总患病率为 0.77%,标准化后的患病率为 0.61%。男性患病率约为 0.9%,略高于女性(P=0.013)。房颤患病率在 50~59 岁人群中仅为 0.5%,但在 ≥ 80 岁人群中高达 7.5%。在高血压和非高血压人群中,房颤患病率分别为 0.7% 和 1.0%(P=0.001)。另一项基于我国不同地区自然人群中年龄大于 35 岁成年人的横截面调查中,经年龄调整后,我国年龄 ≥ 35 岁男性的房颤患病率为 0.74%,女性为 0.72%;<60 岁男性患病率 0.43%,女患病率为 0.44%,当年龄 ≥ 60 岁男性与女性的患病率分别增长至 1.83% 和 1.92%。预计至 2050 年我国 60 岁以上人群中男性房颤患者达 520 万,女性患者达 310 万。

年龄增长是房颤的一个重要危险因素,二尖瓣狭窄、高血压、糖尿病、心力衰竭、冠状动脉粥样硬化性心脏病、先天性心脏病(房间隔缺损)、慢性肾脏病、肥胖、睡眠呼吸暂停症、吸烟、饮酒等均是房颤发生与进展的强有力的促进因素。女性比男性的年龄校正房颤患病率、流行性及终生风险更低。此外,心房重构是遗传易感性近年来受到越来越多关注。房颤的终生风险取决于年龄、遗传以及(亚)临床因素。

房颤以心房快速且不规则的电兴奋为电生理特征,心悸、乏力和气促是常见的临床症状。心电图表现为标准 12 导联心电图或超过 30 秒的单导联心电图描记显示没有可识别的重复出现的 P 波伴 RR 间期不规则,体格检查时听诊第一心音强弱不等及心律绝对不规则,触诊短绌脉。由于心房不协调活动导致舒缩功能,伴有快速或缓慢心室率,导致心功能下降及心房内附壁血栓形成,可危及生命并严重影响患者的生存质量。

(一) 治疗原则

心房颤动的治疗原则:控制危险因素、治疗合并疾病,预防血栓栓塞,心室率控制与节律控制。心室率控制指不尝试恢复或维持窦性心律,仅通过药物治疗使心室率控制在一定范围。节律控制为恢复并维持窦性心律。

(二) 复律

将心房颤动转复为窦性心律的方法包括:电复律、药物复律和导管消融治疗。如房颤持续超过 24 小时,所有复律治疗方式均存在血栓栓塞风险,择期复律应给予充分抗凝治疗,包括复律治疗前至少抗凝三周及转复窦性心律后继续抗凝四周,即“前三后四”;或在经食管超声心动图确定无血栓的情况下复律,转复窦性心律后仍需继续抗凝四周。在紧急复律前后可给予皮下注射低分子量肝素抗凝。

1. 药物复律(表 7-1-1)　对于血流动力学稳定的患者,优先选择药物复律治疗。无器质性心脏病患者首选普罗帕酮,也可应用伊布利特和胺碘酮。有器质性心脏病、心功不能全的患者首选胺碘酮。

2. 电复律　对于血流动力学不稳定的房颤患者,同步直流电复律是转复窦性心律的首选治疗,对于血流动力学稳定,但药物复律失败、心室率控制不佳或症状明显的阵发性房颤患者亦可采用电复律。电复律过程中应常规进行血压监测和血氧饱和度测定。电复律后如果心脏复律后发生心动过缓,应静脉注射阿托品或异丙肾上腺素或临时经皮起搏。

3. 导管消融术　有症状的阵发性或持续性房颤,应用至少 1 种复律和维持窦性心律的抗心律失常药物治疗无效或不能耐受的阵发性房颤,伴有心力衰竭、肥厚型心肌梗、年龄 >75 岁的房颤患者可考虑接受导管消融治疗。导管消融术已成为心房颤动的重要治疗手段,对于维持窦性心律和改善症状是一种安全、有效的替代方法,导管消融的主要临床获益是减少心律失常的相关症状。导管消融的目的是消除引发和维持房颤的触发因素和基质。大多数房颤的触发因素起源于左心房的肺静脉。因此,所有房颤消融程序的“基石”是在肺静脉周围消融,以电隔离。阵发性房颤的肺静脉隔离单次手术率有 60%~80% 的成功率。从数量上考虑,房颤消融可显著减少房颤负担(即心律失常时间)>98%。

表 7-1-1　常用复律药物

药物	氟卡尼		普罗帕酮		胺碘酮		伊布利特
给药途径	口服	静脉注射	口服	静脉注射	口服	静脉注射	静脉注射
复律起始剂量	200~300mg	2mg/kg 经10min	450~600mg	1.5~2mg/kg 经10min		5~7mg/kg 经1~2h	1mg, 经10min；体重<60kg 0.01mg/kg
复律的进一步剂量						50mg/h (24h 最大 1.2g)	1mg, 经10min；首剂后 10~20min
维持窦性心律剂量	100~200mg, 每日 2 次 每日 200mg		150~300mg, 每日 3 次		200mg, 每日 3 次 ×4 周后, 每日 200mg		

(三) 控制心室率

长期房颤心室率控制的药物治疗围绕着 β 受体拮抗药和非二氢吡啶类钙通道阻滞剂(维拉帕米和地尔硫䓬)、洋地黄类药物(如地高辛) 及抗心律失常药物(如胺碘酮等)。在无明显左室功能障碍(LVEF>40%)的患者中,β 受体拮抗药和钙通道阻滞剂是一线选择。对于具有显著左室收缩功能障碍(LVEF<40%)的患者,最大耐受剂量的 β 受体拮抗药(琥珀酸美托洛尔缓释剂、比索洛尔、卡维地洛)尽管控制心室反应率的益处尚不确定,但仍需一线治疗以控制心率。

房颤患者的最佳心率指标尚不清楚。在永久性房颤患者的 RACE II RCT 中,在 NYHA 心功能分级或严格的心室率控制(静息目标心率 <80 次 /min、中等运动时 <110 次 /min)和宽松的心室率控制(心率目标 <110 次 /min)两组间,临床事件复合终点没有差异。因此,不管心功能状态如何(心动过速性心肌病除外),宽松的心率控制是一种可接受的初始方法,除非症状需要更严格的心率控制。

(四) 上游治疗

房颤是由心房重构引起或心房心肌病密切相关。影响心房重构过程的药物作为非传统的抗心律失常药物起作用可以防止新发房颤(即房颤的上游治疗)。肾素 - 血管紧张素 - 醛固酮系统活性在房颤时上调。回顾性分析表明,ACEI/ARB 可以预防左室功能障碍、左室肥厚或高血压患者的新发房颤,作为初始治疗,ACEI 和 ARB 似乎优于其他降压治疗方案,但 ARB 并不能减轻无结构性心脏病患者的房颤负荷。醛固酮与房颤的诱导和持续有关,醛固酮受体拮抗剂可减少 HFrEF 患者新发的房性心律失常,同时改善其他心血管结果。他汀类药物是上游治疗的有吸引力的候选药物,因为炎症在房颤中的作用已经很明确,并且已经服用 β 受体拮抗药房颤患者可以从他汀治疗中获益。

二、老年心房颤动患者的病情评估

心房颤动一般分为:

1. 首诊性房颤(first diagnosed AF),之前未被诊断房颤,不论其持续时间或房颤相关症状的存在及严重程度如何。

2. 阵发性房颤(paroxysmal AF),房颤在发作 7 天内自行或干预终止。

3. 持续性房颤(persistent AF),房颤持续发作超过 7 天以上,包括经药物或电复律干预后终止发作。

4. 长程持续性房颤(long-standing persistent AF),当决定采用节律控制策略时,房颤连续持续时间超过 12 个月。

5. 永久性房颤(permanent AF),患者和医生都接受的房颤,将不进行恢复或维持窦性心律的进一步尝试。其中"永久性房颤"代表患者和医生的治疗态度,而不是房颤固有的病理生理属性,并且该术语不应用于抗心律失常药物治疗或房颤消融的心律控制策略中。如果采用节律控制策略,则这种心律失常将被重新分类为"长期持续性房颤"。

无论是心室率控制还是节律控制,必须高度关注患者的血栓栓塞风险,应根据卒中风险评估进行抗凝治疗。

抗凝治疗

1. **血栓栓塞的危险分层与出血风险评估** 对于非瓣膜病房颤患者推荐使用 CHA2DS2-VASc 积分评估栓塞风险(表 7-1-2)。当 CHA2DS2-VASc 积分男性 ≥ 2 分,女性 ≥ 3 分的患者需服抗凝药物;当 CHA2DS2-VASc 积分男性 =1 分,女性 =2 分的患者,在详细评估出血风险后建议口服抗凝药物治疗;在无危险因素情况下,CHA2DS2-VASc 积分 =0 分者无须进行抗栓治疗。

表 7-1-2 CHA2DS2-VASc 积分

危险因素		评分
C	充血性心力衰竭 / 左心功能障碍	1
H	高血压	1
A	年龄 ≥ 75 岁	2
D	糖尿病	1
S	脑卒中 /TIA/ 血栓栓塞	2
V	血管疾病(既往 MI,PAD 或主动脉斑块)	1
A	65~74 岁	1
S	性别(女性)	1
最高分数		9

在开始抗栓治疗时,还需要评估患者潜在的出血风险,目前临床中常采用 HAS-BLED 评分系统(表 7-1-3)。当 HAS-BLED 评分 ≥ 3 分为出血高风险。值得注意的是高出血风险评分不应导致停用抗凝药物,应积极纠正可逆的出血因素,此类患者在口服抗凝药的临床净获益更大,并且在可逆的出血因素纠正后应重新评估出血风险。

表 7-1-3 **HAS-BLED 评分**

危险因素	得分
未控制的高血压（H）	1
● 收缩压 > 160mmHg	
肝功能 / 肾功能异常（A）	各 1 分
● 慢性肝病（如肝纤维化、肝硬化）或胆红素 > × 2 倍正常值上限，AST/ALT/ ALP> × 3 倍正常值上限	
● 慢性透析或肾移植或血清肌酐 >200μmol/L；	
脑卒中（S）	1
● 既往缺血性或出血性卒中	
出血（B）	1
● 出血病史或出血倾向	
INR 值易波动（L）	1
● 在治疗窗内的时间 <60%	
老年（E）	1
● 年龄大于 65 岁	
药物或嗜酒（D）	各 1 分
● 合并应用抗血小板药或非甾体抗炎药	
最高分	9

2. **维生素 K 拮抗剂（VKA）** 在适当的治疗范围内时间，VKA（主要是华法林）是心房颤动抗凝治疗有效且相对安全的药物。有研究表明华法林治疗组与对照组或安慰剂组相比，可使脑卒中风险降低 64%，病死率降低 26%。对于患有心脏瓣膜病和 / 或人工心脏瓣膜置换术后的房颤的患者，华法林仍是目前唯一具有确定安全性的治疗方法。

华法林抗凝效果受到许多因素（包括遗传、伴随药物、食物等）影响，安全使用受到治疗区间较窄的限制，因此在使用华法林期间需要频繁监测"国际标准化比值（INR）"并剂量调整。临床研究证实 INR 2.0~3.0 时，华法林可有效预防脑卒中事件；INR<2.0，预防脑卒中的作显著减弱；INR>4.0，出血并发症显著增多，INR 在治疗目标范围内的时间越长，华法林疗效越明显。建议华法林的初始剂量为 1~3mg/ 次，每日一次。在 INR 稳定前每 3~7 天监测一次，个体化调整剂量，并在二至四周内达到抗凝目标范围。此后，根据 INR 结果的稳定性可适当延长 INR 的监测时间，每两至四周监测一次。

3. **非维生素 K 拮抗剂口服抗凝药**(non-vitamin K antagonist oral

anticoagulants，NOAC)　目前 NOAC 主要包括：凝血酶抑制剂（达比加群酯）和直接 Xa 因子抑制剂（利伐沙班、阿哌沙班和艾多沙班）。NOAC 受药物或食物影响较少，在使用过程中无须常规监测凝血功能。

在四项关键的 RCT 试验中，NOAC 在预防卒中 / 全身性栓塞方面不劣于华法林。并且与 VKA 相比，NOAC 的卒中 / 全身性栓塞、出血性卒中及严重出血风险与全因死亡率显著降低。NOAC 有更好的药代动力学特征及良好的安全性、有效性，尤其是老年患者、肾功能不全或既往卒中病史的患者。但是，目前指南仍不推荐 NOAC 用于合并中、重度二尖瓣狭窄或机械 / 人工瓣膜置换术后的心房颤动患者（表 7-1-4)。

表 7-1-4　抗凝药减药标准

	标准剂量	低剂量	减少剂量	减量标准
达比加群	150mg 2 次 /d	110mg 2 次 /d		以下患者应用达比加群 110mg 2 次 /d： • 年龄 ≥ 80 岁 • 合用维拉帕米 • 出血风险增加者
利伐沙班	20mg 1 次 /d		15mg 1 次 /d	肌酐清除率（CrCl)：15~49ml/min
阿哌沙班	5mg 2 次 /d		2.5mg 2 次 /d	以下 3 项条件中的至少 2 项： • 年龄 ≥ 80 岁 • 体重 ≤ 60kg，或 • 血清肌酐 ≥ 1.5mg/dl（133μmol/l)
艾多沙班	60mg 1 次 /d	30mg 1 次 /d	15mg 1 次 /d	如有以下标准中 1 项： • CrCl 30~50ml/min • 体重 ≤ 60kg • 合用决奈达隆，维拉帕米及奎尼丁

三、老年心房颤动患者的健康促进

健康宣教的目的不仅能够提高房颤患者的健康知识，也能提高患者战胜疾病的信心、提升自我管理效能。在组织开展健康教育前应了解受教育个体的文化程度、健康素养以及对健康知识的需求。采用以证据为基础的健康行为改变模型以及干预技术，指导房颤患者改变不健康的行为。鼓励和支持房颤患者设立短期目标和长期目标，并使用以问题为基础的健康教育模式，以培养患者的自我管理能力。

结合我国指南推荐的健康教育讲题,可考虑以下选题:

1. 心血管系统解剖、心房颤动的病理生理学;

2. 房颤危险因素、并发症;

3. 心房颤动危险因素的管理;

4. 心房颤动的治疗;

5. 心房颤动患者的运动、饮食和体重管理;

6. 戒烟方法和戒烟后复吸干预;

7. 心理和情绪自我管理;

8. 日常生活指导及回归工作指导;

9. 心肺复苏和心脏自救技术等。

四、老年心房颤动患者的康复治疗

心房颤动患者健康促进与康复的目标为在规范治疗的基础上,控制心室率,预防脑卒中等血栓栓塞并发症,转复并维持窦性心律;合理地控制房颤的危险因素,减少复发,促进心脏结构/功能恢复,提高患者生活质量,降低住院率及致死率。根据我国心脏康复指南可将心房颤动患者的康复分期分为:一期院内康复,二期院外早期康复或门诊康复和三期院外长期康复或社区康复。指南中推荐的康复内容包括:心房颤动相关评估;制定药物治疗方案、运动、营养、戒烟限酒、心理与睡眠管理处方,帮助患者控制心房颤动危险因素并改善生活方式,进行患者教育和随访。

(一) 改善生活习惯

1. **戒烟**　吸烟者更容易发生房颤,吸烟与房颤风险之间存在明显的时间与剂量依赖关系。吸烟诱导氧化应激、炎症反应和心房纤维化增加房颤风险。吸烟者和非吸烟者的患病率分别为每年 9‰ 和 5‰,并且当前吸烟者和既往吸烟者患房颤的风险都有所增加,与不吸烟者相比,吸烟 >675 支/年的人患房颤的风险最高。与当前吸烟者相比,戒烟者患房颤的风险略低。因此,对于房颤患者应明确建议戒烟。我国专家共识建议,对于没有戒烟意愿的患者,采用"5R"法(即相关性、危险、益处、障碍及重复)干预,目的在于促进房颤患者的戒烟动机,推动患者进入戒烟的行动期;并建议既往心血管病史的吸烟患者使用戒烟药物辅助戒烟,以减轻戒烟过程中神经、内分泌紊乱对心血管系统的损害作用。

2. **限酒**　酒精(乙醇)可通过心房重塑和自主神经效应作为房颤的触发因素和维持因素。酒精摄入量与房颤风险呈曲线关系,Framingham Heart 研究表明,长期中等量饮酒(每天 <36g 的酒精)与房颤风险增加无关,但当每天超过 36g 的酒精时会导致房颤风险增加 34%。但有荟萃分析结果显示,无论是中度还是高度饮酒都与房颤风险的增加有关,并且表现出明显的性别差异是,大量饮酒增加了男性与女性患房颤的风险,而中等量的饮酒会增加男性的房颤风险,但与女性房颤风险增加无关。房颤患者戒酒后房颤节律控制效果较对照组相比明显改善。由此可见,限制饮酒是房颤患者管理的重要组成部分,应建议房颤患者避免经常中等量或大量的饮酒,尽量减少酒精摄入量。

(二) 运动锻炼与康复

运动是心血管风险管理的重要组成部分,适度增加运动或体力活动符合一般心血管健康的建议。定期有氧运动可有效降低房颤负担,减轻房颤相关症状,改善心脏功能,提高生活质量,并可提高运动的依从性和一致性。尽管适度运动似乎有益,但过度运动可能与较高的房颤风险相关。

1. **运动锻炼与康复前评估与危险分层**　房颤患者在接受运动康复应进行系统的评估,评估内容包括:

(1)与房颤相关的病史、症状、体征。

(2)目前及既往用药情况(如名称、剂量等),是否发生副反应(如出血、心律失常等)。

(3)房颤的危险因素。

(4)常规辅助检查,包括静息心电图、超声心动图、24 小时动态心电图和血液检查(如血糖、血脂、肌钙蛋白等)。

(5)运动能力测试(如心肺运动试验、6 分钟步行试验等)。

我国心脏康复指南,评估运动中发生心血管事件的风险,将所有接受运动康复的心血管病患者进行危险分层,进而帮助患者制定个体化的运动方案和运动监护级别,最大程度保证患者运动中的安全,降低运动风险,并建议:低危患者可参加心电监护下运动 6~18 次,中危患者参加心电监护下运动 12~24 次,高危患者需参加心电监护下运动 18~36 次。

2. **运动锻炼与康复的禁忌证**

(1)运动锻炼与康复的绝对禁忌证:

1)急性冠脉综合征。

2)明显症状或血液动力学不稳定的心律失常。

3)急性心力衰竭或慢性心力衰竭失代偿期。

4)高血压急症(收缩压 >200mmHg 和 / 或舒张压 >110mmHg)。

5)活动性心内膜炎、亚急性心肌炎或心包炎。

6）急性肺栓塞。

7）未控制的明显窦性心动过速 >120 次 /min（包括瞬间上升）。

8）严重主动脉瓣狭窄。

9）直立后血压下降 >20mmHg 并伴有症状者。

10）重度主动脉瓣狭窄。

11）急性非心源性疾病，如感染、肾衰竭、甲状腺功能亢进症。

12）患者不能配合。

（2）运动锻炼与康复的相对禁忌证：

1）电解质异常（低血钾、高血钾或血容量不足）

2）静息收缩压 >180mmHg 和 / 或舒张压 >100mmHg。

3）复杂室性心律失常，如频发室性早搏、短阵室性心动过速等。

4）心脏瓣膜疾病（轻度至中度）。

5）肥厚性梗阻型心肌病或其他流出道梗阻。

6）严重肺动脉高压。

7）Ⅲ度房室传导阻滞且未置入起搏器。

8）未控制的代谢性疾病（如糖尿病、急性甲状腺炎等）。

9）患者智力或肢体功能障碍严重限制运动能力无法配合运动。

10）存在心房血栓或静脉血栓高风险者未规律服用适量抗凝药物者。

3. **运动锻炼与康复处方** 常见的运动类型有：有氧运动（如快步走、跑步或骑自行车）、肌肉强化运动（如举重或阻力训练）、骨质增强型运动（如跳跃或跑步）、身体功能性训练、柔韧性练习、神经运动能力锻炼和多元化运动。运动强度分为绝对强度与相对强度。前者指完成工作的速度，不考虑个人的生理能力，通常表现为代谢当量任务（MET）单位。中等强度的体力活动，如快步行走，其 MET 水平为 3 到 5.9。后者指考虑到或调整一个人的心肺功能。身体更健康的人会感觉到一项运动更轻松，因此认为它的相对强度比身体不太健康的人低。

完整的运动处方需根据患者实际情况包含多种运动类型，各运动搭配需有序，一次心脏康复运动包括：热身活动（5~10 分钟）：低强度心肺耐力、肌肉耐力、关节活动度练习；运动（20~30 分钟）：包括有氧训练，肌肉力量训练，神经控制类练习；整理活动（5~10 分钟）：低强度耐力、肌肉耐力练习，柔韧性训练。其中，增强心肺功能运动和抗阻运动的运动处方的制定最为重要。

（1）中等强度有氧运动：目前的指南建议进行每周至少 150 分钟中等强度有氧运动（相当于每周 450 MET-minutes），对于所有成年人来说这种程度的运动量可以改善心血管健康,定期进行有氧运动也可以降低新发房颤的风险。一项包括 15 项研究的荟萃分析指出患者达到指南推荐的运动水平其发生房颤的风险显著降低,并呈现剂量依赖性,即最低的房颤风险发生在每周 1 500MET-minutes 的范围内,当超过每周 2 000MET-minutes 其降低风险的确定性有所下降。此外,体力活动可能部分抵消与肥胖相关的房颤风险升高,对体重指数为 27kg/m² 或更高的房颤患者进行了心肺功能锻炼评估,与 MET 增益 <2 的患者相比,MET 增益 ≥ 2 的患者在七天长程动态心电图监测中的房颤负荷、症状严重程度和无心律失常生存率等指标均得到改善。有氧运动促进更好的心肺功能并与中老年人的房颤负担呈分级和反比关系。HUNT 研究证实较高水平的有氧运动和心肺功能锻炼的患者中房颤与较低的患病率、心血管疾病患病率及全因死亡率相关。持续、定期进行中等强度有氧运动还可以改善房颤相关症状、提高生活质量和运动能力。因此,应向有房颤风险的患者推荐常规有氧运动,强调其作为房颤主要预防策略的作用。

我国心脏康复专家共识推荐房颤患者进行中等强度有氧运动,并结合对患者进行系统评估制定个性化运动方案。有氧运动强度有以下几种判断方法:①自主主观感觉疲劳程度法确定有氧运动的强度:根据自主主观感觉的呼吸困难和下肢疲劳的 Borg 评分(中等强度 Borg 评分为 11~13 分)来确定有氧运动的强度。也可通过运动中的谈话试验来判断运动强度,即在中等强度运动时,可以正常说话交谈,但不能唱歌。②根据代谢当量法确定有氧运动的强度:中等强度的有氧运动的代谢当量在 3~6METs,根据心脏康复的危险分层,运动强度从 3METs 开始,逐渐过渡到 6METs。③靶负荷法确定有氧运动的强度:进行 CPET 检测,以无氧阈下的运动负荷强度作为靶负荷确定有氧运动的强度。

(2)高强度间歇训练:最近,人们对高强度间歇训练(high-intensity interval training,HIIT)的潜在健康益处产生了兴趣。与中等强度的持续训练相比,HIIT 的潜在优势包括:在相同能量消耗水平下,生理参数(如心肺功能、左心室射血分数、舒张功能和内皮 / 血管功能)有更大的改善;持续时间短;以及更好的时间效率。HIIT 的时间效率可能是有利的。一项 RCT 研究表明,HIIT 可以在短期内减轻房颤负担。但与中等强度运动相比,伴有高血压和肾脏疾病的患者在 HIIT 中发生 AF 的概率更高。HIIT 对心房重构和电重构的影响也值得注意。总之,需要进一步的研究来确定更长的 HIIT 持续时间是否有助于减少房颤负担或风险。

(3)多元化身心锻炼:多元运动锻炼是指包括一种以上运动领域的体力

活动,如有氧、肌肉强化和平衡训练。身心锻炼是一种结合身体运动、精神集中和控制呼吸,以提高力量、平衡、灵活性和整体健康的锻炼形式。多成分身心锻炼的例子包括瑜伽、太极等。鉴于自主神经系统在房颤发生中的作用以及身心锻炼对心脏自主功能的有益影响,瑜伽和太极等可能有助于减轻房颤负担。

(三) 控制血压

高血压是心房颤动最常见的易患因素。无论种族或性别,长期持续性高血压(Bp>140/90mmHg)未使用降压药物或血压控制不佳均与房颤风险升高有关,其中血压每升高 10mmHg,房颤风险就会从 11% 增加至 17%。此外,收缩压、脉压及平均动脉压的升高均与房颤发生风险相关。血浆血管紧张素 Ⅱ和醛固酮水平升高会导致心房重构、心房肌细胞炎症反应及纤维化,促进房颤的发生,并且接受盐皮质激素受体拮抗剂治疗与房颤发生风险降低和减少复发相关。在一项有严重顽固性高血压和症状性房颤的患者进行的小规模研究中,随机选择房颤消融术伴或不伴肾交感神经切断,在 12 个月时,肾去交感神经治疗与血压和房颤负荷显著降低相关。房颤患者的血压控制水平与病死率之间存在联系,现有证据支持将血压控制在指南建议的一般心血管健康水平(血压 ≤ 120~139/80~89mmHg)以用于房颤一级预防,将血压控制作为降低房颤患者卒中风险的策略,并包括改善生活方式因素(肥胖、缺乏运动和饮食)。

(四) 纠正睡眠呼吸障碍

阻塞性睡眠呼吸暂停综合征(obstructive sleep apnea syndrome,OSA)是最常见的睡眠呼吸障碍(sleep-related breathing disorder,SDB)形式,是一个重要的健康问题,全球患病率估计接近 10 亿。SDB 与心血管疾病(cardiovascular disease,CVD)密切相关。虽然 SDB 和房颤之间的关联可能部分由共同的风险因素(如年龄、男性、肥胖、高血压和心力衰竭)驱动,最近的一项荟萃分析表明,房颤患者中 SDB 的患病率较高,SDB 严重程度与房颤患病率、负担之间存在"剂量 - 反应"关系,与轻度 SDB 患者相比,重度 SDB 患者对抗心律失常药物治疗的反应较差。目前的证据表明接受持续气道正压通气(continuous positive airway pressure,CPAP)治疗的 SDB 患者在房颤消融治疗后复发的风险较低。由于 SDB 的治疗可能会改善房颤负担,因此筛查和治疗伴随的 SDB 是房颤患者生活方式改变的重要组成部分。中国心脏康复与二级预防指南也推荐对高度怀疑有 OSA 的患者采用多导睡眠监测仪或便携式睡眠呼吸暂停测定仪了解患者夜间缺氧程度、睡眠呼吸暂停时间及次数。对睡眠呼吸暂停低通气指数(apnea hypopnea index,AHI)≥ 15 次 /h 或白天嗜睡等症状明显的患者,建议接受 CPAP 治疗。

(五) 营养支持

1. **减轻体重** 高体重指数(BMI)是心房颤动的独立危险因素,当体重指数(BMI)≥ 30kg/m^2 与房颤之间有强相关性,体重指数每增加一个单位,发生房颤的风险就增加 4%。肥胖个体更可能有更大的左心房(left atrium,LA)内径,并且 LA 内径与房颤的发生密切相关。除此之外,肥胖还与多种疾病(高血压、阻塞性睡眠呼吸暂停综合征等)相关,可能增加房颤风险。在 REVERSE-AF 试验的亚组分析表明,体重减轻最少的患者进展为持续性房颤的概率最高(约 48%),并且体重减轻 >10% 的持续性房颤患者中,约 88% 的患者可转变为阵发性房颤或无房颤发作。澳大利亚 LEGACY13 和 ARREST-AF12 研究进一步证实,房颤患者体重至少减轻 10%,BMI <27kg/m^2,同时管理并发危险因素,可以实现减轻房颤负担的初步目标。中国心脏康复与二级预防指南建议:超重和肥胖者在半年至一年内体重减轻 5%~10%,使 BMI 维持 18.5~23.9kg/m^2;腰围控制在男性 ≤ 90cm、女性 ≤ 85cm。肥胖患者接受减肥手术与房颤消融后新发房颤和复发房颤的风险降低有关。因此,对于超重或肥胖的房颤患者,应体重至少减轻 10% 以达到降低房颤负担及症状的目标。

2. **控制血糖、血脂** 糖尿病是房颤的独立危险因素,与房颤的发生显著相关并且更倾向于发展成持续性房颤,长期糖尿病对心房结构和功能的影响,引起心房机构重构和电重构,晚期糖基化终产物易导致心房纤维化是房颤的主要原因。积极的血糖控制与房颤发生及复发风险降低有关。研究表明,使用二甲双胍 13 年以上的房颤发生风险降低 19%,噻唑烷二酮类药物治疗超过 5 年房颤发生风险降低 30%。此外,血糖控制也可以降低再次接受导管消融的风险。但 ACCORD 试验数据显示强化血糖控制(HbA1c<6.0%)与标准血糖控制(HbA1c:7.0%~7.9%)相比,房颤的发生率没有显著差异,说明强化血糖控制至少在短期内不会带来显著的益处。

尽管高脂血症与房颤是否相关的研究结果不一致。回顾性分析表明他汀类降脂药物治疗后可能减少复律后房颤的复发。但他汀类药物的荟萃分析显示导管消融后房颤复发率没有减少。在缺乏预防房颤的直接证据的情况下,应使用一般心血管健康指南建议的水平。目前的数据不支持使用多不饱和脂肪酸或他汀类药物预防房颤。

3. **合理膳食** 心血管疾病与膳食因素密切相关,研究表明膳食纤维,富含钾与亚油酸的食物、鱼油、谷类等与减少心血管疾病密切相关。根据我国指南及专家共识,建议房颤患者制定营养处方时应注意以下内容:①食物多样化,粗细搭配;②低脂肪、低饱和脂肪酸,摄入充足的多不饱和脂肪酸;③限盐,适当增加钾、镁、钙等微量元素;④足量摄入膳食纤维。此外,服用华法林的患者还应注意维生素 K 的拮抗作用,保持每日维生素 K 摄入量稳定。维生素 K 含量丰富的食物有绿色蔬菜、鱼类、豆类、乳制品、动物内脏等。

(六) 心理测评与干预

抑郁和焦虑是心血管疾病发病和预后不良的预测因子,在评估压力、不良情绪对房颤发病率的影响时,有数据表明男性可能比女性更易受影响,紧张、焦虑、愤怒和敌意与男性房颤发生相关。此外,职业房颤发作的影响因素,一项针对 6 035 名瑞典男性的研究表明,包括当地交通司机、公交车司机、小学教师、码头工人、货运装卸工和面包师在内的高应变环境具有较高的房颤发病风险。我国专家共识建议:先采用"二问法"["健康问卷 -2 项(PHQ-2)"和"广泛焦虑问卷 2 项(GAD-2)"]进行筛查,当评分大于 3 分时建议进一步采用情绪状态自评量表和"患者健康问卷 -9 项(PHQ-9)"和"广泛焦虑问卷 7 项(GAD-7)"相结合进行心理测评。生活质量评估推荐使用健康调查简表 SF-36、SF-12、达特茅斯生活质量问卷。对于亚临床或者轻中度焦虑抑郁的患者,心脏康复专业人员可先给予对症治疗,包括认知行为治疗和抗抑郁药物对症治疗。对评估结果提示为重度焦虑抑郁的患者,请精神专科会诊或转诊精神专科治疗。

(王腾玉　黄明学　郭媛媛)

第二节　冠状动脉粥样硬化性心脏病

一、概述

(一) 定义

冠状动脉粥样硬化性心脏病(coronary atherosclerotic heart disease)简称冠心病(coronary heart disease,CHD),指冠状动脉发生粥样硬化引起管腔狭窄或闭塞,导致心肌缺血缺氧或坏死而引起的心脏病。由于病理解剖和病理生理变化的不同,冠心病有不同的临床表型。1979 年世界卫生组织曾将之分为五型:隐匿型或无症状性冠心病;心绞痛;心肌梗死;缺血性心肌病;猝死。近年根据发病特点和治疗原则倾向于分为两类,具体名称也经历了几次更改:稳定型冠心病与急性冠脉综合征,慢性冠脉疾病与急性冠脉综合征,2019 年 ESC 最新更新为急性冠脉综合征(acute coronary syndrome,ACS)和慢性冠脉综合征(chronic coronary syndrome,CCS)。

（二）老年冠心病特点

1. 年龄相关的心血管结构和功能改变。

2. 药代、药效动力学发生改变。

3. 症状不典型、临床表现复杂，容易漏诊、误诊。若心肌梗死部位在右室、下壁，发作时出现血压下降、缓慢性心律失常、反复发作的黑蒙、意识丧失等，容易误诊为短暂性脑缺血发作（transient ischemic attack，TIA）或者脑梗死等缺血性卒中。

4. 多种疾病共存，治疗矛盾。老年患者本身的疼痛阈值升高，多合并糖尿病及其他器质性疾病的患者，如肿瘤、呼吸道、胃肠道、血液系统疾病及泌尿系感染等，因此很难明确是否发生心绞痛，甚至呈现无症状的 ACS。

5. 多种药物联用，容易发生药物不良反应。

6. 成年人获益的措施，老年人不一定获益。如：抗栓治疗时出血风险更大；β 受体拮抗药的副作用、硝酸酯类药物导致的低血压等。

（三）冠心病的治疗原则

冠心病的治疗包括药物治疗与介入治疗，药物治疗贯穿 ACS 与 CCS 的所有类型患者，以及患者院内与院外的全程治疗；冠状动脉介入治疗以 ACS 患者为主，STEMI 与非 ST 段抬高型 ACS 介入治疗时机与策略大不同。

1. **抗心肌缺血药物**　主要目的是减少心肌耗氧量或扩张冠状动脉，缓解并预防心绞痛发作。

（1）硝酸酯类药物：硝酸酯类药物可扩张冠状动脉，缓解心肌缺血。硝酸甘油用于缓解心绞痛发作，舌下含服，胸痛发作每次 0.5mg，必要时每间隔 3~5 分钟可以连用 3 次；如含服硝酸甘油无效，需鉴别可能病因：心肌梗死、非缺血性胸痛、硝酸甘油失效。硝酸异山梨酯和 5- 单硝异山梨酯，用于预防与治疗心绞痛的发作。持续性应用会发生耐药，建议间歇性或偏心性给药。对于病情需要持续用药的情况，建议持续时间不超过 48 小时。

（2）β 受体拮抗药：通过作用于心肌 β1 受体，减慢心率、抑制心肌收缩力而降低心肌耗氧量，减少心肌缺血发作，减少心肌梗死的发生，对改善预后发挥重要作用。建议选择 β1 受体选择性的药物如美托洛尔和比索洛尔。但对于年龄 >70 岁，心率 >110 次 /min，收缩压 <120mmHg 的患者，尤其合并前壁心肌梗死，在住院后 24 小时内应用 β 受体拮抗药后心源性休克和死亡风险增加，可能与起始剂量过大、心功能下降有关。老年人 ACS 应用 β 受体拮抗药注意选择合适时机与合适剂量，最小量起始逐渐加量。

（3）钙通道阻滞剂：可有效减轻心绞痛症状，可作为治疗心肌缺血的次选药物。一般来说当硝酸酯类 +β 受体拮抗药不能有效控制的心绞痛,可加用口服钙通道阻滞剂。对于血管痉挛引起的变异性心绞痛患者,钙通道阻滞剂可作为首选药物。钙通道阻滞药中建议选用地尔硫䓬。

(4)其他:尼可地尔是 ATP 敏感的钾离子通道开放剂,同时,尼可地尔具有类硝酸酯作用,可以有效地降低细胞内钙离子浓度,降低收缩蛋白对钙离子敏感性,舒张血管,缓解心绞痛。尼可地尔可以有效扩张冠状动脉微小血管,亦适用于非阻塞性冠心病的治疗。无硝酸酯类相似的耐药性,可长期用于治疗和预防心绞痛发作。临床上尼可地尔有口服制剂与静脉制剂,后者常用于急性冠脉综合征,或 PCI 术后无复流或可疑微循环灌注不良的患者。

曲美他嗪通过抑制脂肪酸氧化和增加葡萄糖代谢,提高氧利用率而治疗心肌缺血。伊伐布雷定是窦房结 If 电流选择性抑制剂,其通过减慢心室率可用于治疗稳定型心绞痛,可单独或与 β 受体拮抗药联合用于稳定型心绞痛患者。

2. 抗血小板治疗

(1)环氧化酶(COX)抑制剂:通过抑制 COX 活性而阻断血栓素 A2 的合成,发挥抑制血小板聚集的作用。包括不可逆 COX 抑制剂(阿司匹林)和可逆 COX 抑制剂(吲哚布芬)。阿司匹林目前仍是抗血小板治疗的基石,不良反应主要是胃肠道出血,痛风患者诱发痛风急性发作风险较大。吲哚布芬可以作为 COX 抑制剂的替代治疗药物,主要用于 ACS 或者 PCI 术后有双联抗血小板需求同时阿司匹林使用禁忌的患者;剂量为 100mg,每日两次,PCI 术前首剂 200mg。

(2)P2Y12 受体拮抗剂:通过阻断血小板上的 P2Y12 受体抑制 ADP 诱导的血小板活化,发挥抗血小板抑制血栓形成的作用。P2Y12 受体拮抗剂经历了三代的变迁,目前临床常用的有氯吡格雷和替格瑞洛。氯吡格雷为前体药,起效慢,部分患者因基因多态性发生氯吡格雷抵抗。替格瑞洛可逆性抑制 P2Y12 受体,起效更快,作用更强,适用于急性冠脉综合征患者。替格瑞洛常见的不良反应为呼吸困难(与基础疾病不平行),因抗血小板作用很强,轻微出血(如小量咯血、鼻出血)更多见,减量应用可以减轻出血事件发生。PEGASUS 研究亚组分析显示:替格瑞洛联合阿司匹林 DAPT 对于既往陈旧心肌梗死史的稳定性冠心病患者,在 ≥ 75 岁高龄老年大出血发生率是 <75 岁患者的 2 倍。可见老年人双联抗血小板治疗阿司匹林联合氯吡格雷安全性更高,如果选用替格瑞洛联合双抗,建议减量应用(45/60mg 每天两次)。

(3)血小板 Ⅱb/ Ⅲa 受体拮抗剂(GPI):血小板激活、聚集后,形成血小板血栓的最后一条途径,需要通过糖蛋白Ⅱb/Ⅲa受体与纤维蛋白原结合。GPI(替罗非班、阿昔单抗)是直接抑制Ⅱb/Ⅲa受体的药物。指南不推荐GPI作为常规冠状动脉介入围手术期用药,如果患者血栓负荷重或造影出现血流慢、无复流等情况可考虑在双抗基础上联合应用GPI;患者出现呕吐或处于无法进食的状态,双抗服用时间距直接PCI时间间隔较短,建议使用GPI。为降低出血风险,应缩短GPI疗程,临床中静脉应用时间多为24小时或仅采用冠状动脉内注射的途径给药。CRUSADE注册的数据显示,老年患者接受GPI治疗时导致更多出血事件发生。75岁以上老年人使用GPI建议权衡获益与出血风险,谨慎选择GPI,使用过程中严密监测出血并发症。

3. 调脂治疗

(1)他汀类药物:他汀类药物通过降低LDL-C,及抗炎、抗血小板、保护内皮细胞等多通道发挥抗动脉粥样硬化作用。如果没有使用禁忌证,建议所有类型冠心病患者长期应用。定期复查血脂、转氨酶与肌酶。与<65岁的患者相比,相同剂量他汀类药物可使老年患者的LDL-C多降低3%~4%,多数情况使用小剂量的他汀类药物血脂即可达标。故老年患者使用他汀类药物应由小或中等剂量开始,建议优选中效他汀,根据LDL-C水平调整剂量与种类。

(2)胆固醇吸收抑制剂:代表药物为依折麦布,口服后迅速吸收,结合成依折麦布葡糖醛酸苷,作用于小肠细胞刷状缘,抑制胆固醇和植物固醇的吸收。冠心病患者在应用足量他汀LDL-C未能达标时,建议联用依折麦布,可进一步降低LDL-C,降低ACS患者心血管事件风险。推荐剂量10mg,每天一次。

(3)前蛋白转化酶枯草溶菌酶9(PCSK9)抑制剂:通过抑制PCSK9阻止LDL受体降解,从而促进LDL-C的清除,代表药物为依洛尤单抗与阿利西尤单抗,两周皮下注射一次。推荐用于家族性高胆固血症;极高危ASCVD在联用他汀类药物与胆固醇螯合剂基础上LDL-C不达标患者,建议加用PCSK9抑制剂。这类药作为一种新型的降脂"神器",尚缺乏在>75岁老年人群的实验数据。

2019年的ESC血脂指南扩大了高危及以上人群的范围,建议应根据危险分层和基线LDL-C水平考虑他汀类药物治疗方案,对LDL-C控制目标更为积极,未单独推荐老年人的调脂治疗目标。建议ASCVD极高危患者可考虑将LDL-C降至1.0mmol/L(40mg/dl)以下(Ⅱb,B)。推荐年龄≤75岁的老年人使用他汀类药物进行一级预防(Ⅰ,A);>75岁心血管高危或极高危的老年人,考虑使用他汀类药物进行一级预防(Ⅱb,B)。强调关注老年人服用他汀类药物的安全性、不良反应和药物的相互作用。建议选用低强度他汀。

4. 用药出血风险评估及规避策略　高龄老年 ACS 患者急诊 PCI 术前、术中和术后三联甚至以上抗栓药物的治疗,使缺血事件显著降低同时,并发严重出血风险也明显增加,影响预后,已成为高龄老年患者临床救治中的热点、难点和棘手的问题。识别出血高危患者并建立有效的预测方法是预防出血的基础。与出血相关的危险因素主要包括:

(1)不可干预因素:高龄、女性、慢性肾功能不全、贫血、既往卒中、低体重、糖尿病史、高血压病史、遗传因素等。

(2)可干预因素:抗栓药物种类、剂量、疗程、围术期因素等。CRUSADE评分是用于评估 ACS 和 PCI 术后患者院内出血风险的主要工具。

对于高龄老年 ACS 患者,抗栓治疗应重视防缺血与出血的平衡。依据相关文献报道,急诊 PCI 术后预防出血性并发症的策略包括:抗凝药的减量与选择和优化 PCI 操作技术。

5. 经皮冠状动脉介入治疗(PCI)　PCI 是急性冠脉综合征实现血运重建的最主要的方法,根据心电图是否出现有意义的 ST 段抬高,选择不同的治疗流程与策略。STEMI 一经诊断,溶栓或急诊 PCI 尽快实现再灌注是治疗的核心环节,老年人接受溶栓治疗的出血风险增加,>75 岁是 STEMI 溶栓的禁忌证。前瞻性、观察性和随机试验数据已经证实,对老年 ACS 患者进行直接经皮冠状动脉介入治疗是有效且安全的。2017 年的 ESC ST 段抬高型心肌梗死指南指出,再灌注治疗没有年龄上限,尤其是直接 PCI;对于老年 STEMI 患者,急诊 PCI 为首选的再灌注策略。NSTEMI 的 ESC 指南建议,对于老年人应采用与年轻患者相同的诊断和介入策略,即根据危险分层决定治疗策略。迅速血运重建是降低急性心肌梗死相关心源性休克患者死亡率的唯一策略。在参加 CULPRIT-SHOCK 试验的老年多支病变冠心病患者中,不同年龄患者的疗效没有差异。考虑到虚弱和合并症,对于急性心肌梗死相关心源性休克的老年人,建议仅对罪犯病变进行血运重建。不稳定型心绞痛治疗策略与NSTEMI 相似。此外 >75 岁老年人血运重建策略的制定,需要考虑患者自身意愿、预期结果、功能改善、生活质量提升及临终关怀等因素。

二、老年冠心病患者的康复评定与健康促进

冠心病康复是冠心病慢性期综合干预措施,目的是降低再发心血管事件风险,减少反复住院和不必要的血运重建;而且让患者恢复最佳体力、精神状态及社会功能。实现这样的目标,首先需要对冠心病康复患者进行全面的评估非常重要,而且评估过程分阶段贯穿在患者康复的整个过程。

心脏康复评估包括自然病史、生活方式、危险因素、心血管功能与运动风险、精神心理状态、营养状态、生活质量以及全身状态和疾病认知。通过评估，了解患者的整体状态、危险分层以及影响其治疗效果和预后的各种因素，从而制定与适合患者不同阶段的优化的康复治疗策略，实现全面、全程的医学管理。

健康促进是个体为了维持和改善自身健康水平自我发起的、建立在积极行为基础上的、多维度的持久行为。良好的健康行为能够降低冠心病的危险因素，减少并发症，改善冠心病病情及增进心血管健康，在冠心病的二级预防中有很大的应用空间。

老年冠心病患者的健康促进行为直接影响其生存率、死亡率、控制率及生存质量。通过提升患者的健康促进行为水平，提高老年患者健康促进水平对改善患者的生理、心理功能从而改善患者临床近期及远期预后有不可替代的重要意义。影响老年冠心病患者自我管理的主要因素尚无统一定论，一般来说是否具备足够的相关健康知识，掌握一定技能，坚持健康行为都是影响老年冠心病患者自我管理的主要因素。如果老年人阅读、理解能力相对差，生活习惯固定，给健康促进工作开展难度增加。如何提高老年冠心病患者的认知能力，使之真正理解健康信息、避免不良生活方式，对改善疾病自我管理能力，合理应用医疗资源是非常重要的。做好老年冠心病这一慢性病的防控，增加社区居民的健康知识与技能、培养健康行为习惯、增强自我效能入手，把健康在社区卫生服务中做实。

三、老年冠心病患者的康复治疗

大量的临床试验证实，包括运动和行为调整的心脏康复项目，不仅是实施个案管理的有效环节，而且可以帮助患者持续进行有效的生活方式干预，从而达到降低危险，改善生活质量、改善预后的目标。以循证医学为基础制定的美国心脏康复和二级预防项目指南指出，以患者为中心的目标是提供住院、过渡场所及院外持续性心脏康复。临床数据证实，参与心脏康复程序的患者更有可能达到 AHA/ACC 治疗指南中的冠心病治疗目标。

心脏康复分为三期：第 I 期：院内康复期，即心脏病患者住院期间的康复预防；第 II 期：院外早期康复期或门诊康复期，疗程一般为 3~6 个月，进一步可以持续至 9~12 个月；第 III 期：院外长期康复期，即社区或家庭预防康复。

（一）不稳定型心绞痛患者院内与院外心脏康复

1. 心绞痛患者院内心脏康复 心绞痛患者院内心脏康复是指在心绞痛

发作的急性阶段(第一阶段)康复,或指复杂病情患者的第二阶段康复。康复对象包括初发型心绞痛患者、PCI后未达到完全再血管化的心绞痛患者、冠状动脉旁路移植术后未达到完全再血管化的心绞痛患者。心绞痛患者院内心脏康复的目标是降低心脏性猝死或心肌梗死后患者再梗死的危险性,缓解心绞痛,尽早出院,回归家庭生活,并参加院外心脏康复。

心绞痛患者院内心脏康复一般为2~3周。心脏康复内容包括:对患者进行危险评估、调整用药、运动训练、心理疏导和包括戒烟在内的健康宣传教育。由于心绞痛患者住院期间部分会接受冠脉造影及冠脉介入治疗,甚至有些冠脉介入治疗在日间病房完成,极大地缩短了院内心脏康复时间。

首先是对患者进行危险评估。采用中国康复医学会心血管病专业委员会于2006年提出的心脏康复的冠心病患者的危险分层法。

其次是运动训练。心绞痛患者院内训练方式以有氧训练为主,包括步行、踏车运动和踏板运动。运动训练应从低强度开始,循序渐进增加强度,以不引起心绞痛发作为原则。设定合理的运动时间,一般从20~30分钟开始,逐渐延长运动时间,可达60分钟。训练频率为一般每周训练3~5次。设定运动强度为50%~80%峰值耗氧量,这相当于40%~60%心率储备。每次运动训练前要进行热身运动5~10分钟,结束训练后要进行整理活动5~10分钟。

另外,由于长期患有冠心病,反复心绞痛发作,患者容易产生心理障碍。冠心病患者的心理障碍发生率可达30%~40%。严重的心理障碍往往会加重心绞痛病情,使发作次数增加,形成恶性循环,所以心理咨询、心理疏导很重要。向患者讲解临床资料,使其了解冠心病心绞痛的发病特点、注意事项和预防再次发作的方法,同时给予患者安慰、陪伴等心理支持。缓解患者的紧张、焦虑情绪。必要时及时联系心理科医师,给予相应的药物治疗。

然后,是包括戒烟在内的健康宣传教育。健康宣传教育作为心理康复的一个重要组成部分,主要目的是获得生活行为方式的改善。特别强调戒烟、低盐低脂饮食、生活规律、个人修养等。

2. 心绞痛患者院外心脏康复　心绞痛患者出院后应该继续接受院外心脏康复6~8周。如果评估心绞痛患者的心血管的体能训练包括室内活动、快速行走或户外体育锻炼(30~60min/d),同时建议采用缺血阈值以下的运动强度,避免在运动中出现胸痛症状。

稳定型心绞痛患者体能训练的一个重要目标是运动能力的增强。另一个目标是加强对危险因素的控制。心脏康复对心血管危险因素(包括血脂异常、超重、高血压、吸烟等)的治疗作用是明确的。现行指南推荐目标如下:强烈推荐以体力活动为主的心脏康复治疗,因为已经证明体力活动可以改善生活质量并提高心血管疾病患者的生存率。

体力活动由体能训练和体育锻炼两部分组成。体能训练是一种有组织、有监管的体育活动形式。它对心血管疾病的危险因素有直接和间接的效果。体能训练对高胆固醇、高三酰甘油血症和高血压都有积极的影响。同时,对接受心脏康复计划的患者也要采取二级预防治疗措施。现已证明体能训练,尤其是高强度的体能训练,有抗炎、抗动脉粥样硬化、抗血栓的作用,并且延缓粥样硬化斑块及其并发症的进展。为了提高患者的生活质量,在病情允许的情况下应当使患者获得最大的运动能力。

在完成体能训练后,仍建议患者进行个人的体育锻炼,但不是强制性的。建议患者进行每天 30~60 分钟的日常体力活动,每周 5 天或者至少每周 3 天。推荐体能训练的运动类型包括热身运动、有氧训练和抗阻运动。热身运动可以用来保持关节的灵活性,它不会提高患者的运动能力。它可以被用来作为体能训练的一部分,但不能保证有训练效果。有氧训练是体能训练的主要类型,它可以提高运动能力,建议稳定型心绞痛患者采用。另外,在日常生活中,抗阻运动是不可避免的,因此体能训练期间需要进行抗阻运动,特别是左心室功能正常的患者更应进行抗阻运动。

需要注意的是,老年人运动康复过程中运动强度需要下调,建议减小至一半,同时注意根据患者体能与衰弱评分具体调整。

(二)急性心肌梗死患者院内与院外康复

急性心肌梗死后的患者可出现严重的身体与心理问题,因此急性心肌梗死的心脏康复旨在促进机体的恢复,控制急性冠脉综合征的危险因素,提高生活质量,促进回归社会,预防再次梗死和突然死亡。

急性心肌梗死的康复大体分三个阶段:急性期(发病后的 4~7 天内);恢复期(早期恢复期 5 天至 4 周,后期恢复期 2~6 个月);维持期(6 个月以后直至整个生命期)。发病(手术)当日开始,到离床后的恢复期,以及回归社会后至整个生命的维持期,康复的目标各不相同,康复的内容、手段、方式也就各具特点。一般来讲,入院的早期就开始急性期康复,住院中进行早期恢复期康复,出院后进行门诊后期的恢复期康复,恢复期结束后维持期的康复在社区或家中进行。

急性心肌梗死患者院内与院外心脏康复有利于提高运动耐量,提高生活质量评分(QOL),降低心血管事件的死亡率和总死亡率。运动疗法是心脏康复中重要的一环,不仅可以改善冠状动脉的危险因素、抗动脉硬化、抗心肌缺血、抗血栓、抗炎症,还具有改善内皮功能、改善骨骼肌代谢、改善自主神经功能等多方面的作用。以往认为运动疗法会使心功能恶化，加重左室重构进而影响预后。但近来大量研究已证实，运动疗法规范科学的推广，不仅有利于改善心功能，左室重构也得到明显的控制。此外，运动疗法还具有降低交感神经活性和增强迷走神经活性的作用，从而被认为是降低室性期前收缩所引发的心脏性猝死的重要因素之一。

1. **急性期心脏康复**　急性期心脏康复的目标是使患者能够安全地完成饮食、如厕、洗浴等日常事宜，同时开始对患者进行二级预防教育。急性期安静卧床休息的目的在于避免由于身体活动、交感神经刺激而引发心率加快和心肌耗氧量增加。但长期卧床休息也会引发机体功能失调。目前，对心肌梗死一般在急性期大多数都采取冠状动脉介入治疗，明显缩短了患者的安静卧床时间。安静卧床时间一般在 12~24 小时。

为预防并发症，急性期的康复以物理疗法为中心。对于重症患者，采取床上进行的低强度的抗阻运动，用以预防肌肉萎缩、血栓栓塞以及全身性功能失调。对于没有并发症的患者，在通过室内步行距离测试后，一般就可以进行早期恢复期的心脏康复过程。

急性期心脏康复方案的制定，要在综合评估心肌梗死后患者病情及危险因素的基础上进行。根据梗死的面积，左心室功能，运动耐量状况等，进行危险程度的分级，制定运动处方和确定监护程度（心电、血压、血氧监护）的级别。在欧美及日本等国家，急性期的心脏康复已经被纳入到急性心肌梗死治疗的临床路径。正是由于急性心肌梗死诊疗内容的标准化，使得入院期间的康复效率得以提高，从而使得向恢复期心脏康复阶段的过渡变得顺畅。

近年来，急性心肌梗死的 PCI 治疗使得住院时间和早期社会回归时间明显缩短，急性期康复"2 周的模式"的"1 周程序"模式正逐步被采用。

急性期心脏康复的患者教育，着眼于二级预防。急性期康复患者教育的具体内容主要为：

（1）胸痛发作时的紧急处置办法与救急联系方式；

（2）硝酸甘油及硝酸酯类药物的舌下含服方法；

（3）心肺复苏术；

（4）冠状动脉危险因素的说明；

（5）参加心脏康复和改善生活方式的重要性；

（6）禁烟与心理疗法。急性期患者教育要紧密地围绕着"紧急情况下的应对与处置办法"和"参与二级预防的动员"这两大核心教育目标来开展。

2. **恢复期心脏康复**　恢复期的心脏康复，即从离床开始到回归社会（发病后 5~6 个月)。一般而言,急性心肌梗死发病 6 天以后,对于没有运动疗法禁忌的患者,心脏康复程序就要从急性期心脏康复程序进展到恢复期心脏康复程序了。近年来,由于 PCI 治疗明显缩短了急性心肌梗死患者的住院时间,早期恢复期的心脏康复往往还没有开展,患者就已经出院了。这使得患者的 QOL 和预后受到了很大的负面影响,也使得出院后的恢复期康复变得越来越重要。恢复期心脏康复的有效性得到了国际上的一致认可,AHA 指南指出,改善心肌梗死患者长期预后,恢复期和维持期的他汀类药物应用和心脏康复被作为 I 类推荐(确实有效)。Taylor 等的 Meta 分析表明,以 6 个月运动疗法为中心的心脏康复可以有效地将总死亡率降低 20%,将心血管死亡率降低 26%。

老年心肌梗死患者出院回家后,由于对自身疾病状况的顾虑、对经济情况的担忧,对自理与死亡的忐忑等,多数会陷入一种长期的抑郁状态。因此,恢复期的心脏康复,除了运动疗法以外,还要辅以精神心理方面的指导。在帮助患者完成身体功能功能康复的基础上,使患者在精神心理方面收获安宁与自信是十分重要的。总之,恢复期的心脏康复是整体的、全面的、多方位的康复,包括医学检查的评价、运动疗法、禁烟教育、饮食疗法,冠状动脉危险因素的校正,复职指导和精神心理指导。运动疗法作为恢复期心脏康复的核心内容,在制定其运动处方前,需要先行患者心肌梗死后的病情评价(梗死面积的大小、左心室射血分数、有无心力衰竭、有无心肌缺血、有无心律失常)、有无合并症;评估老年患者的体能、衰弱指数、运动经历、运动爱好以及社会环境等,进行综合性的分析与评价,从而确定个性化的、可执行的运动处方。

运动处方的运动强度范围,采用 peakVO$_2$ 的 40%~85%(相当于最高心率的 55%~85%)的运动强度。普遍采用的强度是 peakVO$_2$ 的 60%~70% 的运动强度。运动处方的运动时间与频率:开始阶段,每次 10 分钟,2 次 /d;慢慢增加至每次 20~30 分钟,2 次 /d;最后稳定再每次 30~60 分钟,1 次 /d。频率可以为每周 3 次左右。初期在时间和频率上以不留有上一次运动的疲劳感为原则,采用短时间低频率,循序渐进逐渐增加。运动开始前和开始后,设定准备活动的时间一定要充分,并对运动过程中可能发生的心血管事件、外伤和跌倒等意外事故做好预案与预防准备。运动处方的运动种类:以温和的大肌群运动形式为主,进行有氧的节律性运动。推荐步行、慢跑、游泳等,避免竞技类的运动项目。运动疗法开始阶段,应尽量避免使机体负荷急剧增加的无氧运动类型。运动疗法以门诊和家庭运动疗法相结合。运动处方制定后,1 个月、3 个月、6 个月后,分别进行运动负荷试验,对运动处方的效果和预后进行评价,并及时改进运动处方。据统计,早期坚持监护下的运动疗法,有助于根据患者的实际能力及病情制定相应的个性化运动处方,减少运动中的心血管事件和其他有害事件的发生。

在患者教育方面,恢复期心脏康复的内容包括营养、生活指导、用药指导、心理咨询等。出院后的生活指导是提高 QOL 的有效手段,需要多学科人员的共同参与。研究表明,门诊恢复期心脏康复中,在运动疗法单独实施的情况下,可以使 3 年内的死亡率降低 15%,而如果运动疗法联合患者教育,则可以使 3 年内的死亡率降低 26%。目前多数心脏中心的出院前患者教育包括:冠心病药物治疗方案与疗程,常见药物不良反应的识别与处理预案;冠心病危险因素的校正;出院后日常生活方式及饮食的指导;冠心病康复的运动疗法与物理疗法;ACS 患者出院后的随访与复查。

3. **维持期心脏康复**　维持期心脏康复是指从社会回归以后到整个生命期。对于在恢复期心脏康复过程中获得运动能力,改善的生活方式以及校正了的危险因素,要在维持期建立起自我管理的对策,使之得以维持。维持期自我管理的对策,要充分考虑年龄、体能、伴随疾病、衰弱指数、日常生活水平等个人背景、制定出个性化的可执行性方案。维持期心脏康复的场所,可以是在家中自行开展,也可以是参加会员制的心脏病专科医院或民间运动疗法专门机构等。德国与日本分别以 AHG(Ambulante herzgruppe:outpatient heart group)与心脏俱乐部的形式进行推展与开展。相比较在家自行开展的维持期心脏康复而言,会员制的集体型维持期心脏康复,由于是心脏病患者组成的群体,在交流和实际指导的方法上更易达成统一,而且可执行性强。

此外,维持期的老年患者,随着心力衰竭或者其他系统疾病的出现,要面对大剂量的多种类的长期服药以及饮食限制等所引发的精神压力;要面对家属、亲人的生老病死等所引发的生活压力。因此,维持期心脏康复的医疗工作者,要更加深刻地意识到这一点,注重心理疏导与鼓励支持!

(三)"双心医学"与心脏康复

随着医学模式的转变,精神心理问题在心血管疾病发生、发展中的作用越来越受到重视。1995 年以来在心血管门诊或住院患者的调查统计表示,心血管疾病同时合并焦虑、抑郁问题的占比较大。刘梅颜等报道急性冠脉综合征患者抑郁和焦虑患病率分别为 65.6% 和 78.9%,稳定冠心病患者抑郁和焦虑患病率分别为 18.5% 和 26.9%。冠心病患者发生心肌缺血时,剧烈的心绞痛及濒死感会导致应激状态的产生。患者对疾病的威胁和预后并不十分了解,往往会产生焦虑情绪。尤其老年患者常合并多系统疾病,意识到重病在身,命不久矣的担心会引发抑郁情绪。冠心病本身即可导致精神心理问题,从而形成恶性循环,反过来更加重心肌缺血。

双心医学是将"关注精神心理卫生"作为"心脏整体防治体系"的组成部分,立足于心血管疾病的学科体系,对心血管疾病或其疗效和预后受到来自精神心理因素的干扰或表现为心脏症状的单纯精神心理问题,进行必要、恰当的识别和干预。"双心门诊"抑或"双心查房"是要培养既懂心脏疾病知识又懂心理知识的临床"双心医生",从疾病整体的角度对心血管病合并的精神心理障碍进行早期识别、早期诊断及综合治疗。

心内科就诊患者存在焦虑、抑郁情绪的比例虽然很高,但从疾病诊断角度考虑,90% 的心内科患者都不符合焦虑症和抑郁症诊断,只是存在焦虑、抑郁倾向。对于精神科医生来说,这些患者不需要精神科医生的特殊治疗。作为心内科医生,早期识别出存在焦虑、抑郁情绪的"心脏病患者",在患者康复阶段给予恰当的心理干预,不仅可以为节省医疗费用减轻患者经济负担,而且早期干预可以帮助患者尽快恢复正常的工作与生活。扎实的心脏专业知识与能力至关重要,识别出"真患者",避免贻误重症患者。精神心理知识了解常识即可,结合应用焦虑抑郁自评量表进行筛查,对于轻、中度焦虑、抑郁症患者,心内科医生可以通过健康宣教、答疑解惑或者对症下药改善患者的症状。由于对疾病的过于担忧、缺乏社会活动与交流,老年冠心病患者出院后非缺血相关的主诉较多,医务人员耐心细致的宣教与鼓励将会帮助老年冠心病患者更顺畅地实现双心康复。

(黄明学　李春岩　张静瑜)

第三节　慢性心力衰竭

一、概述

心力衰竭(heartfailure)是指在静脉回流正常的情况下,由于原发的心脏损害引起心排血量减少,不能满足组织代谢需要的一种综合征。临床上以肺循环和 / 或体循环淤血以及组织血液灌注不足为主要特征,又称充血性心衰(congestiveheartfailure),常是各种病因所致心脏病的终末阶段。充血性心衰和心功能不全(cardiacdysfunction)的概念基本上是一致的,但后者的含义更为广泛,包括已有心排血量减少但尚未出现临床症状的这一阶段。

(一) 基本病因

1. 原发性心肌损害

(1)缺血性心肌损害:冠心病心肌缺血和 / 或心肌梗死是引起心力衰竭的

最常见的原因之一。

(2)心肌炎和心肌病:各种类型的心肌炎及心肌病均可导致心力衰竭,以病毒性心肌炎及原发性扩张型心肌病最为常见。

(3)心肌代谢障碍性疾病:以糖尿病心肌病最为常见,其他如继发于甲状腺功能亢进或减低的心肌病,心肌淀粉样变性等。

2. 心脏负荷过重

(1)压力负荷(后负荷)过重:见于高血压、主动脉瓣狭窄、肺动脉高压、肺动脉瓣狭窄等左、右心室收缩期射血阻力增加的疾病。为克服增高的阻力,心室肌代偿性肥厚以保证射血量。持久的负荷过重,心肌必然发生结构和功能改变而终致失代偿,心脏排血量下降。

(2)容量负荷(前负荷)过重:见于以下两种情况:①心脏瓣膜关闭不全,血液反流,如主动脉瓣关闭不全、二尖瓣关闭不全等;②左、右心或动静脉分流性先天性心血管病如间隔缺损、动脉导管未闭等。此外,伴有全身血容量增多或循环血量增多的疾病如慢性贫血、甲状腺功能亢进症等,心脏的容量负荷也必然增加。容量负荷增加早期,心室腔代偿性扩大,心肌收缩功能尚能维持正常,但超过一定限度心肌结构和功能发生改变即出现失代偿表现。

(3)甲减可能会导致心力衰竭:甲减导致心衰,其原因可能与心肌细胞间质水肿,左心室扩大,及心包积液等因素有关,从而导致心肌收缩力减弱,心排血量减少,病情若进一步发展就会出现心衰。甲减患者若出现心衰,治疗时,首先应该纠正甲状腺功能减退,然后,根据病情,适当用一些抗心衰药物。由于 TSH 只能通过血液检测才能判断,因此安妮·R. 卡波拉建议,中老年女性应该定期查血,以便及早发现甲减,防止心衰并发症。

(二) 主要诱因

1. **感染**　可直接损害心肌或间接影响心脏功能,如呼吸道感染,风湿活动等,是引起心衰最常见的因素。

2. **严重心律失常**　特别是快速性心律失常如心房颤动,阵发性心动过速等。

3. 水电解质紊乱。

4. 妊娠,输液,补盐过多过快。

5. **过度体力劳累或情绪激动**　分娩、体力劳动、暴怒。

6. 环境,气候急剧变化。

7. **治疗不当**　不恰当地停用洋地黄类药物或降压药等。

8. 高动力循环　严重贫血、甲亢。

9. 肺栓塞。

10. 原有心脏病加重或并发其他疾病 冠心病心绞痛型发展为心肌梗死,风湿性心瓣膜病合并贫血等。

(三)急性左心衰竭的处理

1. 坐位,双腿下垂。

2. 吸氧。氧气宜通过 50% 乙醇,或用 1% 二甲硅油气雾剂,以利去除肺内泡沫,并可用面罩或气管插管加压给氧。

3. 吗啡 10mg 皮下注射或哌替啶 50~100mg 肌内注射(使呼吸变得深而长),必要时亦可静脉注射。有昏迷、休克、严重肺部感染、呼吸抑制者禁用,老年患者慎用,可先予半量观察后调整。

4. 强心剂:目前多用毛花苷 C(西地兰)0.2~0.4mg 加入 5% 葡萄糖液 20ml 静脉缓注(心脏极其脆弱者禁用)。

5. 快速利尿:静脉推注呋塞米(速尿)20~40mg,以期迅速减少有效循环血量,减轻心脏前负荷和肺淤血及水肿。

6. 血管扩张剂:经上述处理心衰仍未能得到控制时,可采用酚妥拉明或硝普钠等血管扩张药治疗。用药前后必须严密观察血压、心率及临床症状改善情况。硝酸甘油或硝酸异山梨醇酯(消心痛)舌下含化于病情早期应用亦有效。

7. 氨茶碱 0.25g 加入 10% 葡萄糖液 20ml 中缓慢静脉注射。

8. 地塞米松 5~10mg 静脉注射,可增强心肌收缩、扩张周围血管、解除支气管痉挛、利尿,并有降低肺毛细血管通透性的作用。

9. 肺水肿出现严重发绀者,或微循环明显障碍者,可酌情选用阿托品、东莨菪碱、山莨菪碱(654-2)等静脉缓注,以改善微循环灌注。

10. 治疗病因,除去诱因,以防复发。

(四)常规用药

1. ACE 抑制剂 是三联疗法的根本。全部心衰患者,包括 NYHA Ⅰ级、无症状性心衰(LVEF<35%~40%),均需应用 ACE 抑制剂,除非有禁忌证或不能耐受,而且需无限期的,终生应用。治疗宜从小剂量开始,逐步递增至最大耐受量或靶剂量,而不按症状的改善与否及程度来调整剂量。欧洲心脏病学会推荐的靶剂量为:依那普利 5~10mg、一日二次,培哚普利 4mg、一日一次,卡托普利 25~50mg、一日三次。ACE 抑制剂在增量过程中如出现低血压或低灌注(如肾功能变化、脑缺血症状:眩晕、晕厥)时,应首先将利尿剂减量;停用其他对心衰无价值的扩血管剂如:α 受体拮抗药、钙通道阻滞药、硝酸盐制剂等。

肾功能轻度异常(尿素氮≤12mmol/L,肌酐≤200μmol/L,血钾<5.5mmol/L),仍可继续应用。

2. **利尿剂** 适用于所有有症状的心衰患者。NYHA Ⅰ级、无症状心衰患者不必应用,以免血容量降低致心排血量减少而激活神经内分泌。利尿剂必须与ACE抑制剂合用,因ACE抑制剂可抑制利尿剂引起的神经内分泌激活;而利尿剂可加强ACE抑制剂缓解心衰症状的作用。利尿剂剂量宜应用缓解症状的最小剂量。利尿剂应用的目的是控制心衰患者的液体潴留,一旦水肿消退、体重恒定(隐性水肿的检测指标),即可以最小有效量长期维持。关于制剂的选择:轻度心衰可用噻嗪类;中度以上一般均需应用袢利尿剂,必要时可合用,因二者有协同作用,真正的难治性心衰可用呋塞米持续静滴(1~5mg/h)。保钾利尿剂纠正低钾血症优于补充钾盐。与ACE抑制剂合用时需注意监测血肌酐与血钾,每5~7天一次,直至稳定为止。螺内酯是醛固酮受体拮抗剂,因而在心衰治疗中有其特殊地位。RALES试验表明:小剂量螺内酯(<50mg/d)与ACE抑制剂以及袢利尿剂合用是安全的,不引起高钾血症。

3. **洋地黄** 是传统的正性肌力药,此外还有神经内分泌作用,可恢复心脏压力感受器对中枢交感冲动的抑制作用,从而降低交感神经系统(SN系统)和RA系统的活性;增加迷走神经的张力。洋地黄的正性肌力作用虽弱,但不产生耐受性,是正性肌力药中唯一的,能保持LVEF持续增加的药物。

美国FDA于1997年正式批准了地高辛——这一争议了200多年的老药用于治疗心衰,确认了地高辛继续有效的作用。国际上心衰治疗指南的意见是:地高辛可应用于全部心衰患者伴房颤和有症状的窦性心律心衰患者。房颤患者可根据室率调整剂量。窦律患者是否根据血清地高辛浓度尚无足够证据。根据DIG试验,推荐应用0.25mg/d。

4. **β受体拮抗药** 早已明确,慢性心衰时,SN系统持续激活,可促进心衰恶化、猝死。血NE可作为反映心衰预后的指标。由于β受体拮抗药的长期效益,可减少心衰进展的危险性,因而建议:所有NYHA Ⅱ级、Ⅲ级病情稳定者均必须应用β受体拮抗药,除非有禁忌证。而且应及早使用,不要等到其他疗法无效时才用。应在ACE抑制剂和利尿剂基础上加用β受体拮抗药,地高辛亦可应用。必须强调的是:β受体拮抗药不能用于"抢救"急性心衰患者。应告知患者,症状改善常在治疗2~3个月后才出现。虽然β受体拮抗药没有即刻效益,但仍能减少疾病进展的危险。应注意β受体拮抗药必须从极小量开始,每 2~4 周剂量加倍,达最大耐受量或靶剂量。

5. **醛固酮受体拮抗剂** 醛固酮在心肌细胞外基质重塑中起重要作用。目前建议:低剂量螺内酯可在三联疗法的基础上加用于 NYHA Ⅳ级心功能的患者。

6. **心肌能量优化剂** 曲美他嗪、辅酶 Q10、1,6- 二磷酸果糖(FDP)、B 族维生素等药物可改善和优化心肌代谢,营养心肌。临床医生还认为,即使是正常人平时也应该多吃一些有利于增强心肌细胞活力的物质,将可以远离心力衰竭。

7. **血管紧张素 Ⅱ 受体阻滞剂(ARB)** ARB 可阻断所有 A Ⅱ 的不良作用,包括 ACE 途径和糜酶途径等生成的 A Ⅱ。目前的建议是:对 ACE 抑制剂耐受良好或未用过 ACE 抑制剂者不必应用 ARB;对那些有咳嗽或血管神经性水肿而不能耐受 ACE 抑制剂者可以 ARB 取代;但对低血压、肾功能恶化和高钾血症的作用则 ARB 和 ACE 抑制剂相似。

二、老年康复患者的病情评估

(一) 临床分期

Ⅰ级:患者患有心脏病,日常活动量不受限制,一般活动不引起疲乏、心悸、呼吸困难或心绞痛。

Ⅱ级:心脏病患者的体力活动受到轻度的限制,休息时无自觉症状,但平时一般活动可出现疲乏、心悸、呼吸困难或心绞痛,休息时即感觉好转。

Ⅲ级:心脏病患者体力活动明显受限,休息时一般没有症状,小于平时一般活动即引起上述的症状。

Ⅳ级:心脏病患者体力活动完全受限。休息状态下也出现心衰或心绞痛症状,任何体力活动都会使症状加重。

(二) 心力衰竭的症状

心衰最典型的症状是程度不同的呼吸困难,活动时加重,严重者端坐呼吸、咳嗽并伴大量白色或粉红色泡沫痰、食欲降低、双下肢水肿等。早期心衰的表现并不典型,有的患者会在进行较为剧烈的活动时出现气短,上楼时胸闷、气短,休息后即可缓解。有的晚上入睡后憋气及胸闷,需用好几个枕头垫高才舒服,每晚双下肢水肿、疲乏无力、头晕、记忆力下降等。除上述临床表现外,还可进行一些常规检查如心脏超声,它是目前诊断心衰最准确、最简便、临床上应用较为普遍的方法。还有一些隐性心衰者自己并未感觉特别异样,如不是心脏超声等检查表明其心脏增大、功能减弱,这些患者几乎与最佳的治疗时期擦肩而过。

老年人早期征象：

1. 劳动或上楼梯时,发生呼吸困难。

2. 睡眠时突然呼吸困难,坐起时又有好转。

3. 下肢水肿,尿量减少。

4. 没患感冒却咳嗽、痰多、心慌、憋气。

5. 失眠、疲乏、食欲减退。

6. 病情加重,四肢抽搐,呼吸暂停,紫绀,但发作后,又马上恢复正常。

7. 血压下降,心率加快,面色苍白,皮肤湿冷,烦躁不安。

8. 呼吸极度困难,有窒息感,咳嗽、咯出大量粉红色泡沫样痰。

对上述症状如有 1~5 项能对得上号者,为早期心衰的典型表现,应引起注意;如有 6 项能对得上号者,是由于脑缺血而引起的心性晕厥;若全部都有者则为急性肺水肿的表现。

三、老年心力衰竭患者的健康促进

心衰患者平时应保持开朗乐观的心情不要因患心衰而一蹶不振,对于疾病要抱"既来之,则安之"的态度。应当了解,虽然绝大多数心脏病本身难以得到根治,但由于心脏具有强大的储备以及调节补偿能力可通过心肌肥厚扩张等方式来进行弥补,以使患者有接近正常水平的血液循环功能同样能够满足机体的需要。心衰患者还切忌精神紧张和情绪波动,否则可使交感神经兴奋肾上腺素分泌增多。导致血压升高,心率增快,心肌耗氧量上升,心脏负荷增加。患者宜在医生的指导下学会自找保养的本领。日常生活宜有规律,按时起居,劳逸结合,动静结合,避免过度劳累。休息时的最佳体位是半卧位,即头部和胸部都可适当地垫高。白天时也可靠在躺椅上休息,两腿下垂,这样可以减少回心血量和肺循环淤血的程度。然而,心衰患者不要一味地消极平卧休息,因为长期卧床容易引起便秘、坠积性肺炎,下肢静脉血栓形成或肌肉萎缩,全身虚弱等对心功能的恢复有害无益。

四、老年心力衰竭患者的康复治疗

(一) 体重控制

慢性心力衰竭患者体征中体液潴留是临床体征的一项重要指标。ESC 指南建议如果患者发现短期内(3 天),体重增加超过 2kg,即需要看门诊或调整利尿剂用量,并注意控制水和钠盐摄入,并建议患者能规律地监测体重以避免病情恶化。从容量负荷增加到出现临床症状往往需要 4~8 小时,及时发现体重增加并作出相应处理可有效避免病情恶化,从而减少住院频数。慢性心力衰竭患者称体重依从性普遍较差,普遍缺乏密切监测体重的习惯,因此慢性心力衰竭患者需养成每日量体重记录体重变化的习惯,如果在 3 天内体重突然增加超过 2kg,则应当向医护人员咨询或调整利尿剂剂量,如持续体重增加则应当利尿剂剂量。

患者称体重依从性不佳的最主要原因可能是相关疾病知识缺乏,他们没有认识到每日监测体重的重要性,不知道每日监测体重是为了监测有无液体潴留,而后者是监测慢性心力衰竭是否恶化的一种方便且重要的手段。故应加强对慢性心力衰竭患者每日监测体重重要性的健康教育,为其提供有关每天监测体重重要性的教育和咨询。此外还需让患者了解常用利尿剂的主要副反应、怎样简单地预防其副反应,富含钾离子的食物、高盐食物有哪些,出现低血钾时有何症状等。同时注意培养患者体重增加时的应对方法,如咨询医师加服利尿剂、控制水分摄入、坚持低盐饮食等。只有提高慢性心力衰竭患者的体重管理相关知识、信念和行为水平,才能促进患者称体重行为的形成,改善其依从性,从而改善患者生活质量、延长生存时间。

(二) 限盐

传统观念认为摄钠过多会加重水钠潴留而不利于心衰的纠正,然而,实践一再表明,过度咸盐不仅无助于心衰的纠正,反而会因为低钠血症的发生加快心衰的发展。随着对心衰的认识逐步深入,钠水潴留的产生归于神经—内分泌活性的激活。按传统方法给以低盐饮食,控制钠摄入导致患者低钠血症发生;加上连续使用袢利尿剂使尿钠排出增加,进一步加重低钠血症;同时合并心源性水肿,最后出现稀释性低钠血症。低钠血症可导致远曲小管的钠盐转运减弱或产生继发性高醛固酮血症,而后者可产生明显的钠潴留作用。降低袢利尿剂的利尿效果—利尿剂抵抗。使预防和纠正重症 CHF 治疗过程中合并的低钠血症十分困难。因此,在心衰的治疗中,不加区分一概限盐的观念应以纠正。对于不需大量、长期利尿的心衰患者(多为病程短的心功 Ⅰ~Ⅱ 级)可以适当限盐;而对于长期、大量利尿治疗患者(多为病程长的心功 Ⅲ~Ⅳ 级)则不限制经饮食途径摄入盐的量,并根据血钠水平,适时适当地补盐,以避免低钠血症的发生。与正常人相比,心力衰竭患者的钠水潴留能力明显增强,限制摄盐量在严重心力衰竭患者比轻度心力衰竭患者更重要。

(三) 饮食

1. **碳水化合物** 研究结果表明,单糖饮食使心衰的病情恶化,而高纤维和淀粉饮食可限制心脏重塑、降低心衰死亡率和提高患者生活质量。

2. **脂肪酸**　大量研究表明,饱和脂肪酸的摄入与加重心衰病理变化正相关。无论是致心律失常,促进动脉粥样硬化,促炎性因子生成,还是导致内皮细胞功能障碍,都是心衰病情恶化的主要因素。而研究发现,低脂肪酸、多不饱和脂肪酸或鱼油的摄入都可以改善心衰的病理生理变化。

3. **蛋白质**　心衰常伴随营养素的消化吸收功能降低和机体细胞的能量代谢紊乱,严重影响患者的生活质量,因此,加强优质蛋白摄入可以提高患者的生活质量,改善预后。精氨酸和同型半胱氨酸共同参与细胞代谢活动。精氨酸作为 NO 的合成底物参与心肌和内皮细胞的舒张反应,瓜氨酸作为精氨酸在体内合成的底物,同样对于心衰的调节功能非常重要,所以加强含瓜氨酸和精氨酸食物的摄入对心衰患者有积极意义。国外研究表明:必需氨基酸可以改善心衰患者的肌细胞功能和代谢状态,所以富含 EAA 的优质蛋白的摄入对于改善心衰预后、提高生活质量和促进临床康复有一定的临床意义。

4. **相关饮食**　相关研究表明全谷类饮食的摄入,心衰的入院率和死亡率降低,而长期鸡蛋和高脂肪酸饮食的摄入,反而会增加心衰患者的入院率和死亡率。大量研究表明,坚果对心血管的保护作用不仅与脂肪酸的类型有关,也与其中的非脂肪酸成分有关。因为坚果不但富含不饱和脂肪酸,而且含有蛋白质、膳食纤维、维生素、叶酸、矿物质等多种营养成分,而这些成分大部分对于心衰的病理变化有益。此外心衰患者宜进食易消化食物,注意少食多餐,避免过饱。因此,在心衰患者的管理过程中应倡导患者长期采用能改善预后和提高生活质量的饮食模式。

（四）肥胖

2009 年,在中国心力衰竭论坛上强调了肥胖不仅与心脏病的发作率增加有关,同时增加了心力衰竭的发作率。目前尚不清楚肥胖在心力衰竭中起这样的作用,但是有学者认为这一作用可能间接通过高血压、心脏病发作或者糖尿病以及通过心脏肌肉本身起作用。超重或肥胖的慢性心衰患者应适当减肥。超重的标准是体重指数（BMI）＝体重（kg）/身高（m）^{2} 在 25~30 之间,肥胖的标准是体重指数大于 30。

（五）旅行避免长途跋涉

需要长时间乘坐飞机或火车要尽量休息,戴好耳塞、眼罩,久坐一段时间,要起身运动下,避免下肢血栓形成。避免去极寒或极热的景点,避免刺激心脏诱发心衰。旅游时避免马拉松,潜水等活动量较高的运动,洗桑拿或温泉温度要适度,避免冷热交替,导致感冒。爬山时要及时休息。饮食要健康和干净,避免暴饮暴食,避免高盐高脂高糖食物。避免大量饮酒和饮酒。外出前后要去门诊评估心功能,备齐药品,按时服用。不要随便停药或减量。如有不适终止旅游及时就诊。如有条件每日监测心率血压血糖。旅游后最好在门诊做全面检查,及时调整药物。

(六) 免疫

接种肺炎疫苗、流感疫苗和新冠病毒疫苗可以减少呼吸道感染而避免由此加重心力衰竭。

(七) 药物咨询

应鼓励患者根据自身症状和体液平衡等体征调节利尿药物,向患者说明所有药物可能产生的作用和不良反应、禁忌证等还需向患者解释:药物起效较慢,常需数周,有的药物则需数月,才能逐渐起效并发挥充分作用。在腹泻、出汗等脱水情况下,血压过低而出现症状时必要时减少利尿剂剂量,短期减少 ACEI 药物等。告知患者使用 ACEI 药物可能出现咳嗽和味觉减退。急性左心衰发作时,可以先舌下含服或喷用硝酸盐。告知患者下列药物尽量避免与治疗心衰的药物合用:非甾体抗炎药物、钙通道阻滞剂(维拉帕米、地尔硫䓬、第一代二氢吡啶类药物)、Ⅰ类抗心律失常药物、锂剂、肾上腺皮质激素。

(八) 休息

休息可减少心肌耗氧量,减少心脏负荷,使症状减轻。卧床休息可加速下肢水肿的消退。但在慢性稳定心力衰竭患者鼓励休息。急性左心衰和慢性心力衰竭不稳定期需限制体力活动或卧床休息,同时采用被动的活动以预防长期卧床的不良影响和生成血栓的危险。一旦患者的临床症状有所改善,应当进行呼吸锻炼和运动锻炼。

(九) 运动

心衰患者病情稳定时应鼓励进行体力和休闲活动,这些活动以不引起症状为准,以防止肌肉萎缩。应避免爆发性或等张运动,竞争性和过度疲乏的活动。仍从事工作的患者应评价是否继续工作。目前已知体力活动的减少可以导致体力的去适应,加重慢性心力衰竭的症状并使其对运动的耐受性减弱。运动可以改善慢性心衰患者的临床状态,提高血管紧张素转换酶抑制剂等药物的疗效。可以增加内皮依赖的周围血管和骨骼肌代谢。因此所有病情稳定的慢性心力衰竭的门诊患者可以采用运动训练,还需药物治疗配合。运动训练可以间断进行,也可以连续进行。运动轻度为预计达到最大心率的60%~80%。间断运动训练方式对于周围肌肉的刺激强度比连续运动更强,而不引起心血管系统的应激。运动训练时需注意运动时间、频率和强度。运动频率:对于不能耐受的患者,可采用每日多次 5~10 分钟的运动,对耐受较强的患者采用每周 3~5 次长时间(20~30 分钟)的运动训练。

(李春岩 王腾玉 黄明学)

第八章
老年呼吸系统疾病健康促进与康复

第一节　老年哮喘的健康促进与康复

一、老年哮喘的概述

支气管哮喘(简称哮喘)是由多种细胞包括嗜酸性粒细胞、肥大细胞、T淋巴细胞、中性粒细胞、平滑肌细胞、气道上皮细胞等及细胞组分参与的气道慢性炎症性疾病。其临床表现为反复发作的喘息、气急、胸闷或咳嗽等症状,常在夜间或凌晨发作或加重,多数患者可自行缓解或经治疗后缓解,同时伴有可变的气流受限和气道高反应性,随病程延长可导致气道重塑。哮喘是一种异质性疾病。

近年来全球哮喘患病率逐年呈增长的趋势,全球哮喘患者约3 000万,我国哮喘患病率也逐年上升。随着人口老龄化,老年哮喘的患者数量也在逐年上升,其中65岁以上成年人哮喘患病率为4%~13%。并且老年哮喘患者发病率及病死率较其他年龄段要高。哮喘病死率在1.6/10万~36.7/10万,多与哮喘长期控制不佳、最后一次发作时治疗不及时有关,其中大部分是可预防的。我国已经成为全球哮喘病死率最高的国家之一。

随年龄增长,肺组织的形态结构和生理功能也会随之改变。而这些改变可能影响哮喘。衰老和肺组织的弹性回缩力、胸壁顺应性和呼吸肌群的力量降低有关。由于以上原因,老年患者,即使无肺部疾病,肺功能也会出现通气功能障碍,其中包括残气量(RV)、一秒用力呼气容积(FEV1)以及一秒率(FEV1/FVC)。影响胸壁顺应性的因素包括肋软骨连接处、肋软骨和脊柱退行性关节疾病,以及骨质疏松性骨折导致的脊柱畸形。呼吸肌群的无力常常伴有心脑血管系统疾病、肾脏疾病、身体虚弱及营养不良,而这些疾病在老年患者中更为普遍。

哮喘的发病机制尚未完全阐明,目前可概括为气道免疫-炎症机制、气道重塑机制、气道高反应性及其相互作用。关于哮喘的发病机制归纳（图 8-1-1）。

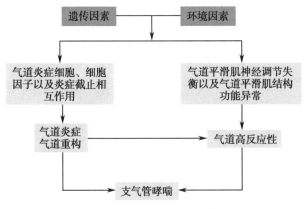

图 8-1-1　哮喘发病机制示意图

（一）哮喘的病因及诱发因素

哮喘是种复杂的、具有多基因遗传倾向的疾病，其发病具有家族聚集现象，哮喘的患病率和亲缘关系的远近呈现正相关。近年来，全基因组关联研究（Genome-wide association study，GWAS），也称点阵单核苷酸多态性基因分型技术的发展给哮喘的易感基因研究带来了革命性的突破。目前采用 GWAS 鉴定了多个哮喘易感基因，如 YLK40、IL6R、PDE4DJL33 等。环境因素对具有哮喘易感基因的人群是否发病亦有较大的影响，深入研究基因 - 环境相互作用将有助于揭示哮喘发病的遗传机制。

环境因素包括变应原性因素，如室内变应原（尘螨、家养宠物）、室外变应原（花粉、草粉）、职业性变应原（油漆、活性染料）、食物（鱼、虾、蛋类、牛奶）、药物（阿司匹林、抗生素）和非变应原性因素，如大气污染、吸烟、运动、肥胖、妊娠等。

（二）支气管哮喘的临床表现

1. **症状**　典型症状为发作性伴有哮鸣音的呼气性呼吸困难，可伴有气促、胸闷或咳嗽。症状可在数分钟内发作，并持续数小时至数天，可经平喘药物治疗后缓解或自行缓解。夜间及凌晨发作或加重是哮喘的重要临床特征。有些患者尤其是青少年，其哮喘症状在运动时出现，称为运动性哮喘。此外，临床上还存在没有喘息症状的不典型哮喘，患者可表现为发作性咳嗽、胸闷或其他症状。对以咳嗽为唯一症状的不典型哮喘称为咳嗽变异性哮喘（cough variant asthma，CVA）；对以胸闷为唯一症状的不典型哮喘，有人称之为胸闷变异性哮喘(chest tightness variant asthma,CTVA)。哮喘的具体临床表现及严重程度在不同时间和不同的疾病阶段表现可以存在很大差异。

2. **体征**　哮喘急性发作时典型的体征可以表现为双肺广泛的哮鸣音,伴有呼气相的延长。但非常严重的哮喘发作,表现为"沉默肺",哮鸣音减弱甚至是没有,是哮喘病情危重的表现。非发作期间患者可以无阳性体征,但不能排除哮喘。

(三) 符合以下情况可诊断为支气管哮喘

1. **典型哮喘的临床症状和体征**

(1)反复发作性喘息、气促,伴或不伴胸闷或咳嗽,夜间及晨间多发,常与接触变应原、冷空气、物理、化学性刺激以及上呼吸道感染、运动等有关。

(2)发作时及部分未控制的慢性持续性哮喘,双肺可闻及散在或弥漫性哮鸣音,呼气相延长。

(3)上述症状和体征可经治疗缓解或自行缓解。

2. **可变气流受限的客观检查**

(1)支气管舒张试验阳性(吸入支气管舒张剂后,FEV1 增加 >12%,且 FEV1 绝对值增加 >200ml);或抗炎治疗 4 周后与基线值比较 FEV1 增加 >12%,且 FEV1 绝对值增加 >200ml(除外呼吸道感染)。

(2)支气管激发试验阳性;一般应用吸入激发剂为醋甲胆碱或组胺,通常以吸入激发剂后 FEV1 下降 ≥ 20%,判断结果为阳性,提示存在气道高反应性。

(3)呼气流量峰值(peak expiratory flow,PEF)平均每日昼夜变异率(至少连续 7 天每日 PEF 昼夜变异率之和 / 总天数 7)>10%,或 PEF 周变异率{(2 周内最高 PEF 值 – 最低 PEF 值)/〔(2 周内最高 PEF 值 + 最低 PEF)× 1/2〕× 100% }>20%。

符合上述症状和体征,同时具备气流受限客观检查中的任一条,并除外其他疾病所引起的喘息、气促、胸闷及咳嗽,可以诊断为哮喘。

当患者出现呼吸困难、咳嗽、胸闷等症状考虑哮喘时,应和以下疾病进行鉴别:左心衰竭引起的呼吸困难、慢性阻塞性肺疾病(COPD)、上气道阻塞、变态反应性肺曲霉病(ABPA)、嗜酸性肉芽肿性血管炎、反流性食管炎。

和年轻患者相比,老年患者即使存在明显气流受限,但也可能缺少对呼吸困难和胸闷的感知能力,咳嗽可能是唯一症状。呼吸困难也是其他慢性疾病(如心力衰竭、贫血等)的常见症状,因此,哮喘作为一种病因可能会被忽视。此外,一些老年患者可能会限制他们的活动,以避免出现呼吸困难,或将其归因于衰老本身,因此,使后续哮喘控制或诊断更加困难。

二、老年支气管哮喘患者的康复评定与健康促进

支气管哮喘是一种常见慢性气道疾病,根据临床表现,患者的病程可以分为急性发作期、慢性持续期以及临床缓解期。

急性发作期为喘息、气促、胸闷、咳嗽症状突然发生或原平稳期症状逐渐加重,主要特征是呼气流量降低,多有接触变应原、刺激物,或呼吸道感染诱发。急性加重程度轻重不一,可在数天或数小时内出现,少数患者有数分钟内危及生命情况发生(表 8-1-1)。

表 8-1-1 哮喘急性发作病情严重程度分级

临床特点	轻度	中度	重度	危重
气短	步行、上楼梯时	稍事活动	休息时	
体位	可平卧	喜坐位	端坐呼吸	
讲话方式	连续成句	断续讲话	单字	不能讲话
精神状态	平静、可有焦虑	时有焦虑及烦躁	常有焦虑烦躁	嗜睡或意识模糊
出汗	无	有	大汗淋漓	
呼吸频率	轻度增加	增加	常 >30 次 /min	
辅助呼吸活动及三凹征	常无	可有	常有	胸腹矛盾运动
哮鸣音	散在,呼气末期	响亮、弥漫	响亮、弥漫	减弱,甚至出现寂静肺
脉率 /(次·min^{-1})	<100	100~120	>120	脉率变慢或不规则
奇脉 /mmHg	无,<10	可有,10~25	常有,>25	无,提示呼吸肌疲劳
使用 β_2 受体激动剂后预计值或个人最佳值	>80%	60%~80%	<60%	
PaO_2(吸空气,mmHg)	正常	≥ 60	<60	
$PaCO_2$/mmHg	<45	≤ 45	>45	
SaO_2(吸空气,%)	>95	91~95	≤ 90	
PH				降低

注:支气管哮喘的急性发作,不需要满足所有指标,只需要满足其中某一些指标,就可以提示该程度的急性发作。对于老年患者,需要和急性左心衰、肺栓塞等疾病相鉴别。

（一）哮喘急性发作期的药物治疗方案

急性发作的治疗目标是尽快缓解气道痉挛，纠正低氧血症，恢复肺功能，预防进一步恶化或再次发作，防治并发症。

1. **轻度**　经 MDI 吸入 SABA，在第 1 小时内 20 分钟吸入 1~2 喷，随后轻度急性发作可调整为每 3~4 小时吸入 1~2 喷。效果不佳时可加缓释茶碱片，或加用短效抗胆碱药气雾剂吸入。

2. **中度**　吸入 SABA（常用雾化吸入），第 1 小时内可持续雾化吸入联合应用雾化吸入短效抗胆碱药、激素混悬液，也可联合静脉注射茶碱类。如果治疗效果欠佳，尤其是在控制性药物治疗的基础上发生的急性发作，应尽早口服激素，同时吸氧。

3. **重度至危重度**　持续雾化吸入 SABA，联合雾化吸入短效抗胆碱药、激素混悬液以及静脉茶碱类药物，吸氧。尽早静脉应用激素，待病情得到控制和缓解后改为口服给药。注意维持水电解质平衡，纠正酸碱失衡，当 pH<7.20 且合并代谢性酸中毒时，应适当补碱。

对所有急性发作的患者都要制定个体化的长期治疗方案。

慢性持续期指患者虽然没有哮喘急性发作，但在相当长的时间内仍有不同频度和不同程度的喘息、咳嗽、胸闷等症状可伴有肺通气功能下降。

临床缓解期为经过治疗或者未经过治疗患者的症状、体征消失，肺功能恢复到急性发作前的水平，并且能够维持 3 个月以上。

（二）哮喘的管理目标

哮喘治疗目标在于控制症状，维持正常的活动水平，同时尽量减少急性发作、肺功能不可逆损害以及药物相关的不良反应的风险。

1. **哮喘管理的主要内容**　哮喘管理需要医患双方密切配合，是一项长期任务。治疗方案是根据患者的哮喘控制水平来调整治疗方案，已达到哮喘的持续控制，逐步确定能够维持哮喘控制所需的最低治疗级别。其中包括初始评估（症状、急性发作、生活质量、肺功能、气道及全身炎症指标、肺部影像学等）；定制支气管哮喘的防治计划，包括尽量减少诱发因素，治疗哮喘的诱发疾病比如过敏性鼻炎等；规范患者的药物治疗（表 8-1-2）以及患者宣教；定期对患者进行随访及监测；随访时根据患者的哮喘控制水平进行药物的调整并逐渐达哮喘控制的最低药物治疗。

2. **哮喘的教育内容**　哮喘只有通过长期的规范治疗才能够有效地控制；帮助患者识别如何识别诱发因素；哮喘的本质；哮喘长期的治疗以及随访的方式；确定患者能够正确使用吸入装置；告知患者如何进行哮喘症状的

自我监测;哮喘急性发作的识别及自我处理方法;心理因素在哮喘发病中的作用。

哮喘初始治疗患者严重程度的评估根据患者急性发作的程度和平时症状确定最低治疗水平。

在临床实践中,常用根据达到哮喘控制所采用的治疗级别来进行分级(表 8-1-2),经过第 1、2 级治疗能达到完全控制为轻度哮喘;经过第 3 级治疗能达到完全控制为中度哮喘;需要第 4、5 级治疗才能达到完全控制,或者仍不能达到完全控制为重度哮喘。

(三) 支气管哮喘的药物治疗

哮喘治疗药物分为控制性药物和缓解性药物。前者指需要长期使用的药物,主要用通过控制气道慢性炎症而使哮喘维持临床控制,亦称抗炎药,包括吸入性糖皮质激素(inhaled corticosteroids, ICS)、全身性激素、白三烯调节剂、长效 $\beta2$ 受体调节剂(longacting $\beta2$-agonists, LABA)、缓释茶碱、色甘酸钠、抗 IgE 单克隆抗体、抗 IL-5 抗体等。后者指按需使用的药物,在患者有症状时按需使用,通过迅速解除支气管痉挛从而缓解哮喘症状,亦称解痉平喘药,包括速效吸入及短效口服 β_2 受体激动剂、全身性激素、吸入性抗胆碱药物、短效茶碱等。

1. **糖皮质激素** 即人们常说的"激素",是目前控制哮喘最有效的药物。激素分为吸入、口服和静脉用药。无激素依赖倾向者,可在短期(3~5 天)内停药;有激素依赖倾向者应适当延长给药时间,症状缓解后逐渐减量,然后改口服和吸入剂维持。

2. **β_2 受体激动剂** 主要通过激动气道的 β_2 受体,舒张支气管、缓解哮喘症状。分为 SABA(维持 4~6 小时) 和 LABA(维持 10~12 小时),LABA 又可分为快速起效(数分钟起效)和缓慢起效(30 分钟起效)两种。SABA:为治疗哮喘急性发作的首选药物。有吸入、口服和静脉三种制剂,首选吸入给药。SABA 应按需间歇使用,不宜长期、单一使用。主要不良反应有心悸、骨骼肌震颤、低钾血症等。LABA:与 ICS 联合是目前最常用的哮喘控制性药物。福莫特罗属快速起效的 LABA,也可按需用于哮喘急性发作的治疗。目前常用 ICS 加 LABA 的联合制剂有:氟替卡松 / 沙美特罗吸入干粉剂,布地奈德 / 福莫特罗吸入干粉剂。特别注意:LABA 不能单独用于哮喘的治疗。

3. **白三烯调节剂** 通过调节白三烯的生物活性而发挥抗炎作用,同时可以舒张支气管平滑肌,是目前除 ICS 外唯一可单独应用的哮喘控制性药物,可作为轻度哮喘 ICS 的替代治疗药物和中、重度哮喘的联合治疗用药,尤适用于阿司匹林哮喘、运动性哮喘和伴有过敏性鼻炎哮喘患者的治疗。常用药物有孟鲁司特和扎鲁司特。不良反应通常较轻微,主要是胃肠道症状,少数有皮疹、血管性水肿、转氨酶升高,停药后可恢复正常。

4. 茶碱类药物　口服茶碱用于轻至中度哮喘急性发作以及哮喘的维持治疗,常用药物有氨茶碱和缓释茶碱,尤适用于夜间哮喘症状的控制。小剂量缓释茶碱与 ICS 联合是目前常用的哮喘控制性药物之一。静脉茶碱主要用于重症和危重症哮喘。茶碱的主要不良反应包括恶心、呕吐、心律失常、血压下降及多尿,偶可兴奋呼吸中枢,严重者可引起抽搐乃至死亡。静脉注射速度过快可引起严重不良反应,甚至死亡。由于茶碱的"治疗窗"窄,以及茶碱代谢存在较大叫差异,有条件的应在用药期间监测其血药浓度,特别是老年患者。安全有效浓度为 6 至 15mg/L。合用西咪替丁、喹诺酮、大环内酯类药物等可影响茶碱代谢而使其排泄减慢,应减少用药量。

5. 抗胆碱药　分为短效抗胆碱药(SAMA,维持 4~6 小时)和长效抗胆碱药(LAMA,维持 24 小时)。常用的 SAMA 异丙托溴铵,有 MDI 和雾化溶液两种剂型。SAMA 主要用于哮喘急性发作的治疗,多与 β_2 受体激动剂联合应用。少数患者可有口苦或口干等不良反应。常用的 LAMA 噻托溴铵是近年发展的选择性 M1、M3 受体拮抗剂。作用更强,持续时间更久(可达 24 小时),目前有干粉吸入剂和喷雾剂。LAMA 主要用于哮喘合并 COPD 以及 COPD 患者的长期治疗。

6. 抗 IgE 抗体　是一种人源化的重组鼠抗人 IgE 单克隆抗体,具有阻断游离 IgE 和 IgE 效应细胞表面受体结合的作用。主要用于经吸入 ICS/LABA 联合治疗后症状仍未控制,且血清 IgE 水平增高的重症哮喘患者。可显著改善重症哮喘患者的症状、肺功能和生活质量,减少口服激素和急救用药,降低哮喘严重急性发作率和住院率,且具有较好的安全性和耐受性。该药临床使用的时间尚短,其远期疗效与安全性有待进一步观察。

7. 抗 IL-5 治疗　IL-5 是促进嗜酸性粒细胞增多、在肺内聚集和活化的重要细胞因子。IL-5 单抗治疗哮喘,可以减少患者体内嗜酸性粒细胞浸润,减少哮喘急性加重和改善病生命质量,对于高嗜酸性粒细胞血症的哮喘患者治疗效果好。

8. 色氨酸类　有稳定肥大细胞和其他细胞膜作用,不舒张支气管。属于维持药物,适用于轻度哮喘,或激素的替代治疗。代表药物为色甘酸钠,不良反应较少见,偶有恶心、呕吐、头痛、头晕及关节痛和肿胀的报道。

9. 变应原特异性疗法　此种方法通过皮下给予或者吸入变应原提取液(如螨虫、猫毛等),可以减轻症状和降低气道高反应性。但对患者远期的安全性和有效性尚待进一步研究和评价。变应原制备的标准化工作也有待加强。

此种治疗应该严格在医师指导下进行。

哮喘的初始药物治疗方案对于患者的初始治疗应根据具体情况选择合适级别,保证初始治疗的成功率(表 8-1-2)。

表 8-1-2 支气管哮喘长期分级治疗方案

治疗方案	第 1 级	第 2 级	第 3 级	第 4 级	第 5 级
首选控制药物	不需要使用控制药物	低剂量 ICS	低剂量 ICS/LABA	中 / 高剂量 ICS/LABA	加其他治疗,如口服糖皮质激素
其他控制药物	低剂量 ICS	白三烯受体拮抗剂(LTRA)低剂量茶碱	中 / 高剂量 ICS 低剂量 ICS+LTRA 低剂量 ICS+ 茶碱	中 / 高剂量 ICS/LABA/LAMA 高剂量 ICS+LTRA 高剂量 ICS+ 茶碱	加用其他附加治疗,如 LAMA、IgE 抗体、IL-5 抗体
缓解药物	按需使用 SABA		按需使用 SABA 或低剂量 ICS/LABA		

注:推荐选用的治疗方案,但也要考虑患者的实际状况,如经济收入和当地的医疗资源等。低剂量 ICS 指每日吸入布地奈德(或等效其他 ICS)200~400μg,中等剂量为 >400~800μg,高剂量为 >800~1 600μg。

(四)哮喘慢性持续期的管理

对于已经接受治疗的患者,应对患者的总体控制水平进行评估,作为评估严重程度和调整治疗方案的基础。哮喘控制的总体评估包括症状评估和未来风险两个方面。症状控制根据治疗后 4 周内白天、夜间哮喘症状的频率、缓解药物的使用频率和活动受限情况进行评估,分为完全控制、部分控制和未控制三种状态。控制水平和治疗级别无关,严重哮喘也可能控制良好,轻度哮喘也可能控制不良(表 8-1-3)。

表 8-1-3 哮喘总体控制水平的评估

A 哮喘症状控制		哮喘控制水平		
过去 4 周,患者存在:		完全控制	部分控制	未控制
日间哮喘症状 >2 次 / 周?	是□ 否□	无	存在 1~2 项	存在 3 项及以上
夜间因哮喘憋醒?	是□ 否□			
使用缓解药物 >2 次、周	是□ 否□			
哮喘引起活动受限	是□ 否□			

续表

B 哮喘预后不良的风险因素（未来风险，包括诱发因素以及共患疾病）

诊断明确后需要定期评估危险因素，尤其是有过急性发作的患者

开始治疗时测定 FEV1，使用药物控制后 3~6 个月记录患者最佳肺功能值，并定期进行危险因素的评估。

　　患者初始治疗时每 1~3 个月进行随访，之后每 3~12 个月随访一次，急性加重以后应 1 周后进行随访。随访时根据患者的控制情况，对患者的哮喘控制水平进行分级，然后根据分级调整哮喘的治疗药物，最终使患者能够使用最少的药物完全控制（表 8-1-4）。

表 8-1-4　根据患者控制水平调整诊疗方案

哮喘控制分级	治疗措施
完全控制	使用最少药物维持控制
部分控制	升级或调整药物达到控制
未控制	同上
急性发作	同上

　　若患者控制不佳，除升级药物以外，还需考虑以下原因：

　　1. 有其他共患疾病，如过敏性鼻炎、鼻窦炎、肥胖阻塞性睡眠呼吸暂停综合征、焦虑和抑郁等。

　　2. 是否哮喘诱因没有避免，如职业、环境、运动、药物等。

　　3. 控制药物使用不当：药物是否正确吸入、用药依从性差、存在药物不良反应等。

　　4. 患者哮喘的诊断是否正确，如变态反应性肺曲霉病、声带功能失调、嗜酸性肉芽肿性血管炎等。

三、老年支气管哮喘患者的康复治疗

　　患者慢性持续期的非药物管理为了控制患者的症状和降低风险，除药物治疗以外，应该采取其他的治疗和策略。

　　1. 戒烟　戒烟可以延缓哮喘患者肺功能下降、肺免疫功能损伤以及肺部结构重构。在每次随访时鼓励患者戒烟，告知患者戒烟途径。如果患者烟草依赖严重，必要时可选择戒烟药物。

2. **运动**　运动可以改善患者的肺功能,并且可激动 β 受体,改善哮喘患者气道痉挛情况。但对待哮喘急性发作期以及控制不佳的患者应谨慎,并且告知患者关注运动后是否会诱发哮喘的急性发作。

3. **寻找致敏原**　致敏原可引起仔细询问患者是否有可疑致敏环境,并积极去除致敏原从而减轻气道的炎症反应。

4. **哮喘急性发作的管理**　哮喘的急性发作是指患者的哮喘症状在短时间内迅速加重,肺功能恶化,需要给予额外的缓解药物才可控制症状或控制不佳者。常见的急性发作诱因为接触变应原、上呼吸道感染、理化刺激物等,也有部分患者无明显诱因。急性发作的轻重程度不一,既往有过呼吸衰竭或因急性发作住院史、治疗依从性差、过度依赖 SABA、对哮喘症状感知不明显等。若症状持续恶化体力减退、肺功能 PEF ≥ 20% 需要尽早就医。

根据急性发作的程度需要尽早应用,具体药物选择见哮喘急性发作期药物治疗方案。经过药物治疗,临床症状和肺功能无改善甚至继续恶化,应及时给予机械通气治疗,其指征主要包括:呼吸肌疲劳、$PaCO_2 ≥ 45mmHg$,意识改变(需进行有创机械通气)。部分此外,应预防呼吸道感染等。

老年患者在管理时存在的问题:和年轻患者相比,老年人存在共患疾病(特别是心血管系统疾病)的概率更大,共患疾病可能使患者对于哮喘的症状、严重程度以及用药方面产生影响。例如,用于冠心病的老年非选择性 β 受体拮抗药可能会引起或恶化哮喘,在考虑开始或加强哮喘治疗之前,应该回顾其使用(理想情况下应停止)。但哮喘并不是选择性 β 受体拮抗药的完全禁忌证。治疗时应该综合考虑。因为共患疾病的存在,导致患者药物依从性可能较差,建议患者尽量单一用药,并需要关注潜在的不良反应和药物相互作用的风险。哮喘的自我管理计划是所有哮喘患者护理的关键,但由于老年人可能存在认知不足及药物依从性差,老年人的哮喘管理可能更需要家庭成员的帮助。

预后通过长期规范化治疗,儿童哮喘临床控制率可达 95%,成人可达 80%,轻症患者容易控制;病情重,气道反应性增高明显,出现气道重构,或伴有其他过敏性疾病者则不易控制。若长期反复发作,出现气道不可逆损伤,同时合并慢性阻塞性肺疾病,甚至并发慢性肺源性心脏病。

(矫翠婷　胡晓晨)

第二节　老年慢性阻塞性肺疾病的健康促进与康复

一、概述

慢性阻塞性肺疾病(chronic obstructive pulmonary disease,COPD)简称"慢阻肺",是一种常见的、可以预防和治疗的疾病,以持续存在的呼吸系统症状和气流受限为特征,通常与显著暴露于有害颗粒或气体引起的气道和/或肺泡异常有关。其患病率、病死率居高不下,尤其老年人是慢性阻塞性肺疾病的高发人群。

1. 慢性阻塞性肺疾病的病因　是多种环境因素与自身因素长期相互作用的结果。吸烟被认为是最重要的环境发病因素,高浓度或长时间接触职业粉尘和化学物质也可能促进慢性阻塞性肺疾病的发病,甚至高水平的环境 PM 2.5 与 COPD 的患病率也具有相关性。自身因素包括遗传和年龄等因素,尤其是随着年龄增长,呼吸系统结构改变和功能退化可以导致 COPD。

2. 慢性阻塞性肺疾病起病缓慢,病程较长,早期可以没有自觉症状。主要症状包括:慢性咳嗽:随病程发展可终身不愈,常晨间咳嗽明显,夜间阵咳或排痰;咳痰:一般为白色黏液或浆液泡沫性痰,偶可带血丝,清晨排痰较多,急性发作期痰量增多可有脓性痰;气短或呼吸困难:早期在较剧烈活动时出现,后逐渐加重,以致在日常活动甚至休息时也感到气短,是慢性阻塞性肺疾病的标志性症状;喘息和胸闷:部分患者特别是重度患者或急性加重时出现喘息;晚期患者有体重下降,食欲减退等。

体格检查在 COPD 诊断中作用有限。气流受限的体征通常只出现于肺功能严重受损的患者中,体格检查的敏感性和特异性也很低。所以 COPD 患者可能存在一些体征,但没有体征并不能排除 COPD。

视诊:胸廓前后径增大,肋间隙增宽,剑突下胸骨下角增宽,称为桶状胸。部分患者呼吸变浅,频率增快,严重者可有缩唇呼吸等。

触诊:双侧语颤减弱。

叩诊:肺部过清音,心浊音界缩小,肺下界及肝浊音界下降。

听诊:两肺呼吸音减弱,呼气相延长,部分患者可闻及湿啰音和/或干啰音。

3. 临床上常见的辅助诊断方法

(1)肺功能检查:肺功能检查对于气流受限重复性高,且可以量化,无创且易开展,是确诊慢性阻塞性肺疾病的必备条件。如支气管扩张剂后 FEV1 与 FVC 的比值(FEV1/FVC <0.70),可确定存在持续气流受限。肺总量(TLC)、功能残气量(FRC)及残气量(RV)增高,肺活量(FC)降低,表明肺过度通气。

(2)肺部 CT 检查:CT 检查可见慢性阻塞性肺疾病小气道病变的表现,肺气肿的表现,以及并发症的表现。但其主要的临床意义在于排除其他具有相同呼吸道症状的其他疾病。高分辨率 CT 对于辨别小叶中央型及全小叶型肺气肿以及确定肺大疱的大小及数量,具有较高的敏感性及特异性。

(3)血气分析:对确定发生低氧血症、高碳酸血症、酸碱平衡失调以及判断呼吸衰竭的类型有重要价值。

(4)生物标志物:近年来,血嗜酸性粒细胞在预测慢性阻塞性肺疾病急性加重风险和吸入激素获益中具有重要的价值,血 CRP 和 PCT 有助于限制针对慢性阻塞性肺疾病急性加重的抗生素的应用,但与生物标志物相比,痰色在判断高细菌负荷方面仍然具有较高的敏感性和特异性。

4. 慢性阻塞性肺疾病如果没有早期发现并干预,中晚期控制不佳会出现自发性气胸,慢性呼吸衰竭,甚至是慢性肺源性心脏病,因此对于一些具有慢性阻塞性肺疾病高危因素的人群早期的健康促进以及康复是十分有必要的。

5. COPD 的治疗　主要除了急性加重期的临床内科规范药物治疗及 COPD 稳定期的一些规律药物及非药物治疗措施(详见内科学),同时还包括一些出院 COPD 稳定期患者的营养支持,氧疗及通气支持,必要时可采取的干预性的经纤维支气管镜治疗和外科手术,出院后的教育与自我管理,临终关怀与姑息治疗。

当前现在社会人口急剧老龄化的环境下,老年 COPD 患者越来越多,这些患者即使在住院期间症状得到缓解,但不可逆的病情及持续加重的呼吸困难会无形给患者造成越来越多的困扰,患者的运动耐力下降影响生活质量,临床的药物治疗仅能做到延缓病情的发展,目前肺康复治疗越来越多地应用于临床,效果可观,并且已经得到足够的重视,它可以帮助改善患者呼吸困难的症状,改善肺功,增加患者运动耐力,提高生活质量。

二、老年慢性阻塞性肺疾病患者的康复评定

慢性阻塞性肺疾病康复评定,主要是对于肺功能的评估,肺功能常用康复评估方法如下:

(一) 呼吸功能障碍程度评定

可采用改良版英国医学研究委员会呼吸困难问卷(mMRC 问卷)评估呼

吸困难程度(表 8-2-1)。

表 8-2-1　mMRC

mMRC 分级	呼吸困难的症状
0 级	剧烈活动时出现呼吸困难
1 级	平地快步行走或步行爬缓坡时出现呼吸困难
2 级	由于呼吸困难,平地行走时比同龄人慢或者需要停下来休息
3 级	平地行走 100m 左右或数分钟后需要停下来喘气
4 级	严重呼吸困难以至于不能离开家,或在穿衣服/脱衣服时出现呼吸困难

(二) 呼吸功能评定

可使用 GOLD 分级,慢性阻塞性肺疾病患者吸入支气管扩张剂后 FEV1/FVC<70%,再依据其 FEV1 下降幅度进行气流受限的严重度分级(表 8-2-2)。

表 8-2-2　COPD 患者气流受限严重程度肺功能分级

肺功能分级		患者肺功能 FEV1 占预计值的百分比
GOLD1	轻度	FEV1 ≥ 80% 预计值
GOLD2	中度	50% ≤ FEV1<80% 预计值
GOLD3	重度	30% ≤ FEV1<50% 预计值
GOLD4	极重度	FEV1<30% 预计值

不过,现在普遍认识到 COPD 的影响不只呼吸困难一方面。因此,目前更推荐使用全面的症状评估,日常可选择简单全面的量表如 CAT(COPD 评估测试)(表 8-2-3)。

表 8-2-3　CAT(COPD 评估测试)

对于以下每一项,在最符合你当前状况的得分处打"×"			
例: 我非常高兴	①⊗③④⑤	我非常难过	得分
我从不咳嗽	①②③④⑤	我一直在咳嗽	
我没有痰	①②③④⑤	我胸腔里全是痰(黏液)	
我没有胸闷的感觉	①②③④⑤	我感到非常胸闷	
我爬个小坡或一层楼梯不感到呼吸困难	①②③④⑤	我爬小坡或上一层楼时感到呼吸困难非常严重	

续表

我在家里的活动不受限制	①②③④⑤	我在家活动非常受限
虽然有肺部病情,但我可以自信地离家外出	①②③④⑤	因为肺部病情,我完全没有离家外出的信心
我睡眠很健康	①②③④⑤	因为肺部病情,我完全睡不好
我感到精力充沛	①②③④⑤	我完全没有精力
		总分

(三) 运动试验

1. **心肺运动实验**(cardiopulmonary exercise testing,CPET)　是指在逐渐递增的运动负荷下,通过收集受试者呼出的气体并加以分析,监测机体在运动状态下的摄氧量、二氧化碳排出量、心率、血压、心电图等一系列数据指标,综合评价心肺等器官系统的整体功能和储备能力,心肺运动试验是心脏康复的重要核心环节,在临床应用中非常广泛。

测定方法:其运动方式有两种,平板运动和踏车运动,平板运动由于其平均峰值摄氧量更高,应用更加广泛,基本的测量装备有实时气体检测系统、血氧饱和度监测仪、动态心电监测站及动态血压仪监测等。可检测、记录并显示各项生理参数。临床上,根据患者的病史、心功能和运动能力,应选择水平运动试验、亚极量运动试验和症状限制运动试验等不同的测定方式。

2. **往返疾步走实验**(shuttle walk test,SWT)　包括增量往返步行试验(incremental shuttle walk test,ISWT)和耐量往返步行试验(endurance shuttle walk test,ESWT),是在录音机指导下逐渐增加速度或以某一运动强度的速度在距离10米的地方来回行走,所行走距离作为评价指标。

3. **6分钟步行试验**(6minute walking test,6MWT)　是临床上非常实用、便捷的评价患者运动耐量的方法。但在临床应用中,很多操作细节会影响试验的准确性,故并不常用。

(四) 心理功能评定

COPD患者由于呼吸困难和对窒息的恐惧,经常处于焦虑、紧张情绪。因为呼吸肌紧张程度增加,进一步加重气促和呼吸困难症状。

国外有研究表明焦虑不仅能加重气促,而且能触发气促。此外COPD患者由于慢性缺氧,可以引起器质性的脑损伤,表现出认知和情绪障碍等,因此需要对COPD患者进行相关的心理功能评定。

(五) 康复评定在慢性阻塞性肺疾病肺康复中的作用

首先可以最准确地筛选最适宜肺康复的患者,并且能够为肺康复患者制定相应的康复计划提供依据,同时可以做到全程监测患者的病情状况,全程监测和评估肺康复的疗效。

三、老年慢性阻塞性肺疾病患者的健康促进

老年慢性阻塞性肺疾病患者在出院后或是病情稳定期,除了面对疾病本身的病痛以外,同时要面对来自社会以及自身心理等多方面的压力,病患需要有良好的自我调节能力和积极乐观的生活态度,这才是慢性阻塞性肺疾病患者日常生活质量的主要保证,因此真正的健康促进就是来自社会及家庭的干预,社会和家庭的支持才能为老年患者肺康复提供一个稳定的环境。

1. **社区定期开展慢性阻塞性肺疾病相关知识讲座** 为患者宣讲疾病相关知识,打消患者对于自身疾病的顾虑。为患者发放健康手册,解答患者遇到的问题,加深患者对自身疾病的认知,拥有有效的自我保健意识。开通微信公众号,定期为患者推送健康知识。

2. **社区建立慢性阻塞性肺疾病患者群** 加强患者之间的联系与沟通,鼓励患者说出心中的想法,安抚患者。帮助患者学会自我调节情绪的方法,增强其自信心。多与他人交流,建立良好的人际关系,以提高其对生活的热情。

3. **个体化服务** 社区根据患者身体状况,可每个月由专业人员指导患者做适量的呼吸功能训练,并确保家属也可以掌握肺康复运动要点。

社会干预对于老年患者慢性阻塞性肺疾病肺康复是很重要的辅助手段,从呼吸功能训练、心理、运动、健康教育和饮食等方面入手,对其施以针对性、细致性地干预,可以有效提高老年慢性阻塞性肺疾病患者的生活质量,建议加强推广。

四、老年慢性阻塞性肺疾病患者的康复治疗

(一)肺康复

肺康复是 1981 年由美国胸科学会(American Thoracic Society,ATS)提出的,随后 ATS 联合欧洲呼吸协会(European Respiratory Society,ERS)在 1999年、2005 年和 2013 年对肺康复联合声明进行了修订。慢性阻塞性肺疾病的肺康复的最新定义是:一种基于对患者全面评估并量身定制的综合干扰措施,其包括但不限于运动训练、教育和行为改变,旨在提高慢性阻塞性肺疾病患者生理心理状况,并促使患者长期促进健康的活动。

肺康复是对慢性呼吸道疾病患者的循证的、多学科的和综合的干扰,这些患者具有症状,常伴有日常生活活动能力的下降,作为患者个体化治疗的一部分,肺康复的目的是通过稳定或逆转疾病系统表现而减轻症状、优化功能状

态、提高参与率和减少照护费用。

老年肺康复的对象可分为慢性肺疾病患者和非慢性肺疾病患者,如下情况均可考虑:①支气管扩张、支气管哮喘、间质性肺病、肺动脉高压等存在呼吸困难、咳嗽和/或咳痰的呼吸系统疾病;②误吸等能诱发和/或导致呼吸系统疾病加重的其他系统疾病;③慢性气道疾病的急性加重期和各种原因导致的需要机械通气的呼吸衰竭患者;④能减少并发症或加快术后恢复的胸部围手术期患者。

其中慢性阻塞性肺疾病患者如下情况考虑可行肺康复治疗:活动时呼吸急促;社会活动受限;轻微的体力或非剧烈运动受限;室内或室外的一般活动受限;日常生活能力受限。

(二)慢性阻塞性肺疾病患者肺康复的目标

减轻患者呼吸困难症状,减少并发症的发生,提高患者运动耐力;改善患者生活质量,增加日常生活自理能力,增加参与社会活动的能力;消除疾病遗留的功能障碍和心理影响,长期坚持健康增进行为;减少住院次数,减轻医疗负担,增加生存率。

(三)老年慢性阻塞性肺疾病的肺康复

上面提到过临床上中重度 COPD 患者主要是药物治疗,研究显示肺康复适用于大部分 COPD 患者,且出现二氧化碳潴留的二型呼吸衰竭的患者也同样适用,可以改善运动耐力,提高生活质量。

综合肺康复方案包括:运动疗法、家庭综合干预、心理行为干预及效果评价,其中运动疗法是其核心内容。运动疗法主要分为院内及院外的训练,其中呼吸肌训练及气道分泌物是重点。

1. 院内康复

(1)运动康复:它是所有肺部疾病康复的基础,强度越高,其康复效果越好,院内可以在医护人员的指导下根据患者的情况个性化制定强度开展,可以选择全身或局部的肌肉训练,完成空中踏车、拱桥运动、拉伸起坐等基本动作。

(2)呼吸肌康复:吸鼻、鼓腹、耸肩等呼吸训练,膈肌训练;同时也可以考虑选择呼吸训练器锻炼呼吸功能。

(3)促进排出气道分泌物:需要配合雾化吸入湿化气道并在专业指导下,通过全身运动正确咳嗽及排痰,做到真正有效清除气道分泌物。

2. 院外肺康复 老年慢性阻塞性肺疾病患者顺利度过急性发作期且病情稳定被允许出院,出院后需要给予康复指导以巩固治疗效果,预防复发,是慢性阻塞性肺疾病患者出院后的肺康复治疗的一个延续,但因其不能够在专业人员的指导下进行,所以对其运动强度及安全性是有一定要求的,可以建议患者自行在家中或附近社区进行,这要求患者有一定的依从性,这是未来的发展重点。

慢性阻塞性肺疾病院外肺康复主要包括用药指导,倡导并指导家庭氧疗,指导患者进行呼吸功能锻炼,指导加强呼吸道护理。其中呼吸功能的锻炼是肺康复的重点。

呼吸功能的锻炼根据运动的频率、时长、强度、类型等设计,原则上要循序渐进并且能够坚持。包括运动耐力训练、力量训练、呼吸肌肉训练等。

呼吸肌训练:①胸式呼吸:患者以坐位或仰卧位摆放,骨盆处于中立位置,双手于身体两侧平放,缓慢吸气的同时收缩腹部,向内部完全收缩腹腔内壁,收缩肋骨期间可向两侧扩张,到达最大范围后缓慢呼气,缓缓缩小胸廓。②腹式呼吸:体位仍然以坐位或仰卧位为主,呼吸以平稳趋势为主,双手放于胸部和腹部,用力吸气后向外扩张腹部,吸气完成后缓慢呼气,呼吸期间避免向外扩张,每次时间为 10 分钟,每日 3 次。

耐力训练:①上下肢耐力训练:上举患者上肢,做扩胸前伸动作,直接过渡到举起哑铃增加重量。下肢以慢跑为主,心率每分钟控制在 110 次,血氧饱和度控制在 90% 以上,每次持续时间 20 分钟,每日 2 次;②呼吸体操:在康复锻炼中极为重要,是治疗慢性阻塞性肺疾病患者的重要环节,通过合理的呼吸操锻炼,可将呼吸肌的工作效率增加,强化换气功能,减轻患者呼吸困难,进一步改善慢性阻塞性肺疾病患者的运动耐力。

慢性阻塞性肺疾病患者肺功是不可逆的,病理方面肺功能减退的延缓是很难的,通过康复方面的运动和锻炼可以改善患者呼吸困难等症状,通过多种样式的训练,锻炼患者的肌肉力量与呼吸肌,保证肺部气体的充足性,使肺部体积扩张到最大状态,同时缓慢呼气可使气流速降低,延长呼气时间,增加呼吸肌做功时间,减少呼气末肺内的二氧化碳,有助于气体交换,改善呼吸肌肌力,从而改善肺功,提高运动耐力。

此外肺康复方法还包括:氧疗、无创正压通气、呼吸方式训练、理疗等。患者可以通过氧疗等手段配合,提高康复耐力及训练强度,同时保证患者安全。

关于老年慢性阻塞性肺疾病肺康复的内容很多,其运动形式多样,包括运动康复、呼吸肌康复等,是肺康复的主要发展方向,需要强调的是要注意患者个体化,才能保证患者的安全和康复运动效果。近年来老年慢性阻塞性肺疾病越来越多,其高致死、致残率、易复发、久治不愈等特点都是降低老年患者生活质量的原因,而对于老年慢性阻塞性肺疾病患者来说予以综合康复治疗,可显著改善患者的肺功能指标与运动耐力,真正意义上提高生活质量,值得推广应用。

(胡晓晨　王　曼)

第三节　老年肺血管疾病的健康促进与康复

一、概述

近年来随着我国人口老龄化,衰老相关疾病成为研究热点,其中,在衰老过程中,血管的结构与功能变化是各种老年慢性病发生的重要因素,也是引起机体各器官系统衰老的关键生理病理基础。肺部最常见的衰老相关性血管性疾病为肺动脉高压(pulmonary hypertension,PH)。全球范围内有关 PH 流行病学相关文献报道相对较少,但从已注册研究表明,普通人群中肺动脉高压患病率约为 1%,但在 60 岁以上人群中高达 10%,且近年来中老年患者有增多趋势,提示年龄可能是肺动脉高压发病的独立危险因素。

肺动脉高压(pulmonary hypertension,PH)是指由多种异源性疾病(病因)和不同发病机制所致肺血管结构或功能改变,引起肺血管阻力和肺动脉压力升高的临床和病理生理综合征,继而发展成右心衰竭甚至死亡。PH 是指海平面、静息状态下,经右心导管检查(right heart catheterization,RHC)测定的肺动脉平均压(mean pulmonary artery pressure,mPAP)$\geqslant$ 25mmHg(1mmHg=0.133kPa)。

临床上将 PH 分为 5 大类:①动脉性 PH(pulmonary arterial hypertension,PAH);②左心疾病所致 PH;③肺部疾病和 / 或低氧所致 PH;④慢性血栓栓塞性 PH(chronic thromboembolic pulmonary hypertension,CTEPH)和 / 或其他肺动脉阻塞性病变所致 PH;⑤未明和 / 或多因素所致 PH。

(一) 临床表现

PH 的临床症状缺乏特异性,主要表现为进行性右心功能不全的相关症状,常为劳累后诱发,表现为疲劳、呼吸困难、胸闷、胸痛和晕厥,部分患者还可表现为干咳和运动诱发的恶心、呕吐。晚期患者静息状态下可有发作症状。随着右心功能不全的加重可出现踝部、下肢甚至腹部、全身水肿。导致 PH 的基础疾病或伴随疾病也会有相应的临床表现。部分患者的临床表现与肺动脉高压的并发症和肺血流的异常分布有关,包括咯血、声音嘶哑、胸痛等。严重肺动脉扩张可引起肺动脉破裂或夹层。

(二) 诊断流程

PH 的诊断建议从疑诊(临床及超声心动图筛查)、确诊(血流动力学诊断)、求因(病因诊断)及功能评价(严重程度评估)四个方面进行。这四个方面并非严格按照流程分步进行,临床操作过程中可能会有交叉,其中病因诊断贯穿于

PH 诊断的全过程（图 8-3-1）。

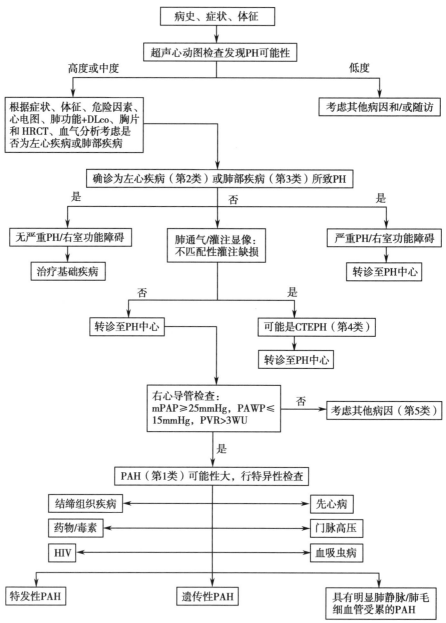

注：CTEPH：慢性血栓栓塞性肺动脉高压；DLco：CO 弥散量；HIV：人免疫缺陷病毒；HRCT：高分辨率CT；mPAP：肺动脉平均压；PAH：动脉性肺动脉高压；PAWP：肺动脉楔压；PH：肺动脉高压；PVR：肺血管阻力；1mmHg=0.133kPa

图 8-3-1 PH 的诊断流程

二、老年肺动脉高压患者的康复评定

肺动脉高压临床严重性评估是指根据临床表现、WHO 功能分级、6MWT、心肺运动试验、超声心动图、心血管核磁、血流动力学以及血清生物学标志物等多项检查指标，对患者的病情及预后进行综合评价。

(一) 运动耐量评估

包括 WHO 功能分级、6MWT 和心肺运动试验等。

1. **WHO 功能分级**　是肺动脉高压患者初诊时可以用来评估病情严重程度和判断预后，而治疗前后的功能分级变化用来评估治疗效果。WHO 功能分级：Ⅰ级，患者体力活动不受限，日常体力活动不会导致呼吸困难、乏力、胸痛或接近晕厥；Ⅱ级，患者体力活动轻度受限，休息时无不适，但日常活动会出现呼吸困难、乏力、胸痛或接近晕厥；Ⅲ级，患者体力活动明显受限，休息时无不适，但低于日常活动会出现呼吸困难、乏力、胸痛或接近晕厥；Ⅳ级患者不能进行任何体力活动。存在右心衰竭征象，休息时可出现呼吸困难和 / 或乏力，任何体力活动均可加重症状。

2. **6 分钟步行距离**(6minutes walking distance，6MWD)　用来判断肺动脉高压患者运动耐量以及评价治疗效果及预后。6 分钟步行距离结果受多种因素影响，包括性别、年龄、身高、体重、并发症、需氧量、认知水平、积极性等，在 6MWT 结束时多采用 Borg 呼吸困难评分来评价肺动脉高压患者的心肺功能和尽力程度。

3. **心肺运动试验**　是一项客观、定量地评价心肺储备功能、运动耐量的重要检查项目，可以用于评估肺动脉高压患者的运动耐量、治疗效果和判断预后。目前心肺运动试验大多使用逐级递增操作流程。肺动脉高压患者运动耐量、有氧代谢能力和通气效率明显受损，表现为呼气末二氧化碳分压降低，二氧化碳通气量(ventilation/carbon dioxide output，VE/VCO_2)升高，氧脉搏(VO_2/HR)和峰值氧摄取量(peak oxygen uptake，$PeakVO_2$)降低。PAH 患者最大摄氧量(maximal oxygen uptake，VO_{2max})<10.4ml/(min·kg) 则预示死亡率明显升高。

(二) 影像学检查

超声心动图检查有助于评价右心功能、病情严重程度和预后。常用指标主要包括：右房面积、TAPSE、右室面积变化分数、Tei 指数、心包积液等，三维超声心动图测量的右室游离壁应变、右室容量和右室射血分数可用于预测肺动脉高压患者的危险分层。心血管磁共振评价肺动脉高压严重程度及预后的指标包括：右室射血分数、右室搏出量、右室舒张末期容积、左室舒张末期容积、心室质量指数、主肺动脉面积变化、室间隔偏移程度、平均肺动脉血流速度及延迟强化等。心血管核磁对右心室的形态和功能的评估比超声心动图准确。

（三）血流动力学

血流动力学参数在肺动脉高压的诊断、病情和预后评估以及随访中均具有重要价值。肺动脉高压患者在治疗前需行右心导管检查以评价疾病的严重程度，以便制定治疗方案，随访是通过复查右心导管（治疗后 6~12 个月、病情恶化或需要调整治疗方案时）来评估治疗效果及确定下一步治疗方案。

（四）生物标志物

最常用生物标志物为 BNP、NT-proBNP，两者对于评价右心功能、肺动脉高压危险分层和预测预后有重要的价值。BNP/NT-proBNP 水平降低提示病情好转，而水平升高则反映病情加重。研究表明 BNP 与 PAH 血流动力学指标关系更紧密，而 NT-proBNP 更好地用于肺动脉高压患者预后评估，但其水平受年龄、肾功能影响较大。

肺动脉高压患者需要在治疗前行危险分层具有重要意义，通过危险分层可以评估病情严重程度，制定个体化起始治疗方案，随访中进行危险分层旨在评估治疗效果和调整治疗方案。简化版危险分层量表（第 6 届世界肺动脉高压大会）：根据肺动脉高压患者 1 年预期死亡率将患者分为低危、中危或高危，低危患者 1 年预期死亡率 <5%，中危为 5%~10%，高危 >10%。危险分层主要依据 WHO 功能分级、6MWD、生物标志物或右房压及心脏指数或 SvO_2 等指标，具有至少 3 个低危指标且不具有高危指标定义为低危状态，具有至少 2 项高危指标（其中包括心脏指数或 SvO_2）定义为高危状态，不符合低危和高危者都属于中危状态。简化版的危险分层通过对低、中、高危进行详细的定义，使危险分层更加明确、便于临床应用。

三、老年肺动脉高压患者的健康促进

近年来，虽然 PH 认识逐渐加深，但 PH 患者的诊断与治疗现状仍不容乐观。诊断困难的主要原因与 PH 症状隐袭、缺乏特异性病因涉及多学科等有关，早期识别与及时转诊至具有综合诊治能力的 PH 中心，有助于正确诊断和充分治疗。随着越来越多的靶向药物进入我国市场，不少患者没有经过全面病因筛查和功能评估便使用了靶向药物治疗，这导致了 PH 患者医疗照护模式不统一，对指南的遵循程度以及专业水平也不一致。以 PAH 为代表的肺血管疾病相对少见,且临床诊治相对复杂,总体而言,患者集中在 PH 中心诊治效果更好,专业的有经验的 PH 中心在诊治效果、节约诊疗成本与获得患者团体支持等方面均有突出优势。

PH 中心建设至关重要,一方面能够提高诊治效果,同时也能够节约成本。建立 PH 中心的目的主要在于接收某些需要特定方法诊断和需要使用特定药物治疗的 PAH、CTEPH、其他疑难危重症 PH 患者,以及对可引起 PH 的所有病因进行系统研究与评估。PH 中心的建设对于改善患者的结局和预后具有重要的价值。建议所有成人 PH 患者首先进行 ECG、X 线胸片、超声心动图和肺功能等初步检查,经过心内科或呼吸科医生会诊后,转诊至 PH 中心。PH 是一种进展性疾病,一旦病情恶化,转诊至 PH 中心,常能接受更好的综合救治措施。

(一) 肺动脉高压中心的建设

PH 中心应具备较强的临床诊治能力,比如欧美国家的 PH 中心要求年接诊 PH 病例数不少于 200 例,年随访 PAH 或 CTEPH 患者不少于 50 例,每月平均新增 PAH 或 CTEPH 患者不少于 5 例,具备 RHC 检查技术且进行急性血管反应试验例数每年不少于 20 例,要求有多学科组成的专家团队,配备专科病房与门诊以及相关检查与药物,并且有合作网络、教育培训等,这些经验与要求对于我国 PH 中心的建设有着很好的借鉴作用,但中国 PH 患者基数大、医疗资源地域分布差异有别于欧美国家,我国 PH 中心标准的建立还需要结合我国特点进一步摸索。

(二) 肺动脉高压患者转诊

PH 患者转诊至 PH 中心的指征包括:PAH、CTEPH 及各种疑难危重的 PH 患者等;当慢性肺部疾病或左心疾病患者出现明显 PH 不能用基础疾病解释或严重右心衰竭时也应该考虑转诊;当儿童 PH 出现下列情况应转诊至儿童 PH 中心:确诊或怀疑 IPAH 或家族性 PH、新生儿持续性 PH、术后持续性 PH、不能手术的 CHD 相关 PAH、ILD 相关 PH、多因素导致的 PH 以及不明原因的 PH。

(三) 长期后遗症管理

在急性期和出院后应采用多学科团队综合治疗肺动脉高压。团队应包括医师、有资质的护士和其他相关专业人员,旨在确保医院专家和家庭医师之间的平稳过渡,优化患者的长期管理。

1. 间隔 3~6 个月重新常规评估患者情况,调整后期康复方案。

2. 确保患者顺利完成从院内到长期门诊管理的过渡期。

3. 对出现 V/Q 肺扫描灌注缺损 3 个月以上、有症状的患者,在急性期后转诊至肺高压 /CTEPH 专科门诊,并评价 TTE、利钠肽和 / 或心肺运动试验情况。

4. 持续性或新发的呼吸困难 / 运动受限的患者,重新评估病情,以指导下一步治疗。

5. 无症状患者合并 CTEPH 危险因素时,进一步诊断评估,指导下一步治疗。

(四) 随访

PAH 患者总体的治疗目标是达到低危状态,表现为良好的运动耐量、生活质量、右心功能和低死亡风险。为便于临床医师推广和操作,评估危险分层的指标进行了简化。建议患者每 3~6 个月进行随访评估,随访检查项目包括 WHO 功能分级、血常规、血生化、动脉血氧饱和度、BNP 或 NT-proBNP、6MWT、超声心动图等,根据患者病情和用药情况进行其他检查项目包括铁代谢、D- 二聚体、肌钙蛋白、甲状腺功能等。建议在调整治疗方案或临床恶化时复查 RHC。

四、老年肺动脉高压患者康复治疗

(一) 一般措施

1. 体力活动和专业指导下的康复　肺动脉高压患者药物治疗是基石,而患者获得更好的生活质量与快速康复,在充分合理的药物治疗基础上专业指导下的运动康复训练则必不可少。最近研究表明每周进行低负荷的运动康复可以改善患者 6MWD、PeakVO$_2$ 以及血流动力学参数、心肺功能和生活质量评分。

社区及家庭康复是医院肺康复的延续,同时若患者在家中或社区能保证安全及运动强度,则应鼓励患者在家中或附近社区进行运动,而且为了提高运动康复的依从性,居家康复是发展方向。

肺康复运动训练方案设计的原则循序渐进并持之以恒,运动康复处方的部分应包括有氧训练及抗阻训练;并通过不断评估患者康复治疗的结果,修改确定康复方案,为患者提供最优服务,并且在完成院内康复计划后继续患者的家庭康复跟踪。

肺康复的内容多,耗时间,优化同时起到全身运动康复、呼吸肌肉康复和气道分泌物清除的康复方法是肺康复发展的方向。肺康复的运动形式是多样的,需要强调的是应根据患者个体情况选择及调整肺康复的运动形式,以保证患者安全和运动效果,取得良好的收益,提高患者生活质量。

2. **择期手术** 对 PAH 患者即使进行择期手术也会增加患者风险,接受择期手术者,硬膜外麻醉可能比全身麻醉耐受性好。

3. **预防并发症** 肺动脉高压的患者肺部感染是最常见的并发症,而肺部感染是加重心衰甚至导致死亡的重要原因之一。因此,患者应积极预防及控制肺感染,预防性应用流感疫苗和肺炎链球菌疫苗。

重症肺动脉高压导致的右心衰竭是最严重的并发症,其病死率高,预后差。因此重症肺动脉高压的患者应在肺动脉高压中心的 ICU 管理。重症 PAH 右心衰竭的患者的治疗需要积极控制诱因,包括感染、贫血、甲状腺功能障碍、肺栓塞、心律失常或不遵医嘱服药。

4. **社会心理支持** 研究显示肺动脉高压对老年患者情绪能够产生重大影响,常出现抑郁状态,影响生活质量,造成患者出现不配合治疗的现象,患者对疾病的预后不抱有积极心理并且意志消沉,不能配合治疗,严重影响了自身的生活工作等。这些情况采用药物治疗效果不是十分明显,应充分评估患者的精神心理状态,需要从药物以及心理上双重治疗,互相配合,治疗患者身体的同时治疗患者心理疾病,改善患者的抑郁状态以及生活质量。

医护人员常去患者病房与患者进行交流,与患者谈心,发现患者有抑郁状态发生时能够及时发现并开导解决。同时医护人员鼓励患者经常在一起举办娱乐活动,有共同的话题与经历,聚在一起的时光是美好的,患者心情自然愉快起来。还有家人的关心与陪护让患者感受到来自己家的温暖,幸福的感觉也能降低抑郁状态。来自家庭成员的关爱,对患者于无形中形成鼓励和信念支持,增强了与"病魔"战斗的勇气及意志,使老年患者发自心底的希望健康生活从而减轻疾病对家庭造成的经济负担,家庭成员的鼓励对帮助患者树立生活信念起到了正能量的作用。

5. **娱乐活动** 旅行等适量的娱乐活动能改善患者的身心状态,可通过个体化的健康评估后适度进行。但需要注意的是对于 WHO 功能分级为Ⅲ~Ⅳ级、动脉血氧分压低于 60mmHg 的肺动脉高压的患者,在航空旅行时建议吸氧,同时应避免前往海拔高于 1 500~2 000m 以上地区。

6. **营养支持** 良好的营养状态是由营养摄入和需求平衡来维持的。老年肺动脉高压患者由于食欲差、摄入不足、消化吸收功能障碍等原因,同时,又长期处于高代谢状态,导致营养耗竭而体质量降低,机体免疫力降低,易致疾病复发,并对预后产生影响。最好的营养摄入是食入均衡的天然膳食,患者要以高蛋白、高维生素饮食为主,高淀粉、高脂肪食物会产生大量二氧化碳和消耗大量氧气,势必会增加通气负荷。为提升患者食欲,促进吸收,减轻胃肠道负担,患者也可以先进流食,再调整为固体食物。

通过一般支持治疗使老年肺动脉高压患者了解到了肺血管病的基本健康知识,学会保健、饮食、用药以及应急突发状况的能力。同时心理护理改善了患者的心理状态,患者的病情保持稳定,情绪保持良好,生活幸福,一切都在向着良性发展,从而改善患者的生活质量。

(二) 基础治疗

1. 抗凝治疗 早期对 IPAH 患者进行尸检发现半数以上存在血栓形成,抗凝治疗与预后改善相关。

2. 利尿剂 PAH 患者出现失代偿性右心衰竭时导致液体潴留、中心静脉压升高、肝瘀血、多浆膜腔积液等,利尿剂可改善上述状况,但目前尚没有应用利尿剂的随机对照研究。常用利尿剂包括袢利尿剂(呋塞米、托拉塞米)和醛固酮受体抑制剂(螺内酯)。

3. 氧疗 目前尚缺乏随机对照研究证实 PAH 患者长期氧疗获益。基于 COPD 患者的证据,建议动脉血氧分压低于 60mmHg(外周血氧饱和度 <91%)的 PAH 患者进行氧疗,以使动脉血氧分压 ≥ 60mmHg(外周血氧饱和度 ≥ 91%)。

4. 地高辛及其他心血管药物 地高辛可以增加心脏收缩力,改善心排血量,但其在 PAH 患者中的长期疗效尚不确切;可用于降低 PAH 患者发生快速房性心律失常的心室率。不建议应用血管紧张素转化酶抑制剂、血管紧张素 Ⅱ 受体拮抗剂、β 受体拮抗药、硝酸酯类或伊伐布雷定等药物治疗 PAH,如因合并左心疾病(高血压、冠心病等)需要应用以上药物者,需观察血压、心率等,注意药物间相互作用。

5. 贫血的治疗 贫血是老年 CTEPH 的独立危险因素,研究显示 PAH 包括 IPAH、CHD-PAH 以及 CTD-PAH 等患者常伴有铁缺乏,并且铁缺乏与 PAH 严重程度和预后相关。

(三) 特异性治疗

1. 钙通道阻滞剂(calcium channel blocker,CCB) 急性血管反应试验阳性患者建议给予足量 CCB 治疗,心率偏慢者考虑应用硝苯地平和氨氯地平,心率偏快者倾向于应用地尔硫䓬。

2. 内皮素受体拮抗剂(endothelin receptor antagonist,ERA) 内皮素在 PAH 发病中起重要作用。内皮素 -1 可通过与肺血管平滑肌细胞中的内皮素受体 A 和 B 结合,引起血管收缩,促进有丝分裂,参与 PAH 的发生发展。ERA 可以通过干预内皮素途径治疗 PAH。常用的药物包括:波生坦、安立生坦、马昔腾坦。

3. **磷酸二酯酶 5 型抑制剂** NO 是重要的血管扩张因子,通过维持血管平滑肌细胞内环磷酸鸟苷(cyclic guanosine monophosphate,cGMP)浓度到达扩血管效应。肺血管包含大量的 PDE5,它是 cGMP 的降解酶。PDE5 抑制剂可以通过减少 cGMP 的降解,升高其浓度引起血管舒张。此外,PDE5 抑制剂还有抗增殖的作用。常用药物包括:西地那非、他达那非、伐地那非。

4. **可溶性鸟苷酸环化酶(soluble guanylyl cyclase,sGC)激动剂** 利奥西呱是一种新型的 sGC 激动剂,具有独特的双重激活 sGC 机制,其作用效果不依赖于体内 NO 水平,可单独或与 NO 协同提高血浆中的 cGMP 水平,引起血管舒张和抗重塑作用。常用药物有利奥西呱。

5. **前列环素类似物和前列环素受体激动剂** 前列环素由血管内皮细胞产生,具有强效扩张血管作用,也是目前最强的内源性血小板聚集抑制剂。研究表明 PAH 患者肺动脉中前列环素合成酶的表达下降,尿中代谢水平降低,人工合成的前列环素类似物可用于治疗 PAH。常用药物包括:依前列醇、伊洛前列素、曲前列尼尔、司来帕格。

(四) 靶向药物联合治疗和药物间相互作用

靶向药物联合治疗:PAH 是一个进展性疾病,治疗原则为早期、联合、序贯、尽早达标(达到低危状态)。对于初治 PAH 患者,若为低或中危状态,起始联合不同通路靶向药物治疗,若为高危状态起始联合应包括静脉前列环素类靶向药物治疗。对于经治 PAH 患者,若仍未达到低危状态,需进行序贯联合治疗。靶向药物联合治疗时药物间的相互作用也是重要的考量点,临床用药时需予以重视。

(五) 球囊房间隔造口术(balloon atrial septostomy,BAS)

通过 BAS 建立心房内右向左分流可以降低右心的压力,增加左心室前负荷和心排血量。BAS 的实施尽管降低了动脉血氧饱和度,但可改善体循环氧气的转运,同时可降低交感神经过度兴奋。建议 BAS 可作为经充分内科治疗效果不佳等待肺移植的桥接治疗。

(六) 肺移植和心肺联合移植

对于治疗无效或 WHO 功能分级维持在 Ⅲ级或 Ⅳ级的 PAH 患者建议行肺移植。在 PH 中心确诊的 PAH 初始治疗患者,建议接受一般治疗及支持治疗。治疗 3~6 个月进行评估,若为低危状态,应继续治疗并规律随访;若为中危状态,推荐三种靶向药物联合使用;若为高危状态,建议使用包括静脉注射前列环素类药物的联合治疗方案,并进行肺移植评估。病情持续恶化患者,可考虑 BAS 作为姑息性或肺移植前的桥接性治疗。

因老年慢性肺动脉高压疾病的特殊性,肺康复的管理应是多层次的、序贯的、反复调整、不断完善的过程,并应在充分氧疗及药物治疗的基础上进行,这些措施对改善患者健康状态及减少再入院率有良好的效果,同时可以改善患者生活质量。

(王　曼　矫翠婷)

第九章
老年消化系统疾病的健康促进与康复

第一节　老年常见消化系统疾病与特点

老年人常见的消化系统疾病仍然以腹痛症状为主。腹痛等非特异性胃肠道症状在老年患者很常见。由于许多患者都有慢性腹部症状,临床判断往往有困难,对遇到此类患者的医生来讲,明显的腹部症状可能仅仅是该患者的基础情况。此外,需要与之做鉴别诊断的疾病可以罗列一大串。白细胞计数在正常人群中颇具参考价值,但是,在老年患者其价值就大打折扣,因为这些患者先前可以存在白细胞正常。老年患者往往合并有中枢神经系统疾病,从而使得腹痛的诊断更加困难。抗病毒药物也常常会引起慢性腹部症状,甚至急性胰腺炎。详细的病史、细致的体格检查、直立位的胸部 X 线、腹部 X 线以及常规的实验室检查(包括血淀粉酶和血脂肪酶)是拟定诊疗计划的基础。如果初始的检查不能得出诊断,动态的检查往往能提供有价值的信息。即使患者没有腹膜炎的临床依据、没有腹内游离气体和大出血,腹部和盆腔 CT 也是老年患者必做的辅助检查项目,往往可以发现非外科病灶,避免了非治疗性剖腹术。

第二节　老年急腹症的健康促进与快速康复

近几十年来,外科面貌已发生了革命性的变化,许多疾病治疗的危险性下降、预后改善。这与下列一些进步是相关的:更先进的麻醉方法、更多的减少术后应激的方法的应用、广泛地应用微创技术、对围术期病理生理的深入理解、更多的预防术后多器官功能障碍的方法。目前,不少原先需要住院进行的手术,已可以在门诊进行;同时,许多大手术已显著地减少了住院时间,患者可以在短期内得到康复。近年来,全球多数国家都在推广加速康复外科(enhanced recovery after surgery,ERAS)的理念,患者住院时间明显缩短,显著改善了患者术后康复速度,使得许多疾病的临床治疗模式发生了很大的变化。加速康复外科的概念是指在术前、术中及术后应用各种已证实有效的方法以减少手术应激及并发症,加速患者术后的康复。它是一系列有效措施的组合而产生的协同结果许加速患者术后的康复。它是一系列组合而产生的协同结果,许多措施已在临床应用,如围术期营养支持、重视供氧、不常规应用鼻胃管减压、早期进食、应用生长激素、微创手术等。加速康复外科早期的倡导者及实践者是丹麦外科医生 Henrik Kehlet,他早在 2001 年就率先提出了此概念,并在许多的手术患者积极探索其临床可行性及优越性,取得了很大的成功。

一、老年急腹症的健康促进

消化道肿瘤是最常见恶性肿瘤之一,我国属于消化道肿瘤发病率和死亡率均较高的国家。我国男性消化道肿瘤世界标化死亡率为 30.80/10 万,发达国家仅为 16.30/10 万,发展中国家为 17.00/10 万,我国女性消化道肿瘤世界标化死亡率为 13.80/10 万,发达国家为 6.0/10 万,发展中国家为 8.30/10 万。快速康复外科在腹腔镜消化道肿瘤根治术中的应用虽处于起步阶段,但其推广的前景相当乐观。

随着外科由传统外科进入精准外科、由经典外科进入微创外科时代,贯彻精准外科理念是降低手术并发症的有效环节。对于每一例手术患者都要做到精确的术前评估、精密的手术规划、精细的手术操作和精良的手术管理。重视围术期的评估、准备与管理是降低手术并发症的基础性环节。术前评估应充分、细致和全面。应在临床诊疗指南的指引下,根据患者的影像学特点、疾病的严重程度和患者全身状况,制订个体化的手术方案,合理规划手术范围和手术路径,预估术中可能出现的困难情况并做出预案,以减少手术的盲目性。术中精细操作是减少手术并发症的决定性环节,术中应遵循"精细解剖、逐层递进、完整切除"的原则。尤其是通过精准手术减少术中出血能大大降低术后并发症的发生。术后的精良管理是保证手术安全性的延伸环节。并发症的及时诊断与正确处置是提高手术疗效、降低围术期死亡率的关键。并发症的处置要做到"早诊、早治、预防为主",术中要预判可能发生的并发症,并作相应的干预措施,如胆漏可能会引起胃瘫,术中可预防性放置空肠营养管。肝胆手术的并发症不可避免,但有效管控可以让并发症由大变小,危害降到最低。

快速康复外科即通过多种模式的综合治疗,术后数周的机体功能下降过程可缩短为数天,患者很快就可康复出院。快速康复外科特别强调术后止痛、促进肠功能的恢复及术后早期下床活动,而这些往往是影响患者出院的重要因素。如果患者的疼痛通过口服止痛药能得到很好控制,患者能进食足够的液体和营养以维持机体内稳态,并可以自由活动到卫生间时即可出院。

快速康复外科治疗已在许多外科手术患者中获得成功,尤其在腹腔镜消化道肿瘤根治术患者中最为突出。一项纳入 60 例患者(平均 74 岁)的研究结果显示,53.3% 患者在术后 48 小时内出院,而传统治疗可能需 10~14 天。这说明多数消化道肿瘤根治术患者通过快速康复外科治疗可缩短住院时间。

二、老年急腹症的快速康复

加速康复外科一般包括以下几个重要内容:①术前患者教育;②更好的麻醉、止痛及外科技术以减少手术应激反应、疼痛及不适反应;③强化术后康复治疗,包括早期下床活动及早期肠内营养。良好而完善的组织实施是其成功的重要前提,加速康复外科必须是一个多学科协作的过程,不仅包括外科医生、麻醉师、康复治疗师、护士,也包括患者及家属的积极参与。同样,加速康复外科也依赖于下列一些重要围术期治疗方法的综合与良好整合。

患者的教育是加速康复外科的重要组成内容。为了发挥加速康复外科的优势,在实施之前应向患者介绍围术期治疗的相关知识。包括:①详细地告知康复各阶段可能的时间;②对促进康复的各种建议;③鼓励早期口服进食及下床活动的建议及措施。通过术前教育可以减少患者的焦虑及疼痛。因为在加速康复外科中一些围术期的处理措施可能与传统的方法有很大的不同,如术前 2 小时口服碳水化合物,不再常规行肠道准备、出院时间可能提前等,因此,这些均需向患者及家属介绍并取得配合。

优化麻醉方法在全麻时使用起效快、作用时间短的麻醉剂如地氟烷、七氟醚,以及短效的阿片类药如瑞芬太尼等,从而保证患者在麻醉后能快速清醒,有利于术后早期活动。局麻技术如外周神经阻滞、脊神经阻滞或硬膜外止痛不仅可以止痛,而且还有其他的优点,包括有利于保护肺功能,减轻心血管负担,减少术后肠麻痹,更有效地止痛等。神经阻滞是术后最有效的止痛方法,同时它可以减少由于手术引起的神经及内分泌代谢应激反应。术后持续使用 24~72 小时的硬膜外止痛,可以有效地减少大手术后的应激反应。有荟萃分析研究表明,使用局麻与全麻相比,可以使下肢手术术后并发症的发生率下降 30%。

术中保持正常体温是加速康复外科中需要考虑的另一个重要问题。低温导致在复温过程中产生应激,有损害凝血机制以及白细胞功能,增加心血管负担等不良作用。术中及术后早期的保温,具有减少术中出血、术后感染、心脏并发症,以及降低分解代谢的作用。

手术日及术后控制太多的液体输入是加速康复外科需要重视的又一个问题。传统的方法中在手术当天一般输入3.5~5L液体,在随后的3~4天约2L/d,导致围术期体重可能增加3~6kg。最近,证据表明减少液体输入量将有利于减少术后并发症并且缩短术后住院时间。使用硬膜外麻醉可能引起血管扩张,导致血管内容量相对缺乏及低血压,合理的处理方法是使用血管收缩药而不是大量输液。

减少手术应激手术后由于神经内分泌系统及炎性应激反应被激活,将增加对器官功能的需求,可能导致术后器官功能的障碍。目前,最重要的减少术后应激的技术包括局麻、微创手术及药物治疗(如:皮质激素、β受体拮抗药或促合成药物)。使用局麻进行神经阻滞可以减少神经内分泌代谢反应及分解代谢的激活,减少对器官功能的损害,减少肌肉组织的丢失,然而局麻对炎性反应的抑制作用不大。微创手术技术可以减少疼痛及减轻炎性反应,但对控制神经内分泌代谢反应及分解代谢的优势较小。

在小手术前给予单一剂量的糖皮质激素(常用地塞米松),可以减少恶心、呕吐和疼痛,也可以减轻炎性反应,并且没有副作用,可以促进患者从小手术中快速康复。然而,此方法对大手术的效果并不肯定。有研究显示围术期使用β受体拮抗药,可以减少交感神经兴奋,减轻心血管负担,从而减少心脏并发症,在烧伤患者中还发现可以降低分解代谢。围术期使用β受体阻滞剂可能成为快速康复治疗一个重要的组成成分,特别是在老年患者中。

如果患者属高龄或营养不良,应通过营养支持、使用促合成药(胰岛素、生长激素等)以增加肌肉组织的合成。已有不少的研究观察了危重高分解状态患者使用促合成药物的作用,如在烧伤儿童中使用生长激素,发现其可以间接发挥促进氮平衡,直接促进伤口愈合,以及减少住院日的作用。在危重患者中使用胰岛素可以降低死亡率。老年患者中,使用小剂量生长激素[20mg/(kg·d)],与对照组相比有更快的术后恢复。然而在1999年的一个研究报道中,在ICU患者中使用生长激素增加了死亡率,但2001年的一个荟萃分析没有证实这一结果。因此,在这方面还需要更多的研究来证实及指导临床应用。术后胰岛素抵抗是导致分解代谢的一个重要原因,有证据表明术前口服或静脉使用碳水化合物可以减少术后胰岛素抵抗的发生。这一方法产生的临床益处仍有待于进一步地证实及阐明机制。由于这一方法简便、符合生理、价格低廉,是一个很有潜力的措施。

控制恶心、呕吐及肠麻痹。不论是小手术或大手术,在快速康复计划中,术后尽早地恢复正常口服饮食都是一个重要的环节。为了达到这一目的,必须控制术后的恶心、呕吐及肠麻痹。使用 5- 羟色胺受体拮抗剂、氟哌利多、地塞米松等是有效的方法,而使用甲氧氯普胺(胃复安)常无效。研究表明多途径的控制比单一使用止吐药更有效。另外,在止痛方案中应去除或减少阿片类药物的使用,这有利于减少术后恶心、呕吐的发生。

肠麻痹仍是导致术后恢复延迟的一个重要因素,并可以导致术后不适及腹胀、腹痛。在许多处理肠麻痹的方法中,持续硬膜外止痛是最有效的措施,它除了提供很好的止痛外,而且可以帮助控制肠麻痹。在 2001 年的一个研究中,腹部手术后使用外周吗啡受体拮抗剂可以减少恶心、呕吐及肠麻痹。进一步的研究也证实,使用作用于外周的阿片类受体拮抗剂是改善术后肠功能恢复的一个广泛而有效的方法,此方法简便有效且没有严重的副作用。

术后充分的止痛治疗。充分止痛是快速康复计划的一个重要环节,也是有利于早期下床活动及早期口服营养的必要前提,是减少手术应激反应很有意义的方法。尽管术后止痛治疗已有很大的发展,如持续硬膜外止痛、患者自控止痛、多模式止痛及使用 NSAIDs 类药等多种方法,但术后仍未能达到完全无痛。因此,术后止痛的研究仍是一个重要课题。

合理地使用鼻胃管、引流管及导尿管。许多研究已证实在腹部择期手术时不需要常规使用鼻胃管减压引流。随机研究表明,在胆囊切除、关节置换、结肠切除、甲状腺切除、子宫切除及胰腺切除中,常规使用引流管没有好处,可能仅对乳腺切除术后控制积血有益处。乳腺切除术后放置的引流不应影响患者的出院,可以在院外进行观察治疗。一般情况下,结肠切除术后 24 小时不建议再使用导尿管,除非是直肠低位前切除,一般需置放 3~4 天。尽管各类导管仅在长期使用时才会发生并发症,但它明显地影响患者术后的活动,增加患者术后康复的心理障碍,因此,各类导管应选择性地使用,而不应作为常规使用。

护理、营养及下床活动护理在加速康复外科具有重要地位,包括早期康复手术的心理护理,重点在于鼓励患者尽快地恢复正常饮食及下床活动。有荟萃分析研究表明,早期恢复口服饮食可以减少腹部手术后的感染并发症,缩短住院日,并不增加吻合口瘘的发生率。另外也有研究表明早期进行肠内营养,可以降低高分解代谢。通过有效地处理术后恶心、呕吐及肠麻痹,可以帮助更容易地进行早期肠内营养支持。术后患者不应该长期地卧床休息,因为这将增加肌肉丢失、降低肌肉强度、损害肺功能及组织氧化能力、加重静脉淤滞及血栓形成。应想方设法增加患者术后的活动,其中充分地止痛是早期下床活动的重要前提保证。术后护理需要很好地计划与组织,制订护理计划表,确定每天的康复治疗目标。

出院计划及标准 一般出院标准如下:口服止痛药控制疼痛良好;进食固体饮食,无须静脉补液;可自由活动;患者愿意并希望回家。快速康复计划的一个重要结果是缩短住院时间,因此出院计划及标准应在术前及住院时就告知患者。仔细与详细地制订出院计划是降低再住院率,增加患者安全及满意度的一个重要措施。由于患者术后有不同程度的不适,在出院后许多治疗仍应继续进行并能得到支持服务,定期的随访计划是必要的。

已取得的研究结果及进一步研究的方向 快速康复计划已在外科许多疾病中成功应用,其中结直肠切除手术的加速康复外科治疗方案是其中较为成功的典范之一,另外成功应用的有骨科、泌尿外科、妇科等手术。大多研究结果肯定了加速康复外科的效果,可以缩短住院日,减少并发症,降低再住院率,而不影响安全性。与传统方法相比,快速康复计划对器官功能有保护及促进作用,其优点有早期下床活动,可以更好地维护术后肌肉功能;术后早期口服营养摄入,减少术后肺功能的损害,早期恢复胃肠蠕动功能,增加活动能力,增强心血管功能。快速康复计划还增加了患者的满意度,同时减少了治疗费用。

还需要强调的一个概念是加速康复外科主要是为了控制围术期的病理生理学反应,目的是促进患者康复,而不是仅仅是为了早期出院。它的意义不仅在于减少了治疗费用,更重要的是提供了更好且更有效的医疗服务。尽管这些方法可以减少费用,但它们主要的目的是通过减少并发症、提供更好的预后来改善外科手术治疗。

总而言之,快速康复计划的基本概念是通过多模式地控制围术期的病理生理变化,很好地改善手术患者的预后。我们相信此技术的一些原则与方法,最终将被整合到所有的手术患者中。

加速康复外科在消化道肿瘤手术中的应用,目前,已将此理念成功地应用于腹腔镜及机器人手术,强调加速康复外科是继腹腔镜外科以后的又一次外科革命,因此,无论是开腹或腹腔镜及机器人外科手术均需要在加速康复外科的理念下进行,这样才能充分发挥微创外科的优势。

快速康复外科通过标准化、协调性及多学科合作的围手术期管理方案,减小手术创伤,促进机体功能恢复,减少并发症,从而缩短住院时间,但其主要目的并不单单是缩短住院时间,而是通过加速恢复时间,降低并发症发生率,减少可变性,最终表现为住院时间缩短。随着医疗服务费用的不断增加,既能改善术后转归,又能降低住院期间医疗费用的临床方案深受欢迎。经济评估已经成为新型医疗技术评价系统的一部分,对于医院管理层、政府以及政策制定者所作出的融资决策起到重要作用。快速康复外科理念的应用,明显缩短住院时间,同时,较短的手术时间、有效控制术后疼痛以及较低的术后并发症发生率,压缩药物成本,降低医疗费用。快速康复外科理念在有效提高医疗质量的同时,降低医疗费用。

目前,许多外科手术都已经成功地应用了快速康复理念,并且取得了可观的成效,其中以结直肠切除手术的快速康复外科治疗方案较为成功。快速康复外科的目标体现了以患者为中心的新医学模式宗旨,顺应了外科的发展方向和潮流。在我国,快速康复外科处于快速发展阶段,快速康复外科理念在腹腔镜消化道肿瘤手术中的可靠性证据仍然不够充分,而我国又属于消化道肿瘤发病率和病死率均较高的国家,因此,快速康复外科理念在腹腔镜消化道肿瘤的临床应用研究更具现实指导意义。快速康复外科包含的内容繁多,临床操作其所有内容较为困难,但已有研究证明其部分操作的可行性及合理性。腹腔镜技术和快速康复外科均是近 10 年的医疗进展,虽然目前的研究结果尚有争议,但多数研究显示快速康复外科联合腹腔镜消化道肿瘤根治术对于促进术后恢复、减少并发症、缩短住院时间具有积极作用。

(马　静　陈　静)

第十章
老年运动系统健康促进与康复

第一节　老年常见骨折的健康促进与康复

一、概述

随着世界人口的老龄化,发生在老年人身上的骨折也逐渐增多,这已经成为全球面临的严重公共卫生问题。这一问题在我国也同样面临着巨大的挑战,骨折常常会造成老年人的功能减退,甚至死亡率增高,同时对家庭、社会也会成为严重的负担。面对老年人的常见骨折,我们要有一个清醒的认识,本节将着重阐述老年人常见骨折的预防、诊疗及康复锻炼。

（一）老年人常见骨折的危险因素

1. 骨质疏松　骨质疏松与老年性骨折有着极为密切的关系,约有一半的女性预期会在一生中经历一次骨质疏松性骨折。因此,对于骨质疏松的诊断、治疗、预防以及监测至关重要。

骨质疏松症的发病机制是破骨细胞吸收骨骼的能力与成骨细胞形成骨骼的能力不平衡造成的,这种失衡多发生于具备骨质疏松症的临床风险因素的患者中。这些危险因素包括更年期妇女、高龄、糖皮质激素的使用以及其他内分泌疾病如甲状腺功能亢进或甲状旁腺功能亢进,或其他慢性全身性炎症。

骨质疏松症的诊断主要基于双能 X 线吸收检测法（dual energy X-ray absorptiometry,DXA）骨密度测量结果和 / 或脆性骨折,这种方法可用于骨质疏松症的诊断、骨折风险性预测和药物疗效评估,对于绝经后女性、老年男性,建议参照 WHO 推荐的诊断标准,基于 DXA 测量结果骨密度值低于同性别、同种族健康成人的骨峰值 1 个标准差及以内属正常;降低 1~2.5 个标准差为骨量低下（或低骨量）;降低等于和超过 2.5 个标准差为骨质疏松;骨密度降低程度符合骨质疏松诊断标准,同时伴有一处或多处脆性骨折为严重骨质疏松。骨密度通常用 T 值(T-Score)表示,T 值 =(实测值 - 同种族同性别正常青年人峰值骨密度)/ 同种族同性别正常青年人峰值骨密度的标准差。基于 DXA 测量的中轴骨(腰椎 1~4、股骨颈或全髋)骨密度或桡骨远端 1/3 骨密度对骨质疏松症的诊断标准是 T 值 ≤ −2.5。脆性骨折是指受到轻微创伤或日常活动中即发生的骨折。如髋部或椎体发生脆性骨折,不依赖于骨密度测定,临床上即可诊断骨质疏松症。而在肱骨近端、骨盆或前臂远端发生的脆性骨折,即使骨密度测定显示低骨量(−2.5<T 值 <−1.0),也可诊断骨质疏松症。

抗骨质疏松症药物按作用机制可分为骨吸收抑制剂、骨形成促进剂、其他机制类药物及传统中药。通常首选使用具有较广抗骨折谱的药物(如阿仑膦酸钠、唑来膦酸、利塞膦酸钠和迪诺塞麦等)。对低、中度骨折风险者(如年轻的绝经后妇女,骨密度水平较低但无骨折史)首选口服药物治疗。对口服不能耐受、禁忌、依从性欠佳及高骨折风险者(如多发椎体骨折或髋部骨折的老年患者、骨密度极低的患者)可考虑使用注射制剂(如唑来膦酸、特立帕肽或迪诺塞麦等)。如仅椎体骨折高风险,而髋部和非椎体骨折风险不高的患者,可考虑选用雌激素或选择性雌激素受体调节剂(selected estrogen receptor modulators,SERMs)。新发骨折伴疼痛的患者可考虑短期使用降钙素。

2. 其他因素 包括年龄、性别、饮食习惯、吸烟、饮酒、药物、基础疾病、跌倒等。其中跌倒为老年性骨折的主要危险因素。

(二)老年人常见骨折的类型

1. Colles 骨折 Colles 骨折是指桡骨远端,距关节面 3cm 以内的骨折。在 1814 年,由 Abraham Colles 首先加以详细描述,故称此种骨折为 colles 骨折。骨折多由间接暴力引起,在跌倒时,肘部伸展,前臂呈旋前位,腕关节呈背伸位,手掌着地所致。此时,应力主要作用于桡骨远端的骨松质,使这脆弱部分发生骨折。主要临床表现为局部疼痛,肿胀,活动受限,一般会呈银叉状或者枪刺状畸形,结合 X 线诊断不难。手法复位一直被认为是治 Colles 骨折的标准技术,因为相对费用比较低,负担轻,可以避免麻醉及手术所带来的相应的风险,无须再次取出内固定装置以及骨折复位方法易掌握,易于推广等优点。但是手术切开复位也有其优越性,可以直视下复位,以保证关节面的平整度以及骨折块的解剖复位;由于锁定钢板固定牢靠,可以让患者更早地进行功能锻炼,有利于预防关节粘连及关节僵硬。但是,有以下情况优先选择手术治疗:粉碎性关节内移位骨折,开放性骨折,伴随血管、神经、肌腱损伤,非手术治疗失败，双侧骨折等。骨折主要合并症为腕部神经损伤，拇长伸肌腱断裂，Sudeck 骨萎缩，肩手综合征以及骨折畸形愈合。

Colles 骨折手法复位成功的标准为：银叉畸形消失，桡骨茎突位于尺骨茎突远侧 1~1.5cm，桡骨远端背侧平整，掌侧凹陷恢复，手部桡偏，尺骨小头位置正常，手指活动良好，X 线显示桡骨远端关节面恢复 5°~15° 掌侧倾斜。复位后要保持腕部掌屈尺偏及前臂旋前位石膏固定。3~4 周后进行功能锻炼。近年来，随着内固定技术的发展，切开复位内固定技术已用于治疗 Colles 骨折，尤其对于关节内骨折，疗效较好。此种骨折一般预后较好。

2. 髋部骨折

根据骨折的部位可分为股骨头骨折，股骨颈骨折以及股骨转子间骨折。常被称作老年人最后一次骨折。

（1）股骨头骨折：老年性股骨头骨折发生相对较少，一般多并发于髋关节脱位，是由于脱位时股骨头与髋臼缘相互碰撞或股骨头圆韧带牵拉的结果。其中前脱位中股骨头骨折占约 10%，后脱位中约占 8%。前者一般分为经软骨骨折与撕脱骨折两种类型。后者 Pipkin 分型可分为四型：Ⅰ型，股骨头骨折于股骨头窝尾侧。Ⅱ型，股骨头骨折于股骨头窝头侧。Ⅲ型，Ⅰ或Ⅱ型并发股骨颈骨折。Ⅳ型，Ⅰ、Ⅱ、Ⅲ型合并髋臼骨折。由于股骨头骨折为关节内骨折，治疗时凡大块骨折均要求解剖复位，小骨折快因其愈合机会很小应切除以免影响关节活动，老年人Ⅲ型及Ⅳ型可考虑型人工关节置换。

（2）股骨颈骨折：为老年人常见骨折，骨折的不愈合和股骨头的缺血坏死常常成为股骨颈骨折治疗的难点。

流行病学各家报道不一，总体呈上升趋势，这可能与人口老龄化密切相关，国内发病年龄低于国外。股骨颈骨折一般由于跌倒时轴向应力高比例地转化为成角应力所造成的；或者闪滑未跌倒时肌肉的收缩力超过了股骨颈的承载力所致。分型方法主要有以下三种：解剖分型：①头下型；②经颈型；③基地型。Pauwels 分型（反映了骨折的稳定程度）：①水平线与骨折线交角小于 30°，剪切力小最稳定；②水平线与骨折线交角大于 30°，小于 50°；③水平线与骨折线交角大于 50°，小于 70°，剪切力大，不稳定。Garden 分型（反映了骨折端移位情况）：Ⅰ型，不完全骨折或嵌入骨片，股骨颈、股骨颈内侧部分的骨小梁仍保持完整；Ⅱ型，完全骨折，骨折端无移位；Ⅲ型，完全骨折，轻度移位，X 线片上骨小梁与髋臼梁失去对线关系；Ⅳ型，完全骨折，完全移位。

股骨颈骨折伤后主要表现为髋部疼痛，伤肢可出现短缩和外旋畸形，但较转子间骨折轻。值得注意的是，不完全骨折与嵌入骨折时，患者仍可行走。因此必须拍摄正侧位 X 线片。对于怀疑骨折而 X 线未显示者,应进一步行髋关节 CT 或磁共振明确诊断。

股骨颈骨折的治疗一般分为非手术治疗,闭合复位内固定治疗,开放复位内固定治疗以及人工关节置换术。其中非手术治疗适用于 Garden Ⅰ型骨折。闭合复位内固定适用于 Garden Ⅱ、Ⅲ、Ⅳ型骨折,由于切开复位内固定会损伤关节囊破坏股骨头血运,故一般不主张。自 20 世纪 50 年代初 Austin-Moore 假体问世以来,人工关节置换术在股骨颈骨折的治疗中逐渐占有重要地位,包括人工股骨头置换术和人工全髋关节置换术。由于假体置换后解决了骨不愈合和股骨头坏死的问题,并且可以使患者尽早开始功能锻炼,越来越获得人们的认可,但假体置换仍有手术创伤性,并且术后抗凝效果较差等缺点。

(3)股骨转子间骨折:股骨转子间的骨折亦是老年人常见骨折,伴随着骨质疏松的发生,发病率明显增加。然而,由于股骨转子间骨折股骨头坏死率较低,骨折不愈合发生率较低并且随着手术操作的标准化,早期手术治疗已被人们广泛接受。

(4)胫骨平台骨折:胫骨平台骨折分类常用 AO 和 Schatzker 分类方法,由于 Schatzker 分类方法简单,在临床上最常用。Schatzker Ⅰ型、Ⅱ型和Ⅲ型是简单骨折。与年轻人胫骨平台骨折相同,外侧髁最常受累,老年人膝关节受到外翻或轴向暴力导致以劈裂压缩骨折最为常见。由于老年骨质量下降,轻微的跌倒即可造成骨折。开放骨折少见但软组织损伤可能很重。即便没有外力,也可发生隐匿性骨折,在临床诊疗中要避免误诊及漏诊。在女性老年患者的低能量损伤导致的 Schatzker Ⅰ型、Ⅱ型和Ⅲ型骨折高于男性的老年患者,跟女性骨质疏松更严重有一定关系。

目前对胫骨平台骨折的治疗多主张手术内固定,在解剖复位的基础上,通过坚强内固定的作用,最大限度恢复膝关节的功能。但应根据自己的技术条件、手术经验和患者的实际情况谨慎地选择治疗方案。

(三)老年人骨折的治疗原则

老年人往往合并内科基础病,患者入院后详细检查并控制内科疾病,评估心、肺等器官功能。术前检查患者软组织条件,特别是明确是否合并开放伤口或骨 - 筋膜室综合征。申请 X 线和 CT 检查,评估骨折损伤情况,核磁检查评估膝关节周围韧带损伤。老年人通常骨质疏松,骨密度检查可以确定骨质疏松程度并对治疗方式进行预判。双能 X 线法检查骨密度为临床常用方法,主要检查部位为腰椎、髋部及桡骨远端 1/3。其具有放射剂量低、方便快捷且检查部位为常见骨折部位等特点,但不能区分皮质骨与松质骨骨密度,也不能区分继发性骨结构和骨密度的变化。定量 CT(QCT)可以分别对皮质骨和松质骨进行容量估算,在预测骨折风险和治疗后随访中有重要意义,但放射剂量较大。

1. **骨折外固定技术**　骨折外固定技术包括夹板固定、石膏固定、牵引固定以及外固定支架。其发展演变经历了一系列漫长曲折的过程。骨折外固定的演变经历了一个从体外逐渐向体内转移的过程。夹板与石膏外固定是在体外,通过皮肤、肌肉等软组织将力量传导至骨干,已达到固定骨折的目的,由于中间隔有软组织,如果石膏及夹板固定过松,则达不到固定骨折的目的,而过紧又有可能造成局部皮肤肌肉的坏死、肢体远端的血运障碍,甚至并发骨 - 筋膜室综合征造成严重后果。所以,夹板和石膏固定有一定的局限性。对于一些简单的比较稳定的骨折可首选夹板石膏固定,但是对于开放性粉碎性的复杂骨折,则需考虑其他固定方式。牵引技术是利用作用力与反作用力的原理以达到复位或维持复位的方法,在临床上应用也较为广泛,操作相对简单。但牵引一般需患者长期卧床,这将大大增加发生并发症的概率,患者依从性较差,长期持续的牵引势必导致出现心肺功能和肢体功能障碍的后果。

外固定架技术始于 1840 年,随着我国经济及交通的飞速发展,老年人的多发骨折、伴有严重软组织损伤的开放骨折也日趋增多,外固定架技术具有创伤小、操作简单、固定相对可靠、便于伤口护理以及能尽早开始功能锻炼等特点,已成为骨折治疗过程中一种不可替代的技术。外固定架技术是于骨折的两端经皮肤穿放钛针,再用链接装置将露于皮肤外面的针端连接起来的一种治疗方法。可分为单边式、双边式及多边式。虽然外固定架技术有诸多优点,但从某种程度上说有时候是不得不选择的一种方法,并且其针孔易发生感染,当个别固定针松动时会影响骨折的愈合,术后的护理也会给患者造成生活上的不便。当碰到严重骨质疏松以及广泛皮肤病的患者,或因年龄及其他因素不能配合术后护理的患者,不宜采用外固定架。

2. **内固定治疗**　骨折的治疗有着悠久的历史,最早人们均采用外固定等非手术的方式,到 19 世纪末,随着冶金工业的发展,Hansmanm 首先报道了应用不锈钢接骨板治疗四肢骨折。伴随着 X 线的发现、无菌术的成熟、麻醉技术及输血技术的支持,骨折切开复位和内固定技术也得到了快速的发展,各种金属接骨板和髓内钉应运而生。在经历过几代人的实践操作及不断更新后,目前认为在选择做内固定手术时,骨科医生要对骨折和内固定的基本理论和基本技术有足够的了解,应将机械接骨与生物接骨的观点相结合。具体表现为:在治疗全过程中要始终注意保护骨折部的血运和稳定性,尽量减少手法及手术操作对局部血运和稳定性的破坏;尽可能采用手法或远离骨折部的机械牵引复位,或用有限切开技术在广泛剥离软组织及骨膜的情况下进行骨折复位与固定;固定器材应能满足肢体早期非负重功能活动的需要;正确评估骨折复位固定术后的稳定性,合理安排功能活动与负重;定期复查,一旦骨折端出现吸收,间隙增大,说明骨折部固定不牢或者活动量过大,应及时限制患者的活动,必要时加用外固定。

骨折内固定治疗的基本原则和非手术治疗一样,包括复位、固定和功能锻炼三大原则。其中复位包括解剖复位与功能复位。固定可分为坚强固定、弹性固定与加压固定。而功能锻炼是最容易被忽视的部分,许多人认为患者做完手术出院后,治疗就已基本结束,没有进行术后的正规的康复训练,从而发生了关节僵硬功能缺失等并发症。这也是本书书写的目的,功能锻炼与骨折的复位、固定同样重要。

随着现代生活节奏加快,人们对骨折治疗的要求不断增高,不仅要求骨折的顺利愈合,而且还需要尽早地回到工作岗位上。而按照最初的 AO 学组提出的标准常常会导致严重的后果,早期的主动的无痛性活动在采用坚强的内固定材料时,一旦出现骨折局部疼痛,即表明骨折部已有明显的创伤性炎症,骨折部已有明显的骨吸收,这时往往为时已晚,因此如何正确认识和应用不同的功能练习方式,掌握监测指标,以及及时做出合理调整显得至关重要。

3. **关节置换术**　应用人工关节置换术重建关节功能的研究已经有一百多年的历史了,我国的人工关节置换术起步稍晚,现在人工关节置换术已被医患双方共同认可,其适应证也逐渐扩大。主要包括:股骨头缺血坏死、类风湿性关节炎、关节创伤、强直性脊柱炎伴关节强直、骨肿瘤、先天性髋关节脱位等。虽然人工关节置换术在改善关节功能,提高患者生活质量方面发挥了巨大的作用,然而其仍然有诸多并发症存在。包括麻醉意外、血管神经的损伤、局部感染血肿、关节的松动与脱位、下肢深静脉血栓与肺栓塞、骨折、变态反应等。其中假体松动一直是困扰临床医生的一个重要问题。机体对人工关节中某些材料过敏,是否因为排斥反应而引起假体松动已引起学者们的关注。但目前的主流观点认为由于关节的摩擦和微动所产生的微小颗粒诱导了一系列的生物学反应:磨损颗粒的产生,假体-骨界面异物反应膜的形成,破骨细胞的激活和骨溶解。针对以上问题,学者们采取了一系列措施,包括提高构成关节面材料的耐磨性,提高股骨头假体与聚乙烯髋臼面的光洁度,羟基磷灰石涂层假体,多孔表面假体,提高骨水泥操作技术等。

(四) 骨折并发症的预防

骨折的并发症一般分为全身并发症与局部并发症,按时期可分为早期并发症与晚期并发症,其中主要包括:创伤性休克、脂肪栓塞综合征、应激性溃疡、重要内脏及周围组织损伤、呼吸窘迫综合征、急性肾衰竭及多系统脏器功能衰竭、骨 - 筋膜室综合征、弥散性血管内凝血(disseminated intravascular coagu-lation, DIC)、感染、坠积性肺炎、压疮、下肢静脉血栓、损伤性骨化、创伤性关节炎、关节僵硬、急性骨萎缩、缺血性骨坏死、缺血性肌痉挛、异位骨化、再次骨折、骨折延迟愈合与不愈合和骨折畸形愈合等。其中大多数的并发症并不能得到有效的预防,因为在骨折发生时这些并发症就已经形成了,所以重点应放在如何预防避免发生骨折本身上。虽然只有少部分骨折并发症能够得到有效预防,也应得到相应的重视,主要包括深静脉血栓(deep venous thrombosis, DVT)。

1. **深静脉血栓(deep venous thrombosis, DVT)** DVT 是骨折术后常见并发症,其发生率可达 40%~70%。其发生机制主要与血管壁损伤、血流缓慢和血管内凝血机制被激活有关,研究显示:年龄、创伤和手术、骨折至入院时间较长、术后感染、凝血因子处于高水平状态和 PDGF<5.235ng/ml 是发生深静脉血栓的危险因素。主要临床表现不明显,主要为患肢肿胀,皮温稍高。多普勒超声具有一定参考价值,静脉造影可确诊。

主要预防措施为手术时尽可能选择局部区域阻滞麻醉,如硬膜外麻醉、臂丛麻醉等。术后立即鼓励患者进行肢体肌肉和关节的功能活动,以促进肢体血液循环。药物预防包括低分子右旋糖酐、华法林、低分子量肝素等。近年来,介入疗法也可有效防治深静脉血栓,如植入下腔静脉滤器等。

2. **关节僵硬与强直** 老年性骨折患者,由于长期制动均可导致关节内外纤维粘连,功能活动受限,如由感染所致关节强直最终可发展为骨性强直。其主要原因为创伤炎症以及长期制动。诊断根据病史及临床表现不难。上肢以肩肘关节,下肢以膝关节最为常见。

主要预防措施为骨折复位时尽量采用闭合复位,必要时做有限切开,避免广泛剥离骨膜及周围软组织。骨折复位后,固定要牢靠,尽量满足术后早期的非负重的关节和肌肉的活动。复杂的粉碎性骨折不宜过早进行主动训练的,可采用机械辅助训练。

3. **异位骨化与骨关节炎** 此两者的预防措施较相似,都要求复位骨折时操作要轻柔,避免反复操作,加重损伤,关节内骨折要求解剖复位。伤后尽早开始功能锻炼。药物方面常用非甾体消炎药,预防异位骨化如吲哚美辛 25mg,一日 2 次。维持 1~2 周。如有出血倾向则及时停药。治疗骨关节炎由于非甾体消炎药副作用较大,现都采用一些改进制剂,如西乐葆,瑞力芬等。

4. **骨折畸形愈合** 骨折复位后对位对线不佳,有短缩或成角移位,愈合后影响肢体功能需再次矫正治疗者为畸形愈合。在骨折的治疗过程中,为防止畸形愈合,要求成人长骨骨干骨折复位对位对线良好,下肢长骨干骨折重叠缩短不得大于 2mm,股骨干成角小于 10°,胫骨干成角小于 5°,不应有旋转移位。儿童由于骨折塑形能力强,复位要求可适当放宽。

二、老年人常见骨折的预防与健康促进

基础措施

基础措施包括调整生活方式和骨健康基本补充剂。

1. **调整生活方式**

(1)加强营养,均衡膳食:建议摄入富含钙、低盐和适量蛋白质的均衡膳食,推荐每日蛋白质摄入量为 0.8~1.0g/kg,并每天摄入牛奶 300ml 或相当量的奶制品。

(2)多晒太阳:除了补充钙,还需要有充足的维生素 D 才能促进肠道的钙吸收,而多晒太阳可以促进体内维生素 D 的合成。一般建议在 11:00—15:00,尽可能多地暴露皮肤于阳光下晒 15~30 分钟。当然,也要注意避开强光,以免皮肤被晒伤。

(3)坚持科学运动:任何年龄段的人,预防骨质疏松都需要坚持科学运动。建议进行有助于骨健康的体育锻炼和康复治疗。运动可改善机体敏捷性、力量、姿势及平衡等,减少跌倒风险。运动还有助于增加骨密度。适合于骨质疏松症患者的运动包括负重运动及抗阻运动,推荐规律的负重及肌肉力量练习,以减少跌倒和骨折风险。肌肉力量练习包括重量训练,其他抗阻运动及行走、慢跑、太极拳、瑜伽、舞蹈和乒乓球等。运动应循序渐进、持之以恒。骨质疏松症患者开始新的运动训练前应咨询临床医生,进行相关评估。

(4)戒烟限酒,避免过度饮用咖啡和碳酸饮料:已有大量相关研究表明,这

些不良生活习惯会导致骨密度下降并增加骨折风险。

（5）尽量避免或少用影响骨代谢的药物：如糖皮质激素。有报道称，使用低至 2.5~7.5mg/d 的泼尼松或等效治疗量时，即可出现骨折风险上升。

（6）预防跌倒：中老年人应注意跌倒的预防，避免脆性骨折的发生。以下这些人群更易跌倒：年龄大于 65 岁者；曾经发生过跌倒者；肢体活动障碍、步态不稳者；听力、视力下降者；贫血者；直立性低血压患者；服用影响意识行为药物（如镇静安眠药）者；营养不良者；虚弱、头晕者；缺少照顾者；意识不清者；睡眠障碍者等。

2. 骨健康基本补充剂　摄入足够营养。各个年龄段的人都需要注意每日摄入足量的蛋白质、钙和维生素 D。最好从饮食中摄取，酌情加用补充剂。

（1）钙剂：充足的钙摄入对获得理想骨峰值、减缓骨丢失、改善骨矿化和维护骨骼健康有益。2013 版中国居民膳食营养素参考摄入量建议，成人每日钙推荐摄入量为 800mg（元素钙），50 岁及以上人群每日钙推荐摄入量为 1 000~1 200mg。尽可能通过饮食摄入充足的钙，饮食中钙摄入不足时，可给予钙剂补充。营养调查显示我国居民每日膳食约摄入元素钙 400mg，故尚需补充元素钙 500~600mg/d。钙剂选择需考虑其钙元素含量、安全性和有效性。其中碳酸钙含钙量高，吸收率高，易溶于胃酸，常见不良反应为上腹不适和便秘等。枸橼酸钙含钙量较低，但水溶性较好，胃肠道不良反应小，且枸橼酸有可能减少肾结石的发生，适用于胃酸缺乏和有肾结石风险的患者。高钙血症和高钙尿症时应避免使用钙剂。补充钙剂需适量，超大剂量补充钙剂可能增加肾结石和心血管疾病的风险。在骨质疏松症的防治中，钙剂应与其他药物联合使用，目前尚无充分证据表明单纯补钙可以替代其他抗骨质疏松药物治疗。

（2）维生素 D：充足的维生素 D 可增加肠钙吸收、促进骨骼矿化、保持肌力、改善平衡能力和降低跌倒风险。维生素 D 不足可导致继发性甲状旁腺功能亢进，增加骨吸收，从而引起或加重骨质疏松症。同时补充钙剂和维生素 D 可降低骨质疏松性骨折风险。维生素 D 不足还会影响其他抗骨质疏松药物的疗效。在我国维生素 D 不足状况普遍存在，7 个省份的调查报告显示：55 岁以上女性血清 25-OHD 平均浓度为 18μg/L，61.0% 绝经后女性存在维生素 D 缺乏。成人推荐维生素 D 摄入量为 400IU（10μg）/d；65 岁及以上老年人因缺乏日照，以及摄入和吸收障碍常有维生素 D 缺乏，推荐摄入量为 600IU（15μg）/d；可耐受最高摄入量为 2 000IU（50μg）/d；维生素 D 用于骨质疏松症防治时，剂量可为 800~1 200IU/d。对于日光暴露不足和老年人等维生素 D

缺乏的高危人群,建议酌情检测血清 25OHD 水平,以了解患者维生素 D 的营养状态,指导维生素 D 的补充。有研究建议老年人血清 25OHD 水平应达到或高于 75nmol/L(30μg/L),以降低跌倒和骨折风险。临床应用维生素 D 制剂时应注意个体差异和安全性,定期监测血钙和尿钙浓度。不推荐使用活性维生素 D 纠正维生素 D 缺乏,不建议 1 年单次较大剂量普通维生素 D 的补充。

三、老年人常见骨折的康复治疗

影响老年性骨折术后预后的因素有很多,其中包括年龄、ASA 分级、术前合并症、负重时间以及骨质疏松程度等。骨折术后的患者,应尽早进行功能锻炼,这样可以促进局部血液循环,加快肿胀消退,改善关节局部功能。

(一)肢体活动方式与安排

1. **主动活动与被动活动**　肢体活动分主动活动和被动活动。主动活动包括非负重性活动和负重性活动;被动活动又分为强制性被动活动和非强制性被动活动。骨折采用较坚强的内固定治疗时,如骨结构恢复良好,可以不加任何外固定,并允许立即进行患者的肌肉收缩和关节活动,1~2 周后开始做抗重力的肌肉活动,如直腿抬高以锻炼股四头肌。较严重的长骨粉碎性骨折,骨结构重建和内固定不够牢靠,或陈旧性骨折内固定术后,可适当应用屈肘或屈膝位石膏固定 2~3 周后再伸直,逐渐进行主被动功能练习。股骨上端骨折还可用外展位双小腿石膏固定,既不影响髋膝关节活动又可避免内收应力所致成角变位导致的并发症。

2. 应用持续被动功能活动机进行关节功能活动练习,有助于关节功能活动的恢复。由于肢体关节放在机器上是完全放松的,肢体关节随着机器的运转而有节奏地进行被动活动。这种活动属非强制性被动活动,不仅有利关节功能恢复,而且有利于关节骨折的关节面恢复,并可避免强制性被动活动可能发生的并发症。

3. 强制性功能活动是人为地使用暴力强制进行肢体关节活动。易发生骨折及关节周围软组织撕裂,可以引发骨化性肌炎。如儿童肘部损伤后,活动受限时采用手法强力牵拉活动可并发肘部骨化性肌炎;髋关节活动障碍采用手法强制活动则易并发股骨颈骨折等,因此应避免使用。

(二)肢体活动与负重的监控

骨折端的吸收是最可靠的监控指标。根据我们的临床观察表明,骨断端和骨折片的吸收,出现间隙或间隙增宽,周围无连续外骨痂,或仅形成密度较低的云团式的外骨痂,都是固定不牢或肢体活动量过大的最早出现的征象,这是一个危险的信号。医生发现后应嘱患者减少肢体的活动,避免负重,严重时要嘱患者卧床,加用石膏或牵引等外固定,直至骨吸收停止,间隙模糊,出现连续外骨痂,方可恢复活动。有的骨折在治疗过程中虽一度在某个部位出现连续外骨痂,负重活动后一旦出现骨修复停止,甚至发生连续骨痂吸收或外骨痂断裂,也是危险信号,应嘱患者及时中止负重活动。因此术后定期拍 X 线片,根据骨折愈合情况,合理指导患者的功能练习和负重活动,是保证骨折顺利愈合,避免发生并发症的根本措施。

(三) 康复方法

康复治疗主要包括运动疗法、物理因子治疗、作业疗法及康复工程等。

1. **运动疗法**　运动疗法简单实用,不仅可增强肌力与肌耐力,改善平衡、协调性与步行能力,还可改善骨密度、维持骨结构,降低跌倒与脆性骨折风险等,发挥综合防治作用。运动疗法需遵循个体化、循序渐进、长期坚持的原则。治疗性运动包括有氧运动(如慢跑、游泳)、抗阻运动(如负重练习)、冲击性运动(如体操、跳绳)、振动运动(如全身振动训练)等。我国传统健身方法太极拳等可增加髋部及腰椎骨密度,增强肌肉力量,改善韧带及肌肉、肌腱的柔韧性,提高本体感觉,加强平衡能力,降低跌倒风险。运动锻炼要注意少做躯干屈曲、旋转动作。骨质疏松性骨折早期应在保证骨折断端稳定性的前提下,加强骨折邻近关节被动运动(如关节屈伸等)及骨折周围肌肉的等长收缩训练等,以预防肺部感染、关节挛缩、肌肉萎缩及失用性骨质疏松;后期应以主动运动、渐进性抗阻运动及平衡协调与核心肌力训练为主。

2. **物理因子治疗**　脉冲电磁场、体外冲击波、全身振动、紫外线等物理因子治疗可增加骨量;超短波、微波、经皮神经电刺激、中频脉冲等治疗可减轻疼痛;对骨质疏松骨折或者骨折延迟愈合可选择低强度脉冲超声波、体外冲击波等治疗以促进骨折愈合。神经肌肉电刺激、针灸等治疗可增强肌力、促进神经修复,改善肢体功能。联合治疗方式与治疗剂量需依据患者病情与自身耐受程度选择。

3. **作业疗法**　作业疗法以针对骨质疏松症患者的康复宣教为主,包括指导患者正确的姿势,改变不良生活习惯,提高安全性。作业疗法还可分散患者注意力,减少对疼痛的关注,缓解由骨质疏松症引起的焦虑、抑郁等不利情绪。

4. **康复工程**　行动不便者可选用拐杖、助行架等辅助器具,以提高行动能力,减少跌倒发生。此外,可进行适当的环境改造如将楼梯改为坡道,浴室增加扶手等,以增加安全性。骨质疏松性骨折患者可佩戴矫形器,以缓解疼痛,矫正姿势,预防再次骨折等。

　　总之,老年性骨折涉及骨骼、肌肉等多种组织、器官,需要综合防治。在常规药物、手术等治疗的同时,积极、规范、综合的康复治疗除可改善骨强度、降低骨折发生外,还可促进患者生活、工作能力的恢复。

(司振兴　杨贤智)

第二节　老年骨性关节病的健康促进与康复

一、概述

　　随着年龄的增长,人体组织器官包括骨关节系统功能会逐渐下降,病痛逐渐增加。骨量丢失、骨骼肌质量和强度的丢失是骨骼肌肉系统衰老过程的典型症状,增加老年人脆性骨折的风险。老年人骨的更新速率较低,陈旧骨得不到及时清除及更替,骨内累积的骨疲劳和微损伤增多,陈旧骨的矿化期延长,增加了骨基质的脆性,导致骨骼强度的降低。

　　腰腿痛是老年人群最常见的主诉,是以腰痛、腿痛为主要表现的一组临床症状。在老年人群中,发病率高达 60%~80%,而我国老年人慢性疼痛患病率达 60.2%,腰腿痛的花费巨大,且治疗效果与花费不成正比,腰腿痛的病因复杂,临床表现多样,临床上需要通过仔细地询问病史、体格检查和影像学检查,才能作出较为准确的诊断和治疗。

　　骨关节疾病是导致腰腿痛的常见病因,已经成为影响老年人身体健康的常见疾病。据统计,全世界 55 岁以上的人群中骨关节疾病患病率超过 80%,60 岁以上的老年人中,几乎都患有不同程度的骨关节疾病。世界卫生组织已经将骨关节疾病列为继心脑血管疾病、肿瘤和糖尿病之外对人体危害最广泛的问题。老年人常见的骨关节疾病包括退行性骨关节炎、颈椎病和骨质疏松。

　　骨关节炎是老年人最常见的骨关节疾病,原因是长期使用关节,导致关节软骨老化或磨损所致,从手指的小关节,到膝盖的大关节,年龄越大,发病率越高。原发性骨关节炎的主因来自老化,由于人体关节在经年累月的使用之下,导致关节表面的软骨不断磨损,周边骨组织不断增生,关节腔变窄,造成骨头与骨头直接磨合,关节活动便会疼痛、发炎、步行艰难。

二、骨关节炎患者的病情评估

　　骨关节炎(osteoarthritis,OA)以往又称退行性骨性关节病,是以关节软骨退行性变、关节边缘、软骨下骨继发性骨质增生为病理特征的慢性骨关节病变,多累及负重大、活动大的关节,如膝关节、髋关节等。病情发展至晚期多有不同程度畸形,致残率高。

（一）骨关节炎分类

骨关节炎分为原发性骨关节炎和继发性骨关节炎。原发性骨关节炎多见于 50 岁以上患者,女性略多,常为多关节受累,病程发展缓慢。继发性骨关节炎可发生于任何年龄,常体现在单个或少数关节,病程发展较快,预后较差。骨关节炎主要病因与年龄、肥胖、性别和遗传相关,主要临床表现为疼痛、功能障碍、畸形。

骨关节炎的影像学检查主要为 X 线片。X 线为常规检查手段,放射学的特征性表现为软骨下骨质硬化、软骨下囊性变及骨赘形成、关节间隙变窄等,严重时关节变形及半脱位,是 OA 诊断的重要依据。放射学表现的严重程度与临床症状的严重程度和功能状态并没有严格的相关性,许多明显影像学改变的关节并无典型症状,而有典型症状的关节仅发生轻微的影像学改变磁共振检查不常用,但有助于发现关节相关组织的病变,如软骨损伤、关节滑液渗出、软骨下骨髓水肿、滑膜炎和半月板或韧带损伤,还可用于排除肿瘤和缺血性骨坏死等。超声有助于检测关节液渗出、滑膜增殖、骨赘、炎症反应,也有助于鉴别侵蚀性和非侵蚀性 OA。

（二）骨关节炎诊断

骨关节炎的诊断主要根据患者的症状、体征、影像学检查及实验室检验。膝关节骨性关节炎临床及放射学诊断标准:

1. 近一个月大多数时间有膝关节疼痛。

2. X 线示关节边缘骨赘。

3. 关节液实验室检查白细胞增多。

4. 晨僵时间 <30 分钟。

5. 年龄 ≥ 40 岁。

6. 膝关节活动时有摩擦声。

满足 1+2 条或 1+3+5+6 条或 1+4+5+6 条者可诊断膝关节骨性关节炎。

三、老年骨关节炎患者的健康促进

骨关节炎(osteoarthritis,OA)被认为是一种软骨疾病,可以在严重阶段通过关节置换术有效治疗。今天,骨关节炎被认为是一种全器官疾病,可以在早期阶段进行预防和治疗。OA 发展缓慢,超过 10~15 年,干扰日常生活活动和工作能力。许多患者能忍受疼痛,许多保健医师也认为疼痛和残疾是骨关节炎和衰老不可避免的必然结果。保健医师往往被动地等待最后的"关节死亡",再进行膝关节置换。相反,骨关节炎应被视为一种慢性病,在这种慢性病中,预防和早期综合护理模式是公认的规范,其他慢性病也是如此。关节损伤、肥胖和肌肉功能受损是初级和二级预防策略可改变的危险因素。通过选择纠正或至少减少 OA 危险因素的干预措施,应该确定最适合每个患者的策略。我们还必须选择患者最可能接受的干预措施,以最大限度地坚持治疗方案。

初级和二级预防策略是必要的,以防止由于人口老龄化、肥胖和缺乏体育活动而导致的 OA 发病率增加。初级预防战略旨在通过降低风险、改变可能导致疾病的行为,或增强对疾病病原体对人体影响的抵抗能力,来预防特定疾病的发病。预防青少年期膝关节损伤和肥胖是与膝关节 OA 相关的策略的例子。二级预防包括发现和治疗已经处于危险中的个体进展的危险因素。与膝关节骨性关节炎相关的例子包括监测体重增加和本体感觉敏锐度、动态关节稳定性和肌肉功能的损害,以及对已经遭受膝关节损伤的患者进行体重管理和针对性运动治疗的后续干预。骨关节炎是一种异质性疾病,具有多种不同的表型和大量的危险因素,这些危险因素往往相互作用。有三个重要的危险因素是肥胖、创伤和肌肉功能受损,它们都有希望进行一级和二级干预。

四、老年骨性关节炎患者的康复治疗

骨性关节炎的康复治疗的目的在于缓解疼痛、阻止和延缓疾病的进展、保护关节功能、改善生活质量。治疗方案应个体化,充分考虑患者的危险因素、受累关节的部位、关节结构改变、炎症情况、疼痛程度、伴发病等具体情况及病情。治疗原则应以非药物治疗(物理治疗)联合药物治疗为主,必要时手术治疗。

(一) 一般康复治疗

1. **减重**　肥胖已被公认为引起膝关节骨性关节炎的一个重要因素。资料显示:肥胖女性膝关节骨性关节炎的发病率是正常体重女性的 4 倍,而肥胖男性的发病率是正常体重男性的 4.8 倍。体重每减 4.5kg,膝关节骨性关节炎的发生率可下降约 40%。因此,应该通过控制饮食、改善饮食结构、加强非负重运动等方式减重。

2. **预防关节损伤和肌肉功能受损**　绝大多数膝关节损伤发生在运动中,

与运动相关的损伤在女性中比男性更常见,这表明损伤的预防可以针对高危人群。虽然患者经常被归类为前交叉韧带(anterior cruciate ligament,ACL)损伤,但这些损伤很少是孤立的。相反,总是伴随着半月板、软骨、骨或其他韧带的同时损伤。本体感觉神经肌肉运动成功地预防了约 50% 的 ACL 损伤。这些训练通常需要 10~20 分钟,通常替代每周 2~3 次运动训练前的常规热身。

除了关于实现健康的生活方式的建议,包括保持健康的体重和定期的体育活动,对于那些由于受伤或手术而面临膝关节骨性关节炎风险的人的预防策略应该集中在能够改善关节稳定性和减少疼痛的生物力学干预。与预防损伤一样,本体感觉神经肌肉运动也可以用于这一目的。本体感觉神经肌肉运动促进技术基于生物力学原理,以感觉运动系统为目标,在运动时稳定关节,提高患者对膝关节的信任度,也能有效缓解 OA 患者的疼痛。有氧运动旨在改善心血管健康,力量训练旨在增加肌肉力量和肌肉质量,神经肌肉运动旨在改善感觉运动控制和获得功能关节稳定。使用神经肌肉训练的基本原理是存在感觉运动缺陷、疼痛症状、功能不稳定和功能限制。改善的目标是姿势控制、本体感觉、肌肉激活、肌肉力量和协调能力。这些练习包括多个关节和肌肉群,闭合的运动链、卧位、坐位和站位。强调臀部、膝盖和脚相对位置的良好运动质量。训练水平由患者的感觉运动控制和运动质量决定。训练的进展是通过引入更具挑战性的支撑面,同时使用更多的身体部位,增加外部刺激,以及改变运动的类型、速度和方向。外部刺激的例子包括扔球、接球和突然的、意想不到的动作。

3. **调节不良的姿势**　随着年龄的增长,人们往往会无精打采或弯腰驼背,不良的姿势会改变你身体的重心,给你的膝盖和臀部增加压力。所以要注意站得高,头和肩膀成一条直线,肩膀正好在臀部上方,臀部和膝盖成一条直线,膝盖和双脚成一条直线。做普拉提、瑜伽、太极和核心强化运动如平板支撑和背部伸展,可以帮助改善你的姿势,防止对膝盖骨和膝盖骨周围的刺激,并帮助避免摔倒。

4. **选择合适的鞋子**　穿支持性、舒适的鞋子可以在你运动时促进下肢关节的正确对齐。运动时,选择适合你活动的鞋子,比如跑步时穿的跑鞋,同时也要适合你的步态和脚(例如,无论你是内旋还是外旋)。研究表明,脚的姿势异常可能会导致膝盖骨关节炎,这就是为什么在运动时穿鞋子有助于防止脚向内或向外滚动很重要。如果你想买一双新的运动鞋,最好去顶级跑步或运动用品商店找专业人士评估并试穿。当你不运动的时候,避免穿高跟鞋,这会增加你膝盖的负担。

5. 饮食调节

(1)减少额外的卡路里：如果你保持腰围，你的膝盖会感觉更好。当你减掉多余的体重时，对关节的压力就会减少。降低卡路里含量的一个好方法是：小份量，避免含糖食物和饮料，多吃植物性食物。

(2)多吃水果和蔬菜：在水果和蔬菜中发现的一些抗氧化剂，如苹果、洋葱、葱和草莓，这种物质可以保护你的细胞免受伤害。也可能有助于减少关节炎症和疼痛。

(3)添加 ω-3 脂肪酸：ω-3 脂肪酸可以帮助缓解关节疼痛，减少晨僵。它们的作用是减少体内的炎症。将它们添加到饮食中的一个简单方法是每周吃两次富含脂肪的鱼。鲑鱼、鲑鱼、鲭鱼、鲱鱼、金枪鱼和沙丁鱼是 ω-3 脂肪酸的最好来源。

(4)用橄榄油代替其他脂肪：一项研究表明，橄榄油中有一种叫作 oleocanthal 的化合物，具有与布洛芬相同的消炎作用。要想在不增加热量的情况下在饮食中添加橄榄油，可以用它来代替其他脂肪，比如黄油。

(5)摄入足够的维生素 C：作为关节健康的关键元素，维生素 C 有助于构建胶原蛋白和结缔组织。很多美味的食物都能给你这种营养。试试柑橘类水果，红辣椒，草莓，花椰菜，卷心菜和羽衣甘蓝。女性建议每天摄入 75mg，男性建议每天摄入 90mg。

(6)避免高温烹饪：在高温下烹饪的肉会产生化合物，会导致身体发炎。它们被称为晚期糖基化终产物(AGEs)，与关节炎、心脏病和糖尿病等疾病有关。如果减少烧烤、油炸、烧烤和微波的肉类，就可以降低 AGEs 的含量。限制食用加工食品也很有帮助，因为加工食品经常是高温下烹饪的产物。

6. 心理指导

现代医学模式不仅着眼于患者的躯体改变，而且重视患者的心理、行为与社会的协调。首先要使患者相信膝关节骨性关节炎的预后都是良好的，只要及时合理地进行治疗，改变容易导致膝关节骨性关节炎的不良生活方式，在医生指导下积极锻炼衰弱的膝部肌肉，完全可能阻止病情发展，消除或减轻症状，进行正常的生活。另外，指导患者改善生活情趣，增加社会交往能力，克服抑郁焦虑等不良情绪，培养积极乐观的心态，更有助于疾病的康复。

7. 运动疗法

膝关节骨性关节炎好发于老年人的主要原因是生理衰老

导致肌肉萎缩、肌力下降,膝关节稳定性降低,关节软骨受损。而膝关节骨性关节炎的患者因为疼痛引起生活运动能力下降,导致肌肉进一步萎缩,形成恶性循环。运动疗法可增加膝关节肌肉力量,维持膝关节稳定性,促进病情好转。具体方法是:

(1)股四头肌训练:患者坐位,膝关节伸直,反复做向上抬举与放下动作。

(2)内收训练:患者坐位,双膝关节屈曲,膝间放置一棉垫,双膝反复做内收与夹紧动作。

(3)外展动作:患者侧卧位,膝关节伸直,反复做外展向上与放下动作。以上动作每日两次,每次20遍。

(二)物理治疗

康复治疗要尽可能在残疾发生之前就开始,锻炼有助于保持关节正常活动范围,并能增加肌腱和肌肉的力量,减少关节活动时对软骨产生的压力,强调在平衡膳食的基础上,规律地有氧运动、游泳等,从而减轻体重,控制代谢综合征(肥胖、2型糖尿病等),对阻止髋或膝部骨关节炎的发生、发展尤其重要。改善日常生活方式也有助于疾病的改善腰椎、髋或膝骨关节炎的患者应避免使用软椅或卧椅,睡有床板的平板床,使用前倾且设计舒适的汽车座位,进行身体姿势训练,穿合适的鞋子或运动鞋等,坚持工作和锻炼,在脊柱、膝、第一掌指骨关节炎患者,不同的器械支持可减轻疼痛,改善功能,但为了保持柔韧性,必须同时进行特殊训练,在侵蚀性OA中,温水中进行运动训练可预防挛缩。

(三)药物

药物治疗是次要的,对乙酰氨基酚最大剂量为1g,口服,每天4次,能有效镇痛,且比较安全,有些患者可能需要更有效的镇痛剂;在疼痛或炎症体征(如局部发红,皮温升高)反复出现时,可使用非甾体抗炎药(NSAIDs),联合应用其他镇痛剂(如曲马朵、阿片类药物)可更有效地缓解症状,当患病关节的肌肉受牵拉而引起疼痛时,偶尔可应用肌松药(通常小剂量给予),但在老年人群中弊大于利;口服糖皮质激素而有关节积液或炎性体征出现时,可予关节内注射激素,有助于减轻疼痛和增加关节柔韧性。

(四)其他辅助治疗

其他辅助治疗也可以缓解疼痛,包括按摩、热敷、减肥、针灸、经皮神经电刺激和局部摩擦(如用辣椒素)。

(五)外科治疗

对于内科保守治疗无效的严重骨关节炎患者,日常活动受限时,可按需要行手术治疗,治疗目的为进一步协助诊断,减轻或消除疼痛,防止或矫正畸形,防止关节破坏加重,改善关节功能。治疗的途径主要通过关节镜(内镜)和开放手术,手术治疗方法主要有:游离体摘除术,关节清理术,截骨术,而关节置换术或关节融合术通常被看作骨性关节炎的最终治疗手段,是疼痛和功能障碍严重影响患者生活质量时的最终选择。

(杨贤智　司振兴)

第十一章
老年泌尿系统疾病的健康促进与康复

第一节　老年泌尿系统感染的健康促进与康复

一、概述

泌尿系统感染又称尿路感染(urinary tract infection,UTI),是肾、输尿管、膀胱、尿道等泌尿系统各个部位感染的总称。据统计约60%的女性在其一生中可能会患有泌尿系统感染,一般成年女性的患病率为3%~4.5%,随着年龄增长,其患病率逐年增加,65岁以上可增至15%~25%;而男性因其特殊的尿道生理特征很少会发生UTI,但当其年龄达到65~70岁时仍会有3%~4%的患病率,70岁以后男性的UTI患病率则高达20%以上。国内和国外的报告结果均显示:不论性别,一旦患者处于慢性衰弱状态、长期卧床,或是住院留置尿管时,老年人的UTI患病率可高达25%~50%。

老年人尿路感染发生率高是多种因素共同作用的结果,常见的病因包括以下几方面:

(一)泌尿系上皮方面原因

老年人的泌尿系上皮细胞对病原菌的黏附性和敏感性随着年龄的增加而增强。通过对老年男性和老年女性的尿路上皮细胞对病原微生物的黏附能力进行比较,发现女性尿路上皮细胞对病原菌黏附敏感性更高,但是具体机制不详,推测可能与体内雌激素水平的变化有关。女性绝经后雌激素水平降低会导致尿路上皮细胞对病原菌的黏附性增强,这也可以解释为何老年女性患UTI的比率较老年男性高。

(二)老年泌尿系统常见疾病方面原因

老年人的一些常见疾病会导致现尿路梗阻,如:前列腺增生、膀胱颈硬化、尿路结石、尿路肿瘤、神经原性膀胱和无力性膀胱等。这些因素均可导致尿流不畅,膀胱内残余尿增多,甚至会有尿路反流的情况发生,此时尿路上皮细胞局部抗菌能力下降,使得病原菌在尿路中存留机会增加,便于病原菌生存繁殖,从而极易发生尿路感染。

(三) 老年机体免疫力方面原因

老年人随着年龄增加,身体各项功能下降,特别是全身及局部免疫反应能力的下降,使得老年人对感染和其他应激因素的反应能力降低。同时,老年肾脏和膀胱黏膜均处于相对缺血的状态,骨盆肌肉松弛、习惯性便秘也可加剧局部黏膜的血运不足,前列腺液的分泌减少等,这些都是老年人局部免疫反应能力下降的原因。另外,因为老年人生理性渴感下降,导致的肾脏血流减少、肾单位减少、肾滤过功能降低也是尿路黏膜防御机制下降的原因之一。

(四) 老年全身疾病方面原因

老年人常伴有全身性疾病如:高血压,糖尿病等,都会增加 UTI 患病风险。当老年人患有糖尿病时,胰岛素的缺乏、体内高血糖环境可能导致红细胞膜代谢的改变,影响红细胞的免疫功能,体内蛋白质的糖基化可导致免疫球蛋白功能下降。另外营养不良和长期卧床也使得老年人 UTI 患病风险增加,老年人常因滥用止疼药,非类固醇的消炎药导致其患慢性间质性肾炎、慢性肾盂肾炎、慢性前列腺炎的风险增加,也加重了 UTI 的患病程度。

UTI 在临床中一般可分为上尿路感染和下尿路感染。依据两次感染之间的关系可以分为散发性尿路感染和反复发作性尿路感染,反复发作性感染也可进一步分为再感染和细菌持续存在,再感染是指外界细菌再次入侵泌尿系统引起的新感染;细菌持续存在则是指一些疾病如泌尿系统结石或前列腺疾病中可能存在的相同病菌因初次治疗不彻底再次发作,这种情况也可称为复发。

一般老年人的尿路感染会出现尿频、尿急、尿痛、耻骨上区的不适和腰骶部疼痛等症状。若合并有上尿路感染,除了排尿的症状外,多以全身性症状前来医院就诊,包括寒战、发热、腰痛、恶心、呕吐等。老年人由于感觉迟钝等原因,UTI 病程较长且临床表现不典型,有些以腰部酸痛为主,自以为是劳累、腰肌劳损;或仅有小腹坠胀痛,常常认为是老年妇科病而被忽略;还有些患者主要表现为发热、寒战、食欲缺乏等,常误以为是"感冒";或是以腹痛、恶心为主,误以为是肠胃炎,这些因素可能导致老年人不愿去医院就诊,从而造成老年 UTI 误诊漏诊的情况发生。慢性顽固性 UTI 会导致老年人极易发生菌血症、败血症和感染性休克,威胁老年人的生命健康安全。

二、老年尿路感染患者的病情评估

诊断老年人 UTI 较为复杂,一般不易发现,往往根据自身现有症状并结合一般体格检查和实验室检查仔细辨别即可。老年 UTI 最具有诊断意义的症状和体征为尿痛、尿频、血尿、腰背部疼痛、脊肋角压痛和乏力等,如果是女性患者可同时伴有尿痛尿频反复发作,并自述口服消炎药后症状缓解。存在以上症状则有 90% 可能性确诊为泌尿系统感染。除一般体格检查外,应进行全面的泌尿系统的体格检查,如男性应进行外生殖器和直肠指诊,女性患者应进行外阴检查有无脓性分泌物,盆腔检查对复杂性、反复性、难治性尿路感染具有指导性意义。其中急性膀胱炎可伴有耻骨上压痛,但并非具有特异性,发热、心动过速、脊肋角压痛、腰部胀痛则对肾盂肾炎诊断的特异性高,当出现不明原因的顽固性低血压、感染性休克时也要考虑肾盂肾炎的可能。但仅根据自身症状以及一般体格检查往往不能较为准确诊断老年 UTI,所以要完善以下的相关检查检验才能明确诊断:

(一)尿常规检查以及尿培养

尿常规包括尿液的理学性质检查和尿生化检查,其中尿液的理学性质检查是指根据尿液外观浑浊程度诊断是否为菌尿;尿生化检查一般是使用机器对尿中多项成分进行分析,检查主要包含 8~11 项,其中有三项对诊断尿路感染有重要意义,分别是亚硝酸盐(NIT)、白细胞脂酶(LEU)和尿蛋白(PRO)。亚硝酸盐正常值为阴性,当尿中存在的大肠埃希菌等革兰氏阴性菌数量超过 10^5/ml 时尿硝酸盐为阳性,并且阳性反应程度与尿液中的细菌数成正比。当尿路存在感染时,尿白细胞脂酶检查结果为阳性。正常尿蛋白为 100mg/24h,但当尿路感染时会出现蛋白尿,通常 <2g/24h。尿沉渣检查常用的方法有尿沉渣显微镜检和尿有型成分分析仪检查。当尿液离心后尿沉渣中存在的白细胞数量为 1~2 个 /HP 说明非离心尿中的白细胞为 10 个 /mm^3,此时再配合革兰染色检测等手段即可以诊断为尿路感染。

老年患者在治疗前收集中段尿培养是诊断尿路感染最可靠的指标。自1960 年起,尿培养细菌菌落计数 ≥ 10^5CFU/ml 被认为是尿路感染的诊断指标,此数值对尿路感染诊断的特异性较高。但随着检测手段的进步,诊断标准也不断变化,美国感染病学会(Infectious Diseases Society of America,IDSA)和欧洲临床微生物学和感染病学会(European Society of Clinical Microbiology and Infectious Diseases,ESCMID)规定的尿路感染细菌培养标准为:急性非复杂性膀胱炎中段尿培养 ≥ 10^3CFU/ml;急性非复杂性肾盂肾炎中段尿培养 ≥ 10^4CFU/ml;女性中段尿培养 ≥ 10^5CFU/ml;男性中段尿培养或女性复杂性尿路感染导尿标本 ≥ 10^4CFU/ml。综上所述,并无固定的尿培养结果数值可以用于诊断所有类型的尿路感染,诊断尿路感染需根据临床情况具体分析。

（二）血液中的感染标志物

对于尿路感染，血液中的感染标志物主要包括降钙素原（procalcitonin，PCT）和白细胞介素 -6（IL-6）。PCT 是血清降钙素 CT 的前肽物质，在细菌感染或脓毒血症状态下，PCT 在各个组织和器官中大量形成并释放入血，于 3~4 小时开始升高，在 6~12 小时达到顶峰，随后的一天时间内达到稳定，半衰期接近 24 小时且代谢不受类固醇等药物治疗的影响，当肾功能不全时，半衰期可适当延长。IL-6 是一种细胞因子，属于白细胞介素的一种，当炎症反应发生后，IL-6 率先形成，随后诱导 PCT 和 CRP 生成，是炎症、脓毒症的早期示警分子。在辅助诊断中，PCT 有较高的敏感度，而 IL-6 有更高的特异性，IL-6 联合 PCT 可以优势互补，提高辅助诊断脓毒症的及时性与正确率。

（三）影像学检查及侵入性检查

若老年人出现反复性尿路感染，仍需要影像学如：X 线、静脉泌尿系造影，逆行泌尿系造影、彩超、CT、MRI、^{99m}Tc-DMSA 等检查来排除其他可能造成继发尿路感染的泌尿系统疾病。根据疾病具体情况可考虑选择膀胱镜等相关检查。老年人由于感觉迟钝等因素，UTI 病程长，临床表现不典型，常常需要排除以下疾病后才能诊断为 UTI。具体的鉴别方式如下：①老年男性患者若有下尿路感染症状并且存在脓尿的现象，但尿培养阴性，应考虑是否有淋球菌、支原体感染，或者诊断性抗生素治疗有效即可确诊；②对有下尿路症状但没有感染证据的老年女性患者，应与可引起下尿路症状的其他疾病如膀胱过度活动等相鉴别，老年男性患者需与前列腺增生或前列腺炎等疾病引起的下尿路症状相鉴别。③缺乏充分感染依据的膀胱刺激征的患者应仔细询问病史，排除膀胱原位癌的存在。④对一般抗菌药物治疗无效，且存在反复发作、顽固性的尿路刺激症状的老年患者，应注意是否有泌尿系、生殖系结核病的可能。

三、老年尿路感染患者的健康促进

老年人因为退行性疾病的发生和抗生素或止痛药的滥用，尿路感染的早期症状一般较为隐匿，被发现时一般处于尿路感染的顽固期，因此，早发现、早诊断、早治疗十分关键。党的新时代报告中提出了健康中国的战略目标：坚持预防为主，倡导健康文明的生活方式，预防控制重大疾病，而尿路感染作为仅次于呼吸道感染的第二大感染性疾病，明确可能引起 UTI 的危险因素，促进患病后的恢复，减少患病时长，降低合并并发症的危险程度，是我国现在努力实现的目标。针对老年 UTI 的患者，健康管理的主要目标是：防止和延缓 UTI 并发症的发生；提高患者的生活质量，延长患者生存周期；指导 UTI 患者治

疗和用药,恢复部分老年患者的劳动能力。为减少 UTI 的发生需做到以下几方面:

首先,应该有良好的生活习惯和良好的心理状态,有些 UTI 如慢性肾盂肾炎秉承绵延,并且易于复发,常常会导致患者精神紧张,亦可加重临床症状。因此要不断对老年患者进行开导,使患者保持心情愉悦,可提高身体素质,增强机体康复能力。敦促患者坚持每天多饮水,多排尿,不憋尿,使患者养成多喝绿茶的习惯,清淡饮食,切忌高盐高油高糖饮食,消除不良生活习惯,减少易感因素。注意会阴区卫生,防止上行感染。消除相关疾病,减少易感因素。尽量避免泌尿系侵入性检查,若特定因素下无法检查,则预防性使用抗生素并多饮水,勤排尿。对于反复发作患者,可以适当性使用抗生素、中成药等,如长期使用需定期检查血、尿常规,肝肾功能等。注意会阴区清洁,勤换内裤,减少尿道口菌群数量,男性若包皮过长,必要时需行手术治疗。

四、老年尿路感染患者的康复治疗

对于老年 UTI 患者康复治疗手段包括:一般治疗、观察、抗菌药物治疗、手术治疗和中医治疗。

(一) 一般治疗

主要为对症治疗,老年人更应注意能量摄入,多饮水及生活方式的改变。当确诊为老年 UTI 时,一般嘱患者多饮水,日常饮水量需超过 2 000ml。当出现发热时,需先行物理降温并注意饮食,注意少盐少油高蛋白饮食,早睡早起多锻炼等,一般症状都会有所缓解。

(二) 观察

一些特殊的无症状菌尿老年患者不需要常规抗生素治疗,密切观察病情变化。

(三) 抗菌药物治疗

常见药物的选择:①可干扰细菌细胞壁合成的 β- 内酰胺类的青霉素、头孢菌素、碳青霉烯类、磷霉素和万古霉素等;②可损伤细菌细胞膜的多黏菌素 B、制霉菌素等;③可影响细菌蛋白合成的氨基糖苷类、四环素类、红霉素、林可霉素等;④可抑制细菌核酸代谢的氟喹诺酮类、利福霉素等;⑤可影响叶酸合成的磺胺类药物等。关于经验性抗菌药物治疗可以对有尿路感染的老年患者在尿培养及尿敏试验结果出来之前行经验性抗菌药物治疗。尿路制剂的使用:近年来随着尿路制剂的发现和使用,使得国内常见尿路感染药物如第二、三代头孢菌素耐药情况得到了很好的改善,一方面有利于规范临床医师合理使用抗菌药物,另一方面有利于尿路感染的治疗。

药物治疗的目标是症状转阴。症状转阴简单来说就是菌尿转阴,症状消失(愈合标准:疗程完毕后症状消失,菌尿转阴,并在第二、六周各查1次,均为阴性者,可以诊断为近期治愈,追踪6个月后再无复发可以诊断为完全愈合)。治疗过程中不光要针对菌尿,另外还要考虑老年患者特殊的情况。老年患者一般常伴有糖尿病、高血压、慢性肾功能不全,药物的使用剂量以及时长更要考究,既要保证疗效,又要尽可能降低副作用,若单一药物无法做到,一般考虑中西医结合治疗老年UTI。

(四) 手术治疗

在适当时机针对感染病灶或引起感染的病因实施相应的手术治疗,而且很多泌尿系感染性疾病不能通过手术去除病因,感染难以控制。

(五) 中医治疗

目前应用于临床治疗的中药种类很多,如二妙丸、三金片、穿心莲片、滋肾通关丸、百令胶囊、金水宝胶囊等,另外配合针灸的治疗可以降低膀胱炎的发生率。

一般来说老年UTI患者预后较好,急性非复杂性膀胱炎老年患者经过治疗和采取一定的预防措施后,总体预后较好。未经过治疗的膀胱炎老年患者进展为上尿路感染的情况较少,症状虽可持续数月,但可以逐渐自发性缓解。如果诊断和治疗及时,急性非复杂性肾盂肾炎的预后较好,但如果合并其他疾病如:糖尿病,高血压或免疫抑制等情况,则会出现老年败血症甚至老年脓毒血症,可危及生命。

(六) 巩固疗效,防止复发

老年UTI因其易复发和易再感染而较为棘手。一般认为中医药在巩固疗效,防止复发和再感染方面存在优势,常用方法:合理饮食起居,提高免疫力,合理使用中药保护尿路黏膜屏障。

(七) 保护泌尿系器官

慢性疾病的治疗过程中常用药物进行治疗,因其使用剂量以及使用的时长问题常常对肾脏造成不可逆性损伤,而且老年人因为生理原因肾功能常常偏低,常常因存在系统性疾病如高血压,糖尿病所致的肾脏疾病也使得肾脏超负荷运作。因此积极治疗具有肾损伤的UTI有非常重要的临床意义,是老年UTI康复的重要内容。

根据经验来看,老年尿路感染是一个极易复发并且反复存在的问题,对于老年人来说是个持久战。坚持做好康复教育,了解疾病发生的可能因素,明确治疗手段,循序渐进,坚持不懈定能完胜。

(巩佳男)

第二节 老年良性前列腺增生症的健康促进与康复

一、概述

良性前列腺增生症（benign prostatic hyperplasia，BPH）是中老年男性最常见的排尿障碍性疾病，也是全球泌尿外科临床诊疗中最为常见的疾病之一，BPH 的发病率随着年龄增长而不断增高。BPH 常常造成下尿路症状（lower urinary tract symptoms，LUTS），但 BPH 不是引起下尿路症状的唯一原因。既往认为尿道阻力增加是由于前列腺体积增大而引起的，这个观点过于简单，除 BPH 外，各种原因导致的膀胱出口梗阻（bladder outlet obstruction，BOO）也可能是引起 LUTS 的原因之一。同时，LUTS 还可以出现在许多没有前列腺及膀胱疾病的患者中，如睡眠不良等。毫无疑问，老年男性出现的 LUTS 并非都由老年 BPH 引起，其中的病理生理机制远比我们目前了解的复杂。最初，BPH 是一个病理学名词，描述的是一个以前列腺间质细胞和上皮细胞增生为特征的组织学演变过程，若表现为显微镜下可见的细胞增生和前列腺体积增大称为良性前列腺增大（benign prostatic enlargement，BPE）；若 BPE 引起明显的 LUTS 以及相应的尿流动力学改变从而可以证实 BOO 的存在，则称为良性前列腺梗阻（benign prostatic obstruction，BPO）；但 BPE 也可不引起以上症状。综上所述，老年良性前列腺增生是全球泌尿外科临床诊疗中最为常见的疾病之一，庞大的患病人群以及治疗所需的高额费用俨然成为一种严重的社会问题，随着我国国民经济的不断发展以及社会人口老龄化的到来，明确 BPH、BPE、BPO 及 LUTS 之间错综复杂的关系，才能进行更好地防治。

老年 BPH 的发生必须具备年龄的增长和有功能的睾丸这两个条件，国内有学者研究 26 名清朝宦官，这些太监在 10~26 岁时均曾行阴茎、阴囊、睾丸切除术，接受调查时平均年龄已高达 72 岁（59~83 岁），平均切除睾丸时间为 54 岁（41~65 岁）。调查研究中发现有近 21 人的前列腺已完全不能触及，其余人的前列腺也明显萎缩（1~2cm）。以上资料极有力地证实了睾丸在前列腺的发展过程中具有重要作用，但具体的 BPH 的发生机制尚不明了。国内外研究认为可能与以下因素有关：雄激素、前列腺间质及腺上皮细胞的相互作用、生长因子、炎症因子、神经递质及遗传因素等。

BPH 中前列腺组织增生增加了尿道阻力,随着尿道阻力逐渐增加,膀胱逼尿肌压力逐渐升高以维持排尿活动,但与此同时,膀胱的储尿功能也逐渐受损,最终导致尿频、尿急等下尿路症状的出现。另外除了梗阻引起的膀胱逼尿肌功能的改变以外,年龄相关的膀胱改变及控制下尿路的神经通路异常均可导致尿频、尿急、夜尿增多等症状的发生。因此,进一步认识梗阻诱导的膀胱功能障碍的原因对于预防与治疗老年 BPH 尤为重要。

根据组织学的划分,前列腺可分为外周带、中央带、移行带和尿道周围腺体区,随着年龄增长,移行带体积逐渐增大,但研究发现其与 BPH 的发生发展并无相关。其中 BPH 结节多发生在移行带和尿道周围腺体区,早期尿道周围腺体区的结节多为间质成分,而移行带早期结节多为腺体组织的增生,少有间质的成分。间质组织中的平滑肌也是前列腺的重要组成成分,受肾上腺素能神经、胆碱能神经或其他酶类递质类神经支配,肾上腺能神经起主导作用。在前列腺和膀胱颈部有丰富的 α1 受体,激活这种肾上腺能受体可以明显增加前列腺尿道阻力。前列腺增生可导致后尿道增长、管腔变窄以及排尿阻力增加,从而引起膀胱高压并出现相关排尿期症状。随着膀胱压力的增高,可能出现膀胱憋尿肌的增厚、憋尿肌不稳定从而引起相应的储尿期的症状,也可继发上尿路症状如肾盂积水及肾功损伤,一般肾盂积水、输尿管扩张均为双侧性病变。

良性前列腺增生多在 50 岁以后出现症状,60 岁左右症状更加明显,近年来 50 岁以下的男性出现症状的比例有上升趋势。BPH 的主要临床表现是引起下尿路症状。LUTS 可分为储尿期症状(膀胱刺激症状)、排尿期症状(梗阻症状)和排尿后症状。过去的观点认为 BPH 的临床症状是由于前列腺的体积增大而引起,但目前研究证实 BPH 临床症状与前列腺体积大小之间并非呈绝对正相关关系,而取决于引起梗阻的程度、病变发展速度以及是否合并感染等,其症状可时轻时重。流行病学资料则显示 BPH 作为一种缓慢进展的疾病,前列腺体积大或 PSA 高的患者出现 LUTS 及相关并发症的风险也相应增加。

（一）BPH 的症状

1. **储尿期症状(膀胱刺激症状)** 储尿期症状一般包括尿急、急迫性尿失禁及夜尿次数增多等膀胱刺激症状。尿频、夜尿增多是 BPH 最常见也是最早期的症状,正常人白天排尿 4~6 次,夜尿 0~2 次;排尿次数明显增多称为尿频。BPH 患者因前列腺充血刺激,随着病情发展,梗阻加重、残余尿量增多、膀胱有效容量减少,且在逼尿肌不稳定的刺激下,患者一有尿意急需排尿,病情严重者甚至出现急迫性尿失禁。老年前列腺增生患者因下尿路梗阻现象增重,排尿突然中段等原因可发生尿痛,严重的话可出现慢性尿潴留及充盈性尿失禁。一般老年患者门诊寻求帮助主要是因为尿频、尿急、尿痛、夜尿增多起、夜次数增加。

2. **排尿期症状(梗阻症状)** 老年患者因前列腺增生导致的尿道前列腺部机械性梗阻,以及 α1 受体激动介导的前列腺、尿道及膀胱颈平滑肌收缩而引起的动力性梗阻。主要包括:排尿困难、排尿等待、排尿踌躇、尿流中断。

3. **排尿后症状** 排尿不尽感、尿后滴沥等。

当老年 BPH 患者未得到及时有效治疗,前列腺体积不断增大,膀胱出口梗阻持续加重,膀胱内压力不断升高,残余尿不断增多,长期依靠增加腹压排尿时,极有可能引发一系列并发症,产生严重后果,甚至可能危及生命。

(二) BPH 的并发症

1. **急性尿潴留** 前列腺增生的任何阶段中,均可因劳累、饮酒、便秘、久坐、情绪变化、气候变化等因素造成老年患者前列腺与膀胱颈部突然充血、水肿致使老年男性患者发生急性尿潴留。急性尿潴留发病突然,膀胱内充满尿液不能排出,此时患者不能排尿,膀胱胀满,下腹疼痛剧烈,辗转不安,有时腹压增高时能从尿道溢出部分尿液,但并不能减轻疼痛。患者常需急诊留置导尿管或行耻骨上膀胱穿刺处理导尿。

2. **泌尿男性生殖系统感染** 尿潴留以及排尿时膀胱尿道压力升高容易导致尿液反流,造成反复尿路与生殖系统的感染,其中包括急慢性膀胱炎、急慢性肾盂肾炎和急慢性附睾炎、睾丸炎等。膀胱炎则会加重膀胱刺激症状。肾盂肾炎除上述膀胱症状外,还会有全身中毒症状。急性附睾炎表现为睾丸附睾红肿热痛等症状发生。

3. **血尿** 前列腺血管不断增生以满足腺体的增生需要,膀胱出口梗阻、感染等因素可进一步加重前列腺表面黏膜充血。这些充血的血管容易发生破裂而导致患者出现不同程度的肉眼血尿,可以是无痛性的,需与泌尿系肿瘤引起的血尿鉴别。当发生大量血尿时,应及时止血及膀胱冲洗,避免膀胱填塞,造成生命危险。

4. **膀胱结石** 随着我国人民生活水平的提高,BPH 已成为膀胱结石的主要病因,据统计约 10% 的 BPH 患者并发膀胱结石。膀胱结石进一步加重尿频、尿急、尿痛等膀胱刺激症状,并可能出现血尿、排尿中断等症状。膀胱结石多为尿酸盐结石与草酸钙结石。

5. **膀胱憩室** 长期患有 BPH 的老年男性患者,膀胱内压不断升高导致膀胱壁薄弱处不断增加,最终会形成膀胱小梁甚至膀胱憩室。

6. **上尿路损伤** 梗阻严重 BPH 的老年患者,过多的残余尿量及功能较弱的膀胱功能,可引起上尿路病变(输尿管扩张及肾积水),严重时可导致肾脏功能受损,甚至尿毒症。

二、老年良性前列腺增生症的评估

诊断老年良性前列腺增生,首先进行病史询问、体格检查和血、尿实验室检查等基本检查后,再根据病情做建议性检查和选择性检查以进一步确诊BPH 和确定 BPE、BOO、LUTS 三者的关系。具体诊疗流程包括初始评估以及根据初始评估结果进行进一步诊断。

(一)初始评估

病史询问:

1. 下尿路症状的特点、持续时间以及伴随症状。

2. 手术史(尤其是盆腔手术史)、外伤史。

3. 既往史　性播疾病、糖尿病、神经系统疾病以及与夜尿增多有关的心理性疾病等。

4. 药物史　老年患者最近是否服用导致 LUTS 药物等。

5. 患者的一般状况。

6. 国际前列腺症状评分(international prostate symptom score,IPSS)(表11-2-1)

表 11-2-1　IPSS 患者分类

近一个月内是否有以下症状	无	在五次中					症状评分
		少于一次	少于半数	大约半数	多于半数	几乎每次	
1. 是否经常会有尿不尽感?	0	1	2	3	4	5	
2. 两次排尿间隔是否经常少于两小时?	0	1	2	3	4	5	
3. 是否经常有间断性排尿?	0	1	2	3	4	5	
4. 是否有排尿不能等待现象?	0	1	2	3	4	5	
5. 是否有尿线变细现象?	0	1	2	3	4	5	
6. 是否需要用力及使劲才能开始排尿?	0	1	2	3	4	5	
7. 从入睡到早起一般需要起来排尿几次?	没有	1次	2次	3次	4次	5次	
	0	1	2	3	4	5	
总评分:							

注:轻度症状:0~7 分,中度症状:8~19 分,重度症状:20~35 分。

7. **生活质量评分**(quality of life score,QOL)　了解患者对目前 LUTS 水平的主观感受,又称为困扰评分(表 11-2-2)。

表 11-2-2　生活质量评分(QOL)

	高兴	满意	大致满意	还可以	不太满意	苦恼	很糟
如果在您今后的生活中始终有现在的排尿症状,您认为如何?							
生活质量评分(QOL):							

(二) 体格检查

1. **外生殖器检查**　排除尿道狭窄或其他影响排尿的疾病,如:包茎、既往阴茎疾病造成的阴茎瘢痕或新生的阴茎肿瘤等。

2. **直肠指诊**　进行此项检查时要求老年男性在排空膀胱后进行,直肠指诊可以了解前列腺大小、前列腺的形态、前列腺表面质地、是否可以触碰到表面的结节及有无压痛、中央沟是否变浅及消失、肛门括约肌是否松弛的情况等。

3. **局部神经系统检查**　运动以及感觉神经情况,一般此项检查往往需要神经内科骨科参与。

(三) 相关的检查检验

1. **尿常规**　可以确定存在下尿路症状的老年患者是否合并有镜下血尿、蛋白尿、脓尿及尿糖等。

2. **前列腺超声检查**　经直肠的前列腺超声可以确定前列腺大小、是否突入膀胱及大小、有无不均匀回声、是否存在残余尿的情况等。

3. **血清前列腺特异性抗原**(prostate specific antigen,PSA)　血清 PSA 不是前列腺癌特有指标,BPH、前列腺炎都可能导致血清 PSA 升高,泌尿系感染、前列腺穿刺活检、急性尿潴留、留置导尿、直肠指诊及前列腺按摩均会影响血清 PSA,另外血清 PSA 与年龄有关,超过 40 岁时血清 PSA 也会升高。一般以 4ng/ml 作为分界点,进而指导治疗方法的选择。当存在前列腺炎或泌尿系感染、一般行上述侵入性操作时建议在操作后 5~7 天后行血清 PSA 的检查。

4. **残余尿测定**　残余尿超过 50ml 作为是否阳性的标准,但此测量并不十分稳定,仍需要多次测量后进行评估是否需手术干预治疗。

5. **尿流率检查**　一般分为最大尿流率的检测和尿量检查,其中最大尿流率(Q_{max})为重要,一般男性 Q_{max} 需大于 15ml/s,可解释是否有下尿路梗阻。

（四）根据初始评估结果需进行进一步诊断

1. **排尿日记**　当以尿频尿急等下尿路症状为主的老年 BPH 患者最好记录 24 小时排尿日记,记录内容应该包括:喝水时间、喝水量、喝水次数、排尿时间、排尿量及排尿次数。记录好排尿日记一般可以鉴别尿崩症、夜间多尿症和膀胱容量减少等疾病。

2. **肾功能检测**　一般老年 BPH 患者往往有肾脏功能的损伤,所以对老年 BPH 患者对身体评估需包括血肌酐清除率、肾小球滤过率的评估。

3. **静脉尿路造影**　如果老年 LUTS 的患者同时伴有反复尿路感染,应借助静脉尿路造影排除泌尿系结石、泌尿系肿瘤等其他疾病,并且可以明确是否伴有肾积水及输尿管扩张反流的情况。

4. **尿道造影**　若严重怀疑老年男性存在尿道狭窄时建议进行尿道造影检查来排除。

5. **尿动力学检查**　当 BPH 患者拟行手术治疗如出现以下情况,建议行尿动力学检查:①尿量 ≤ 150ml;② 50 岁及以下或 80 岁及以上;③残余尿 >300ml;④怀疑有神经系统疾病或糖尿病导致的神经源性膀胱;⑤双肾积水;⑥既往有盆腔手术病史。

6. **尿道膀胱镜检查**　怀疑老年 BPH 患者合并尿道狭窄、膀胱内有占位性病变。

7. **上尿路超声检查**　怀疑上尿路有占位、积水、结石的患者,应进行此检查。

三、老年良性前列腺增生症的健康促进

针对有明确病因的 BPH 可进行多种方式治疗,从而提高老年男性的生活质量,其中的治疗方式一般包括:非手术治疗、药物治疗以及手术治疗这三种干预方式。

（一）良性前列腺增生的非手术治疗

良性前列腺增生的老年患者非手术治疗方式包括观察等待和行为改进及饮食调整两种主要方式,这也是老年患者最先干预治疗的方式,也是最主要推荐的方式。

1. **观察等待**　观察等待是良性前列腺增生患者的非手术治疗的主要方式,是一种非药物、非手术治疗措施,主要包括对患者教育、对生活方式指导和定期检测等。主要针对的是存在轻度下尿路症状的患者(IPSS ≤ 7 分),或者中度以上症状但生活质量尚未受到明显影响的患者(IPSS ≥ 8)。

2. 行为改进及饮食调整

(1)行为改进：对于 LUTS，特别是储尿期症状推荐行为改进，包括体育锻炼、戒烟减重；避免过多饮水、进行膀胱训练；优化排尿习惯、放松精神训练、盆底肌训练等。

(2)饮食调整：其中包括改变生活嗜好（避免久坐），合理饮水（睡前至多一杯水），减少饮料、咖啡的摄入、适度饮酒。

(二) 良性前列腺增生的药物治疗

BPH 患者药物治疗短期目标是缓解患者的下尿路症状，长期目标是延缓疾病的进展，并预防并发症的发生。在减少药物副作用的情况下，尽可能保证患者高质量生活是 BPH 药物治疗的目标。

1. α 受体拮抗药　BPH 主要增生的细胞成分之一是平滑肌细胞，约占增生的前列腺体积 40%，若给予 α 受体激动剂（去甲肾上腺素）后，前列腺会出现收缩反应；反之，若阻断分布在前列腺和膀胱颈平滑肌表面的 α 肾上腺素能受体，可使平滑肌松弛，达到缓解膀胱出口梗阻的作用。坦索罗辛、赛洛多辛是我国目前常用于治疗 BPH 的 α 受体拮抗药，但服用后可能会有头晕、头痛、乏力、困倦、直立性低血压、异常射精等不良反应。

2. 5α 还原酶抑制剂(5-ARIs)　主要通过抑制体内睾酮向双氢睾酮（DHT）转变，从而降低前列腺中的双氢睾酮含量，从而缩小前列腺体积、改善症状。但 5α- 还原酶抑剂起效时间较长，有随机对照临床试验研究显示需使用 6~12 个月后才能获得最大效果。另外 5α 还原酶抑制剂的使用可以降低 BPH 患者血尿的发生率。非那雄胺、度他雄胺是目前国内常用治疗 BPH 的 5α 还原酶抑制剂，但服用后可能会有勃起功能障碍、射精异常、性欲低下、乳腺痛及男性乳房女性化等不良反应。

3. M 受体拮抗剂　M 受体拮抗剂通过阻断膀胱毒蕈碱（M）受体，缓解逼尿肌过度收缩，降低膀胱敏感性，从而改善 BPH 患者储尿期症状。托特罗定、索利那新是目前国内常用的 M 受体拮抗剂，其他药物还有奥西布宁、曲司氯铵或黄酮哌酯等，但服用后会有口干、头晕、便秘、排尿困难和视物模糊等不良反应。

4. 磷酸二酯酶 5 抑制剂　原本是治疗勃起功能障碍的经典药物，近来研究发现磷酸二酯酶 5 抑制剂可显著降低 BPH 患者 IPSS 评分。PDE-5Is 可以使膀胱逼尿肌、前列腺和尿道平滑肌松弛而缓解 LUTS 症状。目前临床上用于治疗下尿路症状的磷酸二酯酶 -5 抑制剂主要是他达拉非，但服用后可能出现包括面部潮红、头痛、消化不良、背痛和鼻塞等不良反应。

5. **植物制剂** 如锯叶棕果实提取物可治疗 BPH 及相关下尿路症状,但是具体机制尚不十分明确,仍需进一步研究,一般植物制剂往往配合其他药物一同服用。

6. **中药** 目前治疗 BPH 的中药种类很多,具体机制尚不明确,仍需进一步研究,特定人群对中药的效果较西药效果好。

7. **联合治疗** 治疗方案均不是以上药物的单一治疗,而是两种及以上药物联合治疗的方案。如:α1 受体阻滞剂联合 5α 还原酶抑制剂;α1 受体阻滞剂联合 M 受体拮抗剂;α1 受体拮抗药联合 PDE-5 抑制剂;5α 还原酶抑制剂联合 PDE-5 抑制剂,以上治疗方案经临床试验证实均比单一治疗疗效明显。

(三) 良性前列腺增生的外科治疗

对于老年患者行外科治疗主要因为 BPH 是一个临床进展性的疾病,部分患者经非手术及药物治疗后效果不佳,最终仍需外科治疗来解除 LUTS 及其对生活质量的影响和所致的并发症。当发生以下并发症的患者则急需外科治疗来干预,如:反复尿潴留、反复尿路感染、反复血尿、膀胱结石、继发上尿路积水(包括肾功能不全)。常见的外科手术治疗方式有:经尿道前列腺电切术、经尿道前列腺切开术、开放性/腹腔镜/机器人辅助腹腔镜下前列腺摘除术、经尿道前列腺激光切除术/汽化/剜除术、微创前列腺悬扩术、前列腺动脉栓塞术等,但患者在行外科治疗后往往出现急迫性的尿失禁、性生活障碍等,确定手术适应证,最大程度上提高患者生活幸福感是每位外科医生的毕生追求。

四、老年良性前列腺增生症的康复治疗

鉴于良性前列腺增生是一个慢性的、长期的过程,但表现出来的症状确实是给老年患者的生活带来了极大的影响,所以控制病情发展、缓解症状、提高患者生活质量重要手段,主要教育指导以下几方面:

(一) 康复运动

根据老年男性的身体情况可以选择以下一种康复运动方法进行康复训练,如:①中速(80~100m/min)步行,每次持续 30 分钟,每天进行两次;②太极拳,24 式或 48 式简化太极拳,按照视频进行模仿操作,每日进行两次。

(二) 针对性功能训练及按摩

指导如下:①按摩腹股沟,伸直手指,用手的小鱼际侧面按摩两侧腹股沟,直到局部稍发热为宜,一般每日行 50 次左右;②局部按摩,将左手掌放在右手背上,以右手掌顺时针方向向下按摩下腹部的膀胱处,以局部发热为宜,每日 30 次;③按摩足底,每日睡前用温热水泡脚 5 分钟后,用拇指或者中指指腹从

跟骨内侧开始按摩,一直到足底中心涌泉穴,再到第三趾关节处,来回按摩,约 30 次即可;④盆底肌肉功能训练,采用 Kegel 锻炼法,指导患者有意识收缩盆地肌肉 20~30 次,每次收缩需坚持 3~5 秒,每次 3 组,注意前期开始做时应适量,逐渐增加次数和时间即可。

(三) 日常生活中的注意

多吃新鲜蔬菜、水果、大豆制品和粗粮,适量饮水,睡前切记请勿过量饮水,绝对忌酒、咖啡和浓茶,忌食辛辣刺激性食物,不可憋尿,不可过度劳累,应避免久坐,切记勿着凉受寒,保持大便通畅,进行适当的户外活动,坚持康复运动,预防感冒,规律作息,注意会阴区清洁,勤换内裤等。

(四) 心理指导

对患者进行发病机制及康复驯良的教育指导,介绍康复治疗中效果较好的典型病例,适当给予心理暗示,提高依从性,增加康复训练的决心。

预防教育是老年 BPH 防治的重要环节。通过对 BPH 的老年患者进行健康教育,可以使其熟练掌握预防疾病的相关知识,控制疾病的发生发展,缓解现有症状,提高老年男性患者的生活质量。在进行健康教育的同时,不仅要了解患者的病情、心理状况,还要充分了解其婚姻状况、夫妻双方的性生活是否和谐、与周围亲属的关系、经济状况等方方面面的因素,这些因素决定了患者生活质量的优劣。在康复健康教育过程中,重点并不是让患者死板接受,而是在于指导要点,敦促患者用心地完成训练计划,激发患者主动性,克服畏难情绪,做到循序渐进,持之以恒。

(巩佳男)

第十二章
老年感染性疾病的健康促进与康复

第一节 老年腹泻的健康促进与康复

一、概述

腹泻(diarrhea)指排便次数增多,粪质稀薄,或带有黏液、脓血或未消化的食物。如排液状便,每日 3 次以上,或每天粪便总量在 200g 以上,其中粪便含水量大于 80%,即可视为腹泻。而诱发老年腹泻的因素较多,通常是多种因素联合导致,发病时表现为大便形状的改变,排便次数的增加,如果得不到及时有效的治疗,会导致老年人病情进一步恶化,威胁到患者的身体健康和生活质量。

(一) 老年腹泻的分类

1. **根据病程分类**

(1)急性腹泻:发病急,病程在 2~3 周之内,极少超过 6~8 周。

(2)慢性腹泻:病程至少在 4 周以上,常超过 6~8 周,或 2~4 周间歇复发腹泻。

2. **根据病理生理分类**

(1)分泌性腹泻。

(2)渗出性腹泻。

(3)渗透性腹泻。

(4)动力性腹泻。

(5)吸收不良性腹泻。

3. **根据病原学分类**

(1)感染性腹泻:多种病原体感染引起的腹泻,如病毒、细菌、真菌、原虫等。

(2)非感染性腹泻:由于食物(牛奶、海鲜产品等)和药物(硫酸镁、甘露醇、利血平等)过敏、饮食不当、乳糖不耐受、抗生素应用等导致的腹泻。

（二）老年腹泻的病因

1. 急性腹泻

（1）肠道疾病：常见的是感染性肠炎或急性出血性坏死性肠炎。因抗生素使用不当而发生的抗生素相关性腹泻。

（2）急性中毒：因服食毒蕈、河豚、鱼胆等及化学药物（砷、磷、铅、汞等）引起的腹泻。

（3）全身性感染：败血症、伤寒、钩端螺旋体病等。

（4）其他：变态反应性肠炎、过敏性紫癜、服用某些药物，某些内分泌疾病。

2. 慢性腹泻

（1）消化系统疾病：①胃部疾病：某些疾病导致的胃酸缺乏；②肠道感染；③肠道非感染性疾病；④肠道肿瘤；⑤胰腺疾病；⑥肝胆疾病。

（2）全身性疾病：①内分泌及代谢障碍疾病：如甲亢、糖尿病性肠病等；②其他系统疾病：系统性红斑狼疮、尿毒症等；③药物副作用：利血平、消胆胺、甲状腺素、洋地黄类药物等；④神经功能紊乱：神经功能性腹泻、肠易激综合征。

（三）老年腹泻的临床表现

1. 急性腹泻 发病急骤，病程短，多因感染或食物中毒引起。常有饮食不洁史，进食后 24 小时内发生。每天排便次数可多达 10 次以上，如果是细菌感染，常有黏液血便或脓血便。急性腹泻常有腹痛，尤以感染性腹泻较为明显。

2. 慢性腹泻 起病缓慢，病程较长。每天排便数次，可为稀便，亦可带黏液、带脓血。粪便中带黏液而无病理成分者常见于肠激惹。

3. 伴随症状和体征 腹泻时：①伴发热；②伴里急后重；③伴明显消瘦；④伴皮疹或皮下出血；⑤伴腹部包块；⑥伴重度失水；⑦伴关节痛或肿胀。

4. 功能性腹泻（functional diarrhea，FD） 除外器质性病变的持续性或反复性排稀便、水样便的胃肠道功能紊乱综合征，无腹痛，实验室检查不伴随细菌、病毒、寄生虫的感染。

5. 腹泻型肠易激综合征（irritable bowel syndrome with predominant diarrhea，IBS-D） 腹痛、腹胀、腹部不适反复发作，具备以下任意 2 项或 2 项以上：①与排便相关；②伴有排便频率改变；③伴有粪便性状或外观改变，至少在诊断前有 6 个月以上的症状，近 3 个月符合以上诊断标准。

二、老年腹泻患者的病情评估与健康促进

(一) 老年腹泻的预防

1. 饮食调整　饮食改变是预防腹泻最简单的方法之一。因为某些食物会引起腹泻或者使腹泻加重,而有些食物则有助于预防腹泻的发生。

(1) 可引起腹泻的食物有: ①油腻食品: 含油腻太多的食物(例如油条、油饼、麻花等油炸食品,这些食物老年人多喜欢进食); ②纤维含量丰富的食物(例如豆子、果蔬等); ③含有咖啡因或酒精的食品; ④乳制品; ⑤没有经高温消毒的食物。所以老年人首先要避开上述可能引起腹泻的食物,避免腹泻的发生。

(2) 能预防腹泻的食物: 这类的食物包括软性、易消化的食物(例如稀饭、汤等),以及低纤维食物(例如米饭、面条、白面包、瘦肉等)。美国饮食协会推荐香蕉、米饭、苹果酱和烤面包这4种食物,它们可以防止过度刺激消化道,降低肠道运动频率。因此老年腹泻患者在饮食中可以逐步增加这类食物,以预防腹泻发生或减轻腹泻。

2. 饮食卫生习惯的改变　老年人要讲究饮食卫生,改变饮食习惯,可预防或减少腹泻。①食物要生熟分开,以免交叉污染。②尽量进食热或煮熟的食物。③避免饮用污染水或生水。④尽量减少生冷食品的摄入,生食食物一定要洗净。⑤对易带致病菌的食物尽量少食。⑥避免食用隔夜或变质的食物。

3. 个人卫生习惯的改变　保持良好的卫生保健习惯,是老年人预防感染腹泻的方法。平时常洗手,保持饭前、便后手要洗净的习惯。在外地的时候要注意饮食卫生,不暴饮暴食,进食清淡容易消化食物,尽可能劳逸结合。秋冬季节,老年人也要做些保暖措施,以防止受凉而引起腹泻。

4. 用药习惯的改变　部分老年人出现不适症状,就自行应用抗生素,易出现滥用抗生素情况。而抗生素的滥用是腹泻的常见原因之一。所以老年人要避免不必要的抗生素应用,对预防腹泻也有帮助。同时,益生菌制剂可预防性应用,它具有调节免疫、抗菌、助消化的功能,对保持肠道正常生理功能,预防或减轻腹泻意义重大。

5. 精神心理调整　老年人应养成良好的作息习惯,睡眠质量要有保证;适当进行户外运动,去除不良嗜好;保持良好的精神、心理状态,有预防免疫功能下降的作用,对预防腹泻有重要意义。同时面对腹泻出现时,积极主动配合治疗,进行及时、有效的规范诊疗,对缓解减轻腹泻有较大益处。

(二) 老年腹泻患者的病情评估

随着年龄增长,老年人的身体状况往往较差,腹泻后常因水分、电解质大量流失而发生脱水、电解质紊乱或酸中毒等症状,严重者还会因休克、心脑血管意外等导致生命危险。因此需要对老年人腹泻进行及时评估,制定有效的康复治疗方案,以缓解症状。

1. **病史评估**　要详细询问老年人既往有无与腹泻相关的疾病史、用药史、不洁饮食或精神紧张、焦虑,评估可能的病因。

2. **症状评估**　要详细询问老年人的腹泻次数、粪便量、颜色、性状和气味,有无使腹泻加重或缓解的因素,如进食油腻食物、受凉等,腹泻时伴随的症状,评估可能的病因及诱因。

3. **身体功能评估**　由于老年人机体功能一般较差,腹泻时需要对身体机体的影响进行详细评估,包括是否有脱水、消瘦,肛周皮肤状况(是否糜烂、破损)、低钾血症、代谢性酸中毒,以及其他营养和代谢方面的变化;有无睡眠和休息的变化;有无精神紧张,焦虑不安等心理变化及情绪反应。

三、老年腹泻患者的康复治疗

对于出现腹泻的老年人进行相关评估后,要进行规范、及时的治疗和康复,帮助老年人尽快缓解不适症状,恢复正常的生活质量。

(一) 病因康复治疗

1. **功能性腹泻**　对于功能性腹泻的老年人,其治疗原则是消除患者顾虑,同时改善症状、提高生活质量。给予饮食调节,同时给予对症治疗,常用的药物包括阿片类药物、收敛保护剂、吸附剂、益生菌。对于因为精神情绪引起腹泻的老年患者,可以选用抗焦虑抑郁药或是相应的心理干预治疗,减轻心理压力。

2. **腹泻型肠易激综合征**　从调整饮食和生活方式开始,避免诱发或加重症状的因素。常规药物包括解痉剂、止泻剂、肠道不吸收的抗生素、渗透性泻剂、促分泌剂、益生菌及中药治疗。同时加强对老年人心理认知和行为学指导。

3. **非感染性腹泻**　①老年人由于乳糖不耐受症和麦胶性乳糜泻的原因,要注意饮食,把食物中的乳糖或麦胶类成分剔除掉。②高渗性引起的腹泻,应停食高渗的食物或药物。③可用考来烯胺吸附胆汁酸,对老年人因胆盐重吸收障碍引起的结肠腹泻有止泻作用。治疗因缺乏胆汁酸引起的脂肪泻,饮食上可用中链脂肪代替日常食用的长链脂肪。④由于某些药物(如 5- 氟尿嘧啶、利血平、新斯的明、泻剂、含有钙或镁抗酸剂,秋水仙素等)引起的腹泻,调整或停用药物缓解腹泻。

4. 感染性腹泻　根据病原体进行治疗。①病毒感染的腹泻用抗生素治疗无效,并且多在 24~48 小时内自愈,但恢复时间长短要视老年腹泻的严重程度而定。②细菌感染造成的腹泻,根据病原体的不同,施以相应的抗生素治疗,但要注意用药的不良反应及疗程,以免诱发抗生素相关性腹泻。

(二) 对症康复治疗

1. 脱水的治疗　脱水是腹泻的严重后果,尤其对于老年人需要立即关注。对老年腹泻患者进行病情评估,判断脱水的程度,进行及时治疗。①对于突发水样便腹泻伴轻度脱水的老年人,需要早期口服补液溶液,防止体液缺失。②有中度 - 重度脱水表现的老年人,需要积极补液治疗。

常用的补液疗法:①口服补液疗法:具有服用方便和降低医疗费用的益处。适用于轻、中度脱水以及没有明显呕吐的老年人。口服补液盐配方为:氯化钠 3.5g,碳酸氢钠 2.5g,氯化钾 1.5g,无水葡萄糖 20g,加水 1 000ml。老年人不宜口服浓度过高和饮用速度过快,腹泻停止后即停服。对于老年人脑、肾、心功能不全及高钾血症患者慎用。②静脉补液疗法:适用于中、重度脱水,呕吐、腹胀严重,口服补液无好转的老年人。当老年人意识模糊时,为避免发生误吸入呼吸道时,需要静脉补液。

2. 肠蠕动抑制剂(止泻药)　这类的药物包括洛哌丁胺、地芬诺酯,可待因,鸦片酊和其他鸦片类药物等。应避免用于伴有发热血性腹泻、免疫缺陷,以及有败血症倾向的老年人。

3. 吸附剂　常用的止泻类吸附剂包括蒙脱石、无水铝硅酸盐、碱式碳酸铋、铝氢氧化物和鞣酸。其中蒙脱石散比较常用,老年人应用较为安全,其可以治疗各种腹泻。蒙脱石散可以吸附引起腹泻的各种细菌和病毒等,对受损的消化道黏膜能起到有效的修复作用;对肠道菌群平衡也有促进作用。

4. 益生菌制剂　益生菌在老年人肠道内繁殖并产生代谢产物,可以增加粪便酸度,阻止肠道内病原菌生长;可以防止细菌、病毒等病原体侵袭肠组织;可以合成短链脂肪酸有益于肠黏膜修复;可以增加水和电解质的吸收。在老年人中,主要用于慢性腹泻及抗生素相关性肠炎复发,有助于预防腹泻的发生。

(三) 饮食康复治疗

老年人出现腹泻时不要绝对禁食,应继续进食,补充营养,不要饮含有酒精、咖啡因的食物,减少食用或限制食用含奶量高、含脂肪多的食物,都可能对缓解腹泻有所帮助。可以吃些稀软、易消化、营养丰富的食物,如鸡蛋羹、米粥、面条等。老年人腹泻往往缺钾,可进食香蕉、梨、马铃薯等富含钾的食物,经常食用这些东西有助于老年腹泻恢复营养平衡。对于严重营养不良的老年人,应给予静脉营养支持。

（马英杰　谭 雪）

第二节　老年肝硬化的健康促进与康复

一、概述

(一) 老年肝硬化的常见病因

引起老年肝硬化的病因很多,在我国以病毒性肝炎所致肝硬化为主,特别是乙型病毒性肝炎,约占 90% 以上,丙型病毒性肝炎也占很大的一部分,丙型病毒性肝炎大部分都是因为 90 年代输血时被感染。甲型和戊型病毒性肝炎一般不会发展成为肝硬化。老年肝硬化的常见病因为:①病毒性肝炎:主要为乙型,丙型和丁型病毒重叠感染;②酒精中毒:长期大量饮酒,每天摄入乙醇 80g 达 10 年以上即可发生肝硬化;③胆汁淤积:持续肝内淤胆时,高浓度胆酸和胆红素可损伤肝细胞;④循环障碍:慢性充血性心力衰竭、肝静脉或者下腔静脉阻塞,比如巴德 - 基亚里综合征也可以导致肝硬化;⑤工业毒物或药物:长期接触四氯化碳,磷,砷等或服用甲基多巴、四环素等;⑥代谢障碍,如肝豆状核变性、血色病、α1- 抗胰蛋白酶缺乏病和半乳糖病;⑦营养障碍:长期的营养障碍也可以引起肝硬化,长期的营养不良,导致肝细胞的脂肪变性;⑧免疫紊乱:自身免疫性肝病引起的自身免疫性肝硬化;⑨血吸虫感染;⑩隐源性肝硬化:病因不明者。

(二) 老年肝硬化的常见临床表现

通常肝硬化起病隐匿,病程发展缓慢,分为代偿期和失代偿期。①代偿期:可无症状或症状不典型较轻,缺乏特异性。以乏力、食欲减退为主,可伴有腹胀不适、恶心、上腹隐痛、轻微腹泻等。上述症状多呈现间歇性,因劳累或伴发病而出现,经休息或治疗可以缓解。患者营养状态一般,肝轻度大,质地结实或偏硬,无或有轻度压痛,脾轻或中度大,肝功能检查结果正常或轻度异常。②失代偿期:当出现腹水或并发症时,临床上称之为失代偿期肝硬化。典型症状主要表现为肝功能减退或门静脉高压症两大类临床表现,同时可有全身多系统症状。

1. 肝功能减退症状

(1)乏力:乏力为早期症状,其程度可自轻度疲倦至严重乏力。其原因为:

①进食热量不足；②碳水化合物、蛋白质脂肪等中间代谢障碍，热能产生不足有关；③肝脏损害或胆汁排泄不畅通时，血中胆碱酯酶减少，影响神经肌肉的正常生理功能；④乳酸转化为肝糖原的过程发生障碍，肌肉活动后乳酸蓄积过多。

(2)食欲缺乏，伴恶心、腹胀、腹泻等症状：由于门静脉高压引起胃肠黏膜充血所致。

(3)体重下降：主要原因食欲减退，胃肠道吸收障碍及体内蛋白质合成减少所致，往往随病情进展而逐渐明显。

(4)腹泻：腹泻往往表现为对脂肪和蛋白质耐受差，稍进油腻食物即易发生腹泻、大便不成形，这是由肠壁水肿、吸收不良(脂肪为主)、烟酸缺乏等造成。

(5)腹胀：为常见症状，与消化不良、胃肠胀气、低血钾、腹水和肝脾肿大等有关，腹水量大时，腹胀成为患者最难忍受的症状。

(6)双胁胀痛或腹痛：患者多有肝区隐痛，肝细胞进行性坏死，脾周及肝周炎症均可引起双胁胀痛，门静脉炎、门静脉血栓形成、肝硬化患者消化性溃疡、胆系感染、胆石症均可发生上腹痛。

(7)出血：出血倾向多见，由于凝血因子缺乏及脾功能亢进，血小板减少而出现皮肤黏膜瘀斑或出血点、鼻出血、牙龈出血，女性可出现月经过多。呕血与黑便的常见原因是肝硬化门静脉高压，侧支循环形成，致食管 - 胃底静脉曲张，痔静脉曲张，十二指肠静脉曲张及肠系膜上静脉均可引起出血。以食管胃底静脉破裂出血多见，出血量大迅猛，常可呕吐大量鲜血并便血，可迅速出现休克甚至死亡，出血量大时，亦可排较红色血便。痔静脉出血较少见，为鲜红血便。门静脉高压性胃炎伴糜烂、消化性溃疡、腹水、患者腹压增高、致反流性食管炎均可引起上消化道出血，但较食管静脉曲张破裂出血缓和。

(8)气短：部分患者在活动时气短明显，唇有发绀，有杵状指。血气分析时血氧饱和度降低、氧分压下降，有报道是由于右支左分流引起的，肺内静脉瘘，门静脉至肺静脉有侧支血管形成。

(9)低热：约1/3的患者常有不规则低热，可能与干细胞坏死有关，亦可能与肝脏不能灭活致热性激素，如还原尿睾酮所致。此种发热抗生素治疗无效。如出现持续发热，应除外潜在的泌尿道、腹水、胆道感染，并应与肝癌鉴别。

(10)皮肤表现：老年肝硬化患者皮肤表现呈多种形态，包括肝病容、蜘蛛痣、肝掌、黄疸等。

（11）内分泌表现：

1）女性患者月经不调、闭经，男性性欲减退、睾丸萎缩及男性乳房增生。

2）醛固酮增多，肝脏是醛固酮灭活的主要部位，肝硬化患者晚期常有醛固酮增多现象，对腹水的形成有重要作用。

3）糖代谢异常，肝脏对血糖调节障碍，可出现高血糖或低血糖的表现。

2. **门静脉高压症**　门静脉系统阻力增加和门静脉血流量增多，是形成门静脉高压的发生机制，肝纤维化及再生结节对肝窦及肝静脉的压迫，导致门静脉阻力升高，是门静脉高压的起始动因。具体表现如下：

（1）脾大：脾脏因长期淤血而肿大，可发生脾功能亢进，表现为外周血白细胞、红细胞和血小板减少。脾脏可中等度增大，有时可呈巨脾。

（2）侧支循环建立开放：门静脉压力增高超过 $200mmH_2O$ 时，正常消化器官和脾的回心血液流经肝脏受阻，导致门静脉系统多部位与腔静脉之间建立门 - 体侧支循环。临床上有 3 支重要的侧支开放：①食管和胃底静脉曲张；②腹壁静脉曲张；③痔静脉扩张。此外，肝与膈，脾与肾韧带，腹部器官与腹膜后组织见静脉，也可相互连接。

（3）腹水：提示肝硬化进入晚期失代偿的表现。出现腹部膨隆，腹内压力增高，严重者可有脐疝。高度腹水横膈升高可致呼吸困难。上消化道出血、感染、门静脉血栓、外科手术等可使腹水迅速形成。腹水的形成为钠、水的过量潴留，与下列腹腔局部和全身因素有关：①门静脉压力增高：压力大于 $300mmH_2O$ 时腹腔组织液会吸收减少而漏入腹腔；②低蛋白血症：白蛋白低于 30g/L 时，血浆胶体渗透压降低，致血液成分外渗；③淋巴液生成过多，超过胸导管引流能力，淋巴液自肝包膜和肝门淋巴管渗出至腹膜；④继发性醛固酮增多致肾钠重吸收增加。⑤抗利尿激素分泌增多致水的重吸收增加；⑥有效循环血容量不足：致肾交感神经活动增强，前列腺素，心房肽及激肽释放酶 - 激肽活性降低，从而导致肾血流量、排钠和排尿量减少。

3. **肝脏触诊**　肝脏性质与肝内脂肪浸润、肝细胞再生与结缔组织增生程度有关。早期肝稍大，肋下 1~3cm，中等硬，表面光滑。晚期缩小，坚硬，表面结节不平，边锐，肋下不能触及。左叶代偿增生时剑突下可触及。

（三）老年肝硬化的辅助检查

1. **实验室检查**

（1）血常规：初期多正常，以后可有轻重不等的贫血，有感染时白细胞升高，但因合并脾功能亢进，需要与自身过去白细胞水平相比较。脾功能亢进时，白细胞、红细胞、血小板计数减少。

（2）尿常规：一般正常，有黄疸时可出现胆红素，并有尿胆原增加。

（3）粪便常规：消化道出血时出现肉眼可见的黑便，门静脉高压性胃病引起的慢性出血，粪便隐血试验阳性。

（4）肝功能实验：代偿期大多正常或有轻度的酶学异常，以 ALT 升高较明显，干细胞严重坏死时则 AST 升高更明显。失代偿期血清白蛋白降低，球蛋白升高，A/G 倒置。凝血酶原时间延长，凝血酶原活动下降。肝脏储备功能明显下降时出现总胆红素升高，结合胆红素和非结合胆红素均升高。

（5）病原学检查：乙、丙、丁病毒性肝炎血清标志物。

（6）免疫学检查：①免疫球蛋白 IgA、IgG、IgM 可升高。②自身抗体抗核抗体、抗线粒体抗体、抗平滑肌抗体、抗肝脂蛋白膜抗体可阳性。③其他免疫学检查补体减少、玫瑰花结形成率及淋转率下降、CD8（Ts）细胞减少，功能下降。

（7）纤维化检查：P ⅢP 值上升，脯氨酰羟化酶（PHO）上升，单胺氧化酶（MAO）上升，血清板层素（LM）上升。肝脏硬度测定或瞬时弹性成像：是无创诊断肝纤维化及早期肝硬化最简便的方法。是临床常用肝脏 LSM 测定工具，病因不同的肝纤维化、肝硬化，其 LSM 的临界值也不同。

（8）腹腔积液检查：新近出现腹腔积液者、原有腹腔积液迅速增加原因未明者应做腹腔穿刺，抽腹腔积液做常规检查、腺苷脱氨酶（adenosine deaminase，ADA）测定、细菌培养及细胞学检查。为提高培养阳性率，腹腔积液培养取样操作应在床边进行，使用血培养瓶，分别做需氧和厌氧菌培养。

2. **影像学检查**

（1）X 线检查：食管 - 胃底钡剂造影，可见食管 - 胃底静脉出现虫蚀样或蚯蚓样静脉曲张变化。

（2）B 型及彩色多普勒超声检查：B 超常提示肝脏表面不光滑，肝实质回声增强，粗糙不匀称，门静脉直径增宽，脾大，腹腔积液等肝硬化改变的超声图像。B 超可以提示肝硬化，但不能作为确诊依据，而且约 1/3 的肝硬化患者超声检查无异常发现。B 超可检出原发性肝癌是肝硬化，是否合并原发性肝癌的重要初筛检查，且可间接了解门静脉血流动力学情况。

（3）CT 检查：肝脏各叶比例失常，密度降低，呈结节样改变，肝门增宽、脾大、腹腔积液。

3. **内镜检查** 可确定有无食管 - 胃底静脉曲张，阳性率较钡餐 X 线检查为高，尚可了解静脉曲张的程度，并对其出血的风险性进行评估。食管 - 胃底静脉曲张是诊断门静脉高压的最可靠指标。在并发上消化道出血时，急诊胃镜检查可判明出血部位和病因，并进行止血治疗。

4. **肝活检检查** 肝穿刺活检可确诊,尤其适用于代偿期肝硬化的早期诊断、肝硬化结节与小肝癌的鉴别及鉴别诊断有困难的其他情况者。

（四）老年肝硬化并发症

老年肝硬化患者因其年龄的特殊性,存在多种并发症及共患病,包括上消化道出血,肝性脑病,感染,肝肾综合征,原发性肝癌,电解质酸碱平衡紊乱,肝肺综合征,门静脉血栓形成等。

二、老年肝硬化患者的健康促进

（一）老年人肝硬化应加强三级预防措施

1. **一级预防** 应通过健康教育防止病因达到无病预防的目的。应积极预防病毒性肝炎,提高生活水平,合理营养,调整影响肝脏功能的药物,少饮酒等。

2. **二级预防** 即为早诊断、早治疗,应积极组织老年人进行有效体检,及时发现无症状的肝硬化患者,监测肝脏结构及功能状态,防止严重的并发症的发生,并采取适宜的保健措施,延缓机体衰老。

3. **三级预防** 即建立诊断并通过合理治疗,减少肝硬化对机体的损伤,减少并发症对机体危害,并通过社区服务及时与二、三级医院建立联系,提高老年人群的健康状况和生活质量。

（二）老年肝硬化健康促进的饮食标准

1. **合理摄入蛋白质** 蛋白质是肝脏组织细胞修复、再生最主要的原料。因此,蛋白质的供给一定要充足,每日蛋白质摄入 $1.2\sim1.5\text{g}/(\text{kg}\cdot\text{d})$。应多食一些优质蛋白质丰富的食物,如牛奶、鸡蛋、瘦肉、鱼、虾、豆制品等。

2. **高热能** 高热能可保证膳食中供给的蛋白质充分被机体利用合成自身的蛋白质,修复变性、坏死的肝细胞,同时也为肝脏提供足够的热能。

3. **高碳水化合物** 充足的碳水化合物可提供热能,合成肝糖原,保护肝细胞,防止毒素对肝细胞的损害。

4. **充足的维生素** B 族维生素是催化体内生化反应的辅酶,吃高碳水化合物食物时,体内对 B 族维生素的需要量也增加了,维生素 C 可保护肝细胞,增强抵抗力。

5. **适量脂肪** 当肝功能减退时,胆汁的合成和分泌减少,使脂肪代谢受到影响。脂肪吃得过多容易在肝细胞内沉积,造成肝细胞损伤。

6. **限盐** 当肝硬化晚期出现水肿、腹水时,应限制食盐摄入,根据病情采用低盐、无盐或低钠饮食。

7. **少食多餐**　每餐进食量不宜多,可适当增加进餐次数。

三、老年肝硬化患者的康复治疗

本病关键在于早期诊断,肝硬化诊断明确后,应尽早开始综合治疗。重视病因治疗,必要时抗炎抗肝纤维化,积极防治并发症,随访中应动态评估病情。若药物治疗欠佳,可考虑胃镜、血液净化(人工肝)、介入治疗,符合指征者进行肝移植前准备。

(一) 常规治疗

1. **一般治疗**

(1)休息:肝功能代偿期患者应适当减少活动,注意劳逸结合,定期随访。肝功能失代偿期或有并发症者需要卧床休息。

(2)饮食:以高热量、高蛋白质、维生素丰富而易消化的食物为宜。每天需热量 125.5~167.4J/kg(30~40cal/kg),食物热量分配应选碳水化合物、脂肪各占 40%,蛋白质 20%,严禁饮酒,动物脂肪摄入不宜过多,肝性脑病者应严格限制蛋白质食物。有腹水者,应予少钠盐或无钠盐饮食。有食管静脉曲张者,应避免粗糙坚硬食物。

2. **去除病因**　药物中毒引起的肝损害时应停药。继发于其他疾病的肝损害,应先治疗原发病。寄生虫感染引起的肝损害,应治疗寄生虫病。营养不良引起的肝损害,应补充营养。细菌感染引起的,应以抗生素治疗。病毒性肝炎引起的肝硬化,应抗病毒治疗。酒精中毒引起的肝硬化应戒酒 IgG 4 相关性胆管炎,酌情应用免疫抑制剂、介入治疗或外科干预。

肝豆状核变性肝硬化患者应避免食用富含铜的食物,如贝类、坚果、蘑菇和动物内脏。常用螯合剂为青霉胺,也可选曲恩汀。口服锌制剂(如醋酸锌、葡萄糖酸锌)等。失代偿期肝硬化患者应尽快开始肝移植评估。

其他原因所致肝硬化者,应尽力查明原因后针对病因进行治疗。如右心功能不全或缩窄性心包炎所致的肝淤血性肝硬化,应首先解除右心负荷过重因素;巴德 - 基亚里综合征等肝流出道梗阻时应解除梗阻。

3. **抗纤维化治疗**　对某些疾病无法进行病因治疗,或充分病因治疗后肝脏炎症和 / 或肝纤维化仍然存在或进展的患者,可考虑给予抗炎抗肝纤维化的治疗。在抗肝纤维化治疗中,目前尚无抗纤维化西药经过临床有效验证,中医中药发挥了重要作用。中医学认为肝纤维化基本病机是本虚标实,主要治疗原则有活血化瘀法、扶正补虚法和清热(解毒)利湿法等。目前常用的抗肝纤维化药物包括安络化纤丸、扶正化瘀胶囊、复方鳖甲软肝片等,在中医辨证基础上给予药物效果更佳,其方药组成均体现了扶正祛邪、标本兼治的原则。临床研究发现,在抗病毒治疗基础上加用这些药物治疗慢乙肝患者可进一步减轻肝脏纤维化。

4. 补充维生素　肝硬化时有维生素缺乏的表现,适当补充维生素 B_1、维生素 B_2、维生素 C、维生素 B_6、烟酸、叶酸、维生素 B_{12}、维生素 A、维生素 D 及维生素 K 等。

5. 保护肝细胞,防治肝细胞坏死,促肝细胞再生。常用的抗炎保肝药物有甘草酸制剂、双环醇、多烯磷脂酰胆碱、水飞蓟素类、腺苷蛋氨酸、还原型谷胱甘肽等。这些药物可通过抑制炎症反应、解毒、免疫调节、清除活性氧和自由基、调节能量代谢、改善肝细胞膜稳定性、完整性及流动性等途径,达到减轻肝组织损害,促进肝细胞修复和再生,减轻肝内胆汁淤积,改善肝功能的目的。

6. 腹水的治疗　1 级腹水和轻度 2 级腹水可门诊治疗,重度 2 级腹水或 3 级腹水需住院治疗。一线治疗包括:限制盐的摄入(4~6g/d),合理应用螺内酯、呋塞米等利尿剂。二线治疗包括:合理应用缩血管活性药物和其他利尿剂,如特利加压素、盐酸米多君及托伐普坦;腹腔穿刺大量放腹水及补充人血白蛋白;TIPS。三线治疗包括肝移植、腹水浓缩回输、肾脏替代治疗等。顽固性腹水推荐三联治疗:利尿药物、白蛋白和缩血管活性药物。不推荐使用多巴胺等扩血管药物。肝硬化合并乳糜性腹水,应筛查其他导致乳糜性腹水的原因,如肿瘤、结核等并进行相应的病因治疗。需进行饮食调整,给予低盐、低脂、中链甘油三酯高蛋白饮食,减少乳糜的产生。特利加压素及生长抑素类似物有助于降低门静脉压力,缓解乳糜性腹水。国内外均有病例报告特利加压素及生长抑素类似物在治疗肝硬化乳糜性腹水的有效性,表现为腹水减少,腹水变清亮,腹穿需求减少,生活质量改善,但目前尚缺乏大样本研究的结果。TIPS 可有助于降低门静脉压力,从而缓解乳糜性腹水。如果存在胸导管引流不畅等外科干预指征,可进行外科干预。药物治疗无效且不适合手术的患者,可试行腹腔—静脉分流术,使乳糜液返回血液循环。但分流术后可能出现脓毒症、弥散性血管内凝血、空气栓塞等严重并发症。肝硬化患者合并血性腹水,主要治疗为控制基础病因,可使用特利加压素及生长抑素。肝硬化腹水合并胸腔积液(即胸水)的治疗原则与肝硬化腹水类似。胸水量大或药物效果欠佳者可胸腔穿刺放液及放置引流管等。乳糜性胸水与乳糜性腹水的治疗类似。

7. 并发症治疗

(1)上消化道出血:上消化道出血的主要原因包括食管胃静脉曲张破裂、

门静脉高压性胃病(portal hypertensive gastropathy,PHG)和门静脉高压性肠病。少量出血、生命体征稳定的患者可在普通病房密切观察;大量出血患者应入住 ICU。

1)食管胃静脉曲张出血治疗原则为:止血、恢复血容量、降低门静脉压力、防治并发症。出血急性期应禁食水,合理补液。可用特利加压素、生长抑素及其类似物或垂体后叶素降低门静脉压力。应用质子泵抑制剂(也可用 H_2 受体阻滞剂)抑酸,提高胃液 pH,有助于止血。使用抗菌药物,三代头孢菌素或喹诺酮类,疗程 5~7 天。必要时输注红细胞,血红蛋白浓度目标值 ≥ 70g/L。对凝血功能障碍患者,可补充新鲜血浆、凝血酶原复合物和纤维蛋白原等。血小板明显减少可输注血小板。维生素 K_1 缺乏可短期使用维生素 K_1。

食管 - 胃底静脉曲张破裂出血,药物治疗效果欠佳时可考虑三腔二囊管;或行急诊内镜下套扎、硬化剂或组织黏合剂治疗,药物联合内镜治疗的效果和安全性更佳;可行介入治疗(TIPS),手术治疗。急性出血的高危患者应接受早期(72 小时内)TIPS 治疗。胃静脉曲张出血可首选球囊阻断逆行静脉血管硬化术。

急性出血停止后,应尽早进行二级预防。内镜联合药物是一线治疗,TIPS是二线治疗,还可行外科治疗。食管胃静脉曲张出血且合并 PVT 的患者,可考虑首选 TIPS 治疗。常用药物为非选择性 β 受体拮抗药(NSBB)或卡维地洛,其应答标准为:HVPG ≤ 12mmHg 或较基线水平下降 ≥ 10%;若不能检测HVPG,则应使静息心率下降到基础心率的 75% 或 50~60 次 /min。

一级预防不推荐 NSBB 同时联合内镜治疗。不推荐硝酸酯类药物单独或与 NSBB 联合进行一级预防;伴有腹水的食管胃静脉曲张一、二级预防,不推荐使用卡维地洛,NSBB 应减为半量。

2)门静脉高压性胃病和肠病出血:门静脉高压性胃病出血多表现为慢性出血和缺铁性贫血,首选治疗药物是 NSBB,并应补充铁剂。急性出血时,药物治疗措施与食管胃静脉曲张出血类似,可应用特利加压素或生长抑素及其类似物,并可应用抗菌药物。无论急性还是慢性出血,药物疗效欠佳或复发时,可考虑内镜下治疗、TIPS 或手术分流。二级预防推荐 NSBB,再出血率明显降低。门静脉高压性肠病出血的治疗类似门静脉高压性胃病,但循证医学证据等级相对较低。

(2)肝性脑病:目前尚无特殊疗法,治疗宜采取综合措施。早期识别、及时治疗是改善 HE 预后的关键。

1)一般治疗:去除诱因,预防和治疗感染或上消化道出血,避免快速和大量地排钾利尿和放腹水，及时纠正水，电解质紊乱及酸碱平衡失调。原则上禁用吗啡及其衍生物药、副醛、水合氯醛、哌替啶(度冷丁)及速效巴比妥类。患者烦躁或抽搐时可用小量地西泮(安定)、东莨菪碱，亦可用氯苯那敏(扑尔敏)代替地西泮(安定)应用。补足热量，不能进食者可鼻饲或静脉补充营养，以减少组织蛋白分解，促使氨与谷氨酸合成谷氨酰胺，有利于降低血氨。

2)减少肠内毒物的生成和吸收，减少氨的来源：

①暂时禁食蛋白质：每天共给热量1 200kcal和足量维生素，食物成分以碳水化合物为主。病情改善即可给少量豆浆、牛奶、逐步增加蛋白质至每天30~40g。

②清除肠道内蛋白质和积血：可用生理盐水或弱酸性溶液(例如盐水加食醋)灌肠，口服或鼻饲50%硫酸镁30~60ml导泻。

③减少肠内氨的生成：口服新霉素4~6g/d，治疗肝性脑病是有效的，但神经性耳聋，肾毒性，吸收不良，抗生素性结肠炎等毒副作用(虽然并不常见)的发生限制了它的广泛应用。甲硝唑(灭滴灵)对肝性脑病的短期治疗有效，但因为它由肝代谢，故用量应减少。庆大霉素、卡那霉素及氨苄西林(氨苄青霉素)也有抑制肠道细菌生长的作用。

④减少氨的吸收：口服乳果糖被认为是慢性肝性脑病的首选治疗方法，即便在有肠梗阻或常麻痹的患者，乳果糖仍可以灌肠方式给予。

3)血氨治疗：对慢性肝性脑病而无明显昏迷者可应用谷氨酸片或 γ-氨酸片；昏迷患者可用谷氨酸钾，或谷氨酸钠及精氨酸治疗。

4)纠正氨基酸代谢紊乱：可应用肝用氨基酸输液(支链氨基酸)250ml静滴，1~2次/d。

5)口服足够的锌可改善肝性脑病。

6)多脏器损害的治疗：纠正水、电解质和酸碱平衡失调，保持呼吸道通畅，防治脑水肿，防止出血及休克。

7)人工肝：人工肝(artificial liver)辅助系统目前主要有两种：一是通过透析的方法，一种则是通过吸附方法。近年来转向应用选择性透析膜，如聚丙烯腈，进行血液透析，其优点是能清楚分子量500~5 000的物质，而这些物质正是引起肝性脑病的主要有害物(如氨、游离脂肪酸、氨基酸及胆汁酸等)。临床所采用的活性炭吸附法，是因为活性炭能吸附肝性脑病患者血液中的某些毒性物质，如芳香族氨基酸、硫醇、甲硫氨酸、有机酸、酚类及假性神经递质。

(3)肝肾综合征治疗：纠正低血容量，积极控制感染，避免肾毒性药物，使用静脉造影剂检查前需权衡利弊，以防止急性肾损伤发生。一旦发生急性肾损伤,应减少或停用利尿药物,停用可能有肾毒性药物、血管扩张剂或非甾体抗炎药;适量使用晶体液、人血白蛋白或血制品扩充血容量。不推荐使用小剂量多巴胺等扩血管药物作为肾保护药物。

1)加强肝病防治,去除并积极治疗各种诱因:

①摄入低蛋白、高碳水化合物,保证热量供应,减少蛋白质分解以减少尿毒症及肝性脑病的发展。

②避免大量放腹水,积极治疗消化道出血及早发现治疗继发感染。

③禁用非甾体类抗炎剂。

④慎用利尿剂,抗生素及乳果糖。

2)扩容治疗:根据病情选择血浆、全血或蛋白质。

3)血管活性物质应用:如多巴胺,前列腺素制剂(PGS),抗血栓素及抗白三烯治疗。

4)抗内毒素治疗。

5)其他特殊治疗:透析治疗法;超短波治疗:可解除肾血管痉挛,增加肾血流量,消炎,并能消除水肿,促进肾小管上皮再生。

(4)感染:肝硬化患者可出现多个部位多种病原体的感染,其中最常见的部位是腹腔,表现为 SBP。腹腔感染的病原体以革兰阴性杆菌最为常见。一旦出现感染征象,应及时进行病原学检查,尽快开始经验性抗感染治疗。获得病原学检测及药敏结果后,尽快转化为目标性抗感染治疗。病原学检测结果阴性者,根据其经验性治疗的效果和病情进展情况,采取进一步检测或调整用药。同时注意防治继发真菌感染。

在脓毒症及休克时,血管活性药物可改善内脏器官灌注,纠正组织缺血、缺氧。去甲肾上腺素为治疗感染性休克的一线药物。低剂量的血管升压素可有效提高感染性休克患者的血压等其他生理效应。特利加压素有类似的升压效果和较长的半衰期,升压作用更有效,维持时间更久。2016 年《脓毒症和脓毒症休克管理国际指南》建议,在去甲肾上腺素基础上加用血管升压素,可减少儿茶酚胺用量及降低心律失常的发生。

对脓毒症及严重感染者,在使用抗菌药物的同时可给予大剂量人血白蛋白、低血压时应加用血管活性药物。

(5)肝肺综合征:目前缺乏有效的药物治疗,低氧血症明显时可给予氧疗,改变疾病结局主要依靠肝移植。当 $PaO_2 < 80mmHg$ 时可通过鼻导管或面罩给予低流量氧(2~4L/min),对于氧气需要量增加的患者,可加压面罩给氧或气管插管。

(6)门静脉血栓(PVT):急性 PVT 的治疗目标为开通闭塞的门静脉,避免急性血栓进展为慢性血栓,防止血栓蔓延。其治疗措施主要为药物抗凝,首选低分子量肝素;也可口服华法林。近年来也有应用非维生素 K 拮抗剂口服抗凝药的报道,但其有效性和安全性需进行更多评估。抗凝疗程多为 3~6 个月,治疗过程中应定期评估出血和血栓栓塞的风险。其他治疗方法还包括 TIPS、溶栓、外科手术。慢性 PVT 需要开展个体化治疗。

(7)脾大伴脾功能亢进:部分脾动脉栓塞和脾切除均可升高外周血白细胞、血红蛋白和血小板水平,但适应证尚存争议。无消化道出血史者不建议行预防性脾切除。

8. 肝移植:是晚期肝硬化治疗的最佳选择,掌握手术时机和尽可能充分做好术前准备可提高手术存活率。

(二)康复治疗

肝硬化患者应加强合理营养,尽量少用影响肝功能的药物,定期复查肝功及进行肝脏超声等影像学检查。对于伴有食管、胃底静脉曲张患者,应注意避免辛辣、粗糙食物及尽量少饮酒,注意避免用力大便及剧烈咳嗽等腹压增加的活动,并应定期复查胃镜,如有红色征出现,则应及时补注硬化剂,防止再出血。针对肝硬化合并脾大、脾功能亢进患者,可考虑择期行脾栓塞术或脾切除术。针对肝性脑病患者,应注意避免高蛋白饮食并注意保持大便通畅。针对肝硬化合并腹水的患者应注意定期输注人血白蛋白。通过以上治疗,尽量减少肝硬化患者并发症对其损伤,提高生活质量。

(徐莹莹　张静瑜　李茜楠)

第三节　老年人药物性肝损伤

一、概述

药物性肝损伤(drug-induced liver injury,DILI)是指在使用某一种或几种药物后,由于药物本身或其代谢产物引起的不同程度的肝损伤。近年来报道老年人药物性肝损伤的发病率有上升趋势。随着年龄不断增长老年人脏器功能减退,肝脏对药物的代谢减慢,对药物的毒性及耐受性降低,同时老年人常同时合并多种基础病,需服用较多种类及较多数量的药物,发生药物性肝损伤的风险明显增高。

(一)分型

老年人药物性肝损伤按照特点主要包括可预见性与不可预见性两种类

型。其中可预见性的药物性肝损伤的潜伏期比较短,多数情况下在数日内的发病率比较高,药物和其他代谢产物的直接毒性是其发病的直接诱因,对乙酰氨基酚是药物类的主要代表。不可预见性(特异性反应)的药物性肝损伤的潜伏期与可预见性药物肝损伤的不同,最长可达 1 年之久,在剂量依赖性方面也具有不确定性。

（二）常见药物

引起不同程度的老年人年药物性肝损伤的药物有数百种,其中较为常见的有以下几种:

1. **抗肿瘤药物**　临床过程中有许多肿瘤药物引起老年人年药物性肝损伤的案例,老年人是肿瘤疾病发病率较高的一个群体,且发病时的危险性也较高,因此在使用抗肿瘤药物时,其用药剂量也是偏大的,因此抗肿瘤药物的使用所引起的老年人药物性肝损伤的概率也有所增加。

2. **中草药**　长期服用中草药是临床中最常见的老年人药物性肝损伤的诱因之一,究其根本,在我国老年人普遍长期服用中草药,尤其是患有基础性疾病的老年人。中草药的成分比较复杂,引起药物性肝损伤的隐匿性较强,早期难于被发现,有很多患者当发现肝损伤时,病情已经较为严重了。

3. **抗生素类药物**　除了中草药,抗生素类药物引起老年人药物性肝损伤的案例在临床中也较为多见。老年人由于其身体素质逐步下降,且多患有基础性疾病,因此常年卧床的老年人多会服用抗生素以提高免疫力,增强身体素质。长期服用抗生素可能会引起急性胆汁淤积性肝损伤。主要因为老年人对药物的消除吸收非常慢,导致胆管细胞与胆小管排泄的药物代谢产物接触时间过长,引起抗半抗原胆管细胞的免疫反应。

4. **心血管药物**　老年人是心血管疾病的高发人群,老年人因长期服用心血管药物而引起药物性肝损伤的概率明显高于中年人。比如国外上时多年的希美加群口服抗凝剂,经临床病例研究表明,75 周岁以上的老年人在长期服用此药后,药物性肝损伤的发病率高达 30%。

二、老年人年药物性肝损伤的健康促进

目前,多年研究表明,老年人与中青年人药物性肝损伤临床表现无明显差异,多以食欲缺乏、乏力、腹胀、黄疸、恶心等消化道症状为主。但仍有 1/3 左右的人群无明显临床症状。老年人药物性肝损伤在临床中多见,究其原因,与老年人肝脏体积小,储备功能差,血流减慢,以致蛋白合成能力下降,药物代谢能力下降,药物在肝脏内蓄积引起肝脏损伤相关。同时,老年人体质量中水分

比例减少,体脂含量增加,从而导致水溶性药物的分布容积减少,在一定程度上影响了药物疗效以及不良反应的发生。并且因年龄增长血浆蛋白合成能力逐渐降低,如长期使用蛋白结合率高的药物,因白蛋白浓度较低,更易引发药物的中毒反应。

在人口老龄化严重的今天,我们更应重视及预防老年人药物性肝损伤的发生。首先,临床医生应在选择老年人药物时更加谨慎,结合患者年龄情况、基础疾病情况、同时了解药物的药理及药代动力学特征,选择合理药物。特殊药物要密切监测肝、肾功能及血药浓度。最为重要的是,要对老年人进行健康宣教,广泛告知老年人常用药,特殊药物及相关中草药物等各种药物的用法、用量、适应证、禁忌证。宣教服用多种药物、大量药物及成分不明药物等对人体造成的危害,以及如发生不良反应时,应如何正确处理,怎样监测肝、肾功等各项指标。

老年人在日常服药过程中,家属或患者一定要仔细阅读说明书,详细了解其毒副作用,确保按照要求及医嘱进行服药,同时密切关注药物可能出现的不良反应,如有不适立即停止用药,并及时检查治疗。

三、老年人药物性肝损伤的康复治疗

老年人药物性肝损伤的预后,预后情况与老年人的身体素质密切相关,75周岁以上的老年人,患病后的恢复过程会更加漫长。尤其是当药物性肝损伤和其他肝脏疾病合并时,治疗时间会更长。

一般情况下,如及时停用药物,积极保肝治疗,肝脏功能可恢复。但如果患者年龄较大,基础疾病多,肝损伤后出现肝衰竭,或转氨酶及黄疸升高明显,预后不良。此时可通过服药来加速转化和代谢导致肝损伤的药物,促进肝脏修复、缓解胆汁淤积,常见的有效药物有:糖皮质激素、卡尼丁、考来烯胺、甘草酸制剂、还原性谷胱甘肽、熊去氧胆酸等。

目前我国老龄化日益严重,加强预防老年人药物性肝损伤变得更加重要。在谨慎、合理、科学地对老年人进行用药治疗的同时,更要加强对老年人的健康宣传及引导,帮助老年人养成合理用药的良好习惯,并且保持一个良好的生活习惯及饮食习惯,尤其是在其治疗期间,更要注意饮食禁忌,主要包括以下几点:

(一) 吸烟

烟草中的有害物质对肝脏的损伤极其严重。所以患者在治疗期间一定要戒烟。

（二）饮酒

酒精含有亚硝胺的成分，这是肝脂变性和肝致癌的主要诱因。所以，患者在治疗期间必须做到滴酒不沾，避免肝脏再次受到损害。

（三）乱用滋补类药品

合理膳食是保持身体的基本要求。如果乱用滋补药品，打破身体平衡，会引起病情反复。同时这类药品的成分非常复杂，没有经过长期临床试验的验证，其机制模糊不清，会进一步加剧药物性肝损伤。

（四）生冷性食品

肝损伤患者由于其正气不足且脾胃虚弱，生冷性食物多会引起胃肠道不适，尤其是对于老年人，极易引起肠炎，出现腹泻等症状导致蛋白大量丢失，引起病情加剧。

（五）规律生活

"三分治，七分养。"所以规律的作息，良好的睡眠，合理的膳食对患者的康复尤为重要。

（谭 雪 马英杰）

参 考 文 献

［1］于普林. 老年医学 [M]. 2 版. 北京: 人民卫生出版社, 2019.

［2］严静, 于普林. 老年综合评估技术应用中国专家共识 [J]. 中华老年医学杂志, 2017, 36 (05): 471-477.

［3］陈峥, 王玉波. 老年中期照护 [M]. 北京: 中国协和医科大学出版社, 2015: 1-11.

［4］闵苏. 麻醉学 [M]. 北京: 人民卫生出版社, 2018.

［5］WILD CP, WEIDERPASS E, STEWART BW. World Cancer Report: Cancer Research for Cancer Prevention [M]. Lyon: International Agency for Research on Cancer, 2020: 16.

［6］姜小鹰, 老年人家庭护理 [M]. 北京: 人民卫生出版社, 2013.

［7］张通, 赵军, 白玉龙, 等. 中国脑血管病临床管理指南 (节选版)——卒中康复管理 [J]. 中国卒中杂志, 2019 (8): 823-831.

［8］贾建平, 陈生弟. 神经病学 [M]. 8 版. 北京: 人民卫生出版社, 2018.

［9］中国康复医学会心血管病预防与康复专业委员会. 心房颤动患者心脏康复中国专家共识 [J]. 中华内科杂志, 2021, 60 (2): 106-116.

［10］YAWN BP, HAN M. Practical Considerations for the Diagnosis and Management of Asthma in Older Adults [J]. Mayo Clinic Proceedings, 2017, 92 (11): 1697-1705.

［11］HUANG J. Economic benefits of enhanced recovery after surgery [J]. J Med Pract Manage, 2016, 31 (6): 388-391.

［12］STOWERS M, LEMANU D, HILL A. Health economics in Enhanced Recovery After Surgery programs [J]. Can J Anesth, 2015, 62 (2): 219-230.

［13］RAITTIO LAURI, et al. Comparison of volar-flexion, ulnar-deviation and functional position cast immobilization in the non-operative treatment of distal radius fracture in elderly patients: a pragmatic randomized controlled trial study protocol [J]. BMC musculoskeletal disorders, 2017, 18 (1): 401.

［14］LESLIE WD, AUBRY-ROZIER B, LIX LM, et al. Spine bone texture assessed by trabecular bone score (TBS) predicts osteoporotic fractures in men: the Manitoba Bone Density Program [J]. Bone, 2014, 67: 10-14.

［15］顾方六. 重视良性前列腺增生的研究 [J]. 中华医学杂志, 1994, 74: 3-4.

［16］BERRY MJ, et al. The development of human benign prostatic hyperplasia with age [J]. J Urol, 1984, 132: 474-478.

［17］李彦楠, 杨丽旋, 赵钟辉, 等.《2020 年中国肠易激综合征专家共识意见》解读 [J]. 中

国临床医生杂志, 2021 (10): 1151-1155.

［18］ 徐小元, 丁惠国, 李文刚, 等. 肝硬化诊治指南 [J]. 实用肝脏病杂志, 2019, 22 (06): 770-786.

［19］ 袁琳娜, 那恒彬, 李武. 2021 年亚太肝病学会共识指南: 药物性肝损伤 [J]. 临床肝胆病杂志, 2021, 37 (6): 1291-1294.